赵 云　孙国强　甘 泉 ◎主编

肖 梅 ◎名誉主编

中晚期妊娠引产
疑难危重病例荟萃

ZHONGWANQI RENSHEN
YINCHAN YINAN WEIZHONG BINGLI HUICUI

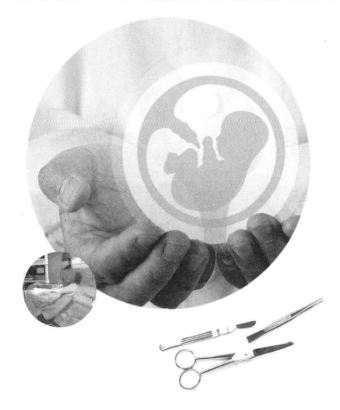

长江出版传媒　湖北科学技术出版社

图书在版编目(CIP)数据

中晚期妊娠引产疑难危重病例荟萃/赵云等主编.—武汉：
湖北科学技术出版社,2021.2
　　ISBN 978-7-5352-9022-9

　　Ⅰ.①中… Ⅱ.①赵… Ⅲ.①引产术－病案－汇编
Ⅳ.①R719.3

中国版本图书馆 CIP 数据核字(2020)第 165475 号

责任编辑：冯友仁　程玉珊	封面设计：喻　杨

出版发行：湖北科学技术出版社	电话：027－87679485
地　　址：武汉市雄楚大街 268 号	邮编：430070
（湖北出版文化城 B 座 13－14 层）	
网　　址：http://www.hbstp.com.cn	

印　　刷：武汉图物印刷有限公司			邮编：430074
787×1092	1/16	12.75 印张	270 千字
2021 年 2 月第 1 版		2021 年 2 月第 1 次印刷	
			定价：50.00 元

本书如有印装质量问题可找本社市场部更换

《中晚期妊娠引产疑难危重病例荟萃》

编 委 会

主　　编　赵　云　孙国强　甘　泉

名誉主编　肖　梅

副 主 编　杜树国　赵　蕾　张　欢　周　勇　肖婵云　刘　芳

编　　者（按姓氏拼音排序）

操冬梅　陈菲菲　陈湘漪　崔玲洁　杜　慧　冷冰洁

李茹燕　林　莹　柳　溪　马鸿文　彭　敏　任　为

谭志华　汤　斐　汪鸿艳　王静玲　吴诗瑶　吴　瑕

杨　红　杨　慧　杨　琼　尹　恒　袁　璐　张　冲

赵海珍　周　冬

前　言

　　因死胎、胎儿畸形、染色体异常或妊娠母体严重并发症及合并症等情况需要引产终止妊娠是我们围产工作者经常碰到的情况，特别是自2015年10月我国"二孩政策"全面开放，大量高龄妇女选择再次生育，加上近年来产前诊断技术的突飞猛进，"产前诊断中心"在政策导引下在各级医院应运而生。未足月妊娠时，由于子宫肌层厚、肌壁充血、水肿、子宫下段短、宫颈结缔组织致密、子宫局部的催产素及催产素受体含量低，往往容易造成产后出血、引产困难，引产时间过长则容易导致感染，严重时危及孕产妇生命。有些孕妇合并有系统性红斑狼疮等结缔组织疾病、肝肾功能不全等内科疾病，因死胎、胎儿严重畸形需要终止妊娠，或早发型子痫前期孕妇合并重度胸腹水，使得妊娠无法继续，她们的引产过程中需要在产科、内科、ICU、血液科、超声科、影像科等多学科合作的基础上协同完成；有些孕妇有前次剖宫产史、胎盘前置状态、宫颈条件极度不成熟等困扰产科工作者的高危因素，如何解决这些临床问题是我们在工作中的重点和难点。本书从临床出发，由典型病例入手，列出终止妊娠过程中的疑难点及解决方法，并结合临床工作指南，制定出工作流程图，期望对大家的临床工作有所帮助！也敬请大家批评指正！

湖北省妇幼保健院　赵　云　孙国强　甘　泉

2021年1月

目　录

COOK双球囊在催引产中的作用	1
妊娠合并糖尿病死胎引产伴肩难产	14
HELLP综合征	18
瘢痕子宫巨大胎儿合并胎儿水肿引产	23
濒临死亡胎儿引产	28
肝硬化死胎引产	35
妊娠合并干燥综合征引产	40
胎儿膈疝引产	45
宫腔镜术后畸形引产	48
妊娠合并肺动脉高压畸形引产	52
胎儿双肾回声增强合并胎儿多发畸形	59
胎儿畸形急性羊水过多无尿引产	62
联体双胎引产	66
胎儿畸形剖宫取胎	69
妊娠合并暴发性糖尿病酮症酸中毒死胎引产	72
妊娠合并癫痫剖宫产	77
妊娠合并急性脂肪肝引产	82
妊娠合并贫血羊水过多引产	88
妊娠期糖尿病伴死胎引产	91
高危儿入院待产期间胎死宫内	95
畸形引产合并急性上消化道出血	103
晚期妊娠死胎并发室上性心动过速	107
死胎引产羊水栓塞	111
胎盘前置状态出血子宫动脉介入栓塞＋钳刮畸形引产	116
引产后胎盘完全滞留	121
死胎引产胎盘早剥术后切口血肿	125
胎盘早剥死胎引产	130

系统性红斑狼疮胎儿畸形引产 …………………………………………… 139
二尖瓣置换术后死胎引产 ……………………………………………… 143
引产产后深静脉血栓 …………………………………………………… 148
胎儿畸形合并羊水过少引产 …………………………………………… 154
引产患者意外跌倒原因分析及改进 …………………………………… 159
死胎引产阴道壁血肿 …………………………………………………… 166
引产产后出血系列 ……………………………………………………… 169
胎儿畸形引产并发产后子痫、产后出血 ……………………………… 179
引产产前出血子宫动脉介入栓塞 ……………………………………… 183
子痫前期重度引产 ……………………………………………………… 187
侏儒症合并妊娠引产 …………………………………………………… 192

COOK双球囊在催引产中的作用

中晚期妊娠因胎儿畸形、死胎或严重妊娠并发症需要终止妊娠时，若遇到羊水过少、肝肾功能不良、产前大出血、瘢痕子宫、其他方式引产宫颈条件不成熟等状况，如何使用COOK双球囊？下面是COOK双球囊在不同条件下的联合运用。

一、中期妊娠胎儿双肾缺如合并羊水过少引产1例

（一）孕妇病史及入院后处理

患者，26岁。因"孕22 w+5 d，发现胎儿畸形1个月"，于2018年7月12日10：10入院。现病史：平素月经规则，末次月经在2018年2月3日，预产期为2018年11月10日。停经40 d查尿HCG阳性，提示妊娠，孕早期有轻微恶心、呕吐等早孕反应，后逐渐缓解，孕4月余感胎动至今。孕期未定期产检，产检5次，无特殊不适。现孕22 w+5 d，无下腹胀痛、无阴道流血、无阴道流水。既往史：孕妇于2014年5月因宫腔粘连行宫腔镜宫腔粘连分离术；2017年8月因宫腔粘连在妇科行宫腔镜宫腔粘连分离术。生育史：孕4产1。2012年7月孕28 w因胎儿严重肾积水引产一死女婴，人工流产2胎。查体：体温36.5℃，脉搏98次/min，呼吸20次/min，血压90/61 mmHg，双肺呼吸音清晰，未闻及干湿啰音，心率98次/min，律齐，无病理性杂音，腹隆，无压痛及反跳痛，双下肢无水肿。产检：宫底脐下1指。宫缩无，胎膜存，宫口未开。辅助检查（简称辅检）：2018年7月6日B超提示单活胎，双顶径（BPD）4.4 cm，羊水最大暗区垂直深度（AFV）1.4 cm，羊水指数（AFI）3.9 cm，脐动脉收缩期最大血流速度/舒张末期血流速度（S/D）3.22，胎儿估重330 g。后壁胎盘，胎盘下缘达宫颈内口。胎儿双侧肾区未见明显肾脏回声（疑似双肾缺如），膀胱显示不清。胎儿大脑中动脉舒张期血流缺失。其余常规检查基本正常。入院诊断：①胎儿畸形（疑似双肾缺如）；②羊水过少；③中期妊娠（孕4产1，孕22 w+5 d待产）；④胎盘低置状态；⑤不良孕产史；⑥宫腔镜术后。

诊疗经过如下。入院完善相关检查：血红蛋白98 g/L；红细胞3.33×10^{12}/L；凝血功能、尿常规、生化检查、不规则抗体检查未见明显异常。因轻度贫血，给予多糖铁复合物抗贫血治疗。入院后行口服米非司酮（50 mg，2次/d×3 d）配伍羊膜腔注射依沙吖啶（100 mg）引产。孕妇于2018年7月17日B超显示羊水少，宫壁与胎儿之间尚可见液性暗区，故行羊膜腔穿刺后，注射50 ml生理盐水后注入依沙吖啶100 mg。羊膜腔注射依沙吖啶后第3天，患者无明显诱因出现发热，体温波动在37.5～38.3℃，自诉偶有不规则下腹痛。内诊：宫口未开，宫颈管展平。静脉点滴青霉素800万U抗感染治疗。羊膜腔注射依沙吖啶后第4天，体温波动仍在37.5～38.2℃，孕妇有轻微恶心、呕吐，无明显腹痛，

无阴道流血,无阴道流水。内诊:宫口未开,可容1指。故给予COOK双球囊引产术(双球囊宫腔内、阴道内球囊各注射生理盐水80ml)。羊膜腔注射依沙吖啶第5天,宫颈COOK双球囊置入后12h取出,孕妇无腹痛、无阴道流血、无阴道流水,查体:体温37.5℃,腹软。内诊:宫口开大3.0cm,给予米索前列醇200μg肛塞,并继续抗感染治疗。于2018年7月22日10:30顺产一死女婴,体重490g,身长25cm。无脐带缠绕,有脐带扭转。羊水色棕黄,胎盘人工娩出,欠完整,胎膜欠完整,常规消毒,在B超引导下行清宫术,术前探宫深15cm,刮出组织约30g,术后探宫深13cm。会阴完整,分娩经过顺利。产时共出血300ml。产后诊断:①中孕引产;②胎儿畸形;③宫腔镜术后;④不良孕产史;⑤胎盘粘连;⑥胎盘植入。产后予以会阴常规护理,因人工剥离胎盘并行清宫,给予抗生素预防感染治疗及退奶处理。产后体温降至正常范围。产后第1天血清β-人绒毛膜促性腺激素(β-HCG)示14 132.00 mIU/ml;产后复查B超提示:宫腔宽1.2cm,内回声不均,内未见明显异常血流信号,办理出院,产妇1w后返院复查血HCG为203.54 mIU/ml。

(二)临床处理所面临的难题及解决办法

1. 中期妊娠畸形引产合并羊水过少者采用何种引产方式为宜

中期妊娠合并羊水过少最大的难点是宫颈不成熟。常规的引产方法有米非司酮配伍米索前列醇、米非司酮配伍羊膜腔注射依沙吖啶、米非司酮配伍COOK双球囊加米索前列醇或催产素。口服3d米非司酮的目的是促进宫颈的软化,以利于有宫缩的时候宫颈能随之扩张。几种方法我们都在临床中使用过,米非司酮配伍米索前列醇,若宫颈不成熟需要多次阴道填塞或口服米索前列醇;米非司酮配伍羊膜腔注射依沙吖啶需要在超声引导下进行,因为无羊水增加了穿刺的难度,需要宫腔内注射一定量的生理盐水(200ml内)才能完成操作。本例患者羊膜腔注射依沙吖啶后,在有效的宫缩下宫颈仍无法缩短并成熟,所以在患者羊膜腔注射依沙吖啶后4d,我们使用了COOK双球囊填塞12h,取球囊后宫口开大3cm,立即使用米索前列醇阴道上药,胎儿胎盘娩出,COOK双球囊在中期妊娠引产中显示出特殊的作用。

2. 为什么羊膜腔注射依沙吖啶后第5天开始下一个周期的注射

依沙吖啶,其为外用杀菌防腐剂。注射剂量过大可引起肾功能损害甚至肾功能衰竭。依沙吖啶用于中晚期妊娠引产,效果明显。依沙吖啶用药后24h左右宫缩加强,米非司酮口服吸收半衰期为20~25h,使用米非司酮配伍依沙吖啶是因为依沙吖啶刺激宫缩的时候,米非司酮的宫颈软化作用最强,两者时间相互协同,已经被国内众多医院作为中晚期妊娠引产的标配。依沙吖啶作用24~48h后其刺激子宫收缩的能力逐渐减弱,若立即再次羊膜腔注射依沙吖啶,药物的蓄积会加重肝肾功能的负担,导致患者肝肾功能的损害,故需要等待满5d后再次注射下一疗程的依沙吖啶。由于现在催引产方法增多,基本不需要进行第二次的羊膜腔注射依沙吖啶。

(三) 羊水过少引产流程

如图1所示。

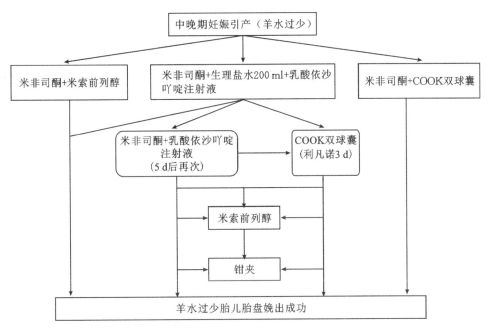

图1 羊水过少引产流程图

二、COOK双球囊在肝功能不良畸形引产中的应用2例

(一) 病例1 孕妇病史及入院后处理

患者，27岁。因"孕23 w+3 d，发现胎儿畸形5 d"于2017年10月11日17：47入院。

现病史：平素月经规则，末次月经在2017年4月30日，预产期在2018年1月6日。停经37 d查尿HCG阳性，提示妊娠，孕早期有轻微恶心、呕吐等早孕反应，孕4月余感胎动至今。孕期不定期产检，产检5次，2017年10月6日B超提示胎儿上唇偏右侧唇裂、牙槽弓裂、腭裂可能。孕期无特殊不适。今因"胎儿畸形"入院。既往史：体健，否认特殊病史。生育史：孕1产0。辅检：2017年10月6日B超提示单活胎，头位，BPD 5.7 cm，AFV 5.2 cm，脐动脉S/D 2.7，胎儿估重612 g；胎儿上唇偏右侧唇裂、牙槽弓裂、腭裂可能。入院诊断：①胎儿畸形（右侧唇腭裂、牙槽弓裂）；②中期妊娠（孕1产0，孕23 w+3 d待产）。

诊疗经过：入院后完善相关检查。2017年10月13日肝功能提示：谷丙转氨酶（ALT）103.3 U/L，谷草转氨酶（AST）47.5 U/L，因肝功能不良，给予口服米非司酮（50 mg，2次/d×3 d）配伍COOK双球囊引产。口服米非司酮3 d后，宫颈放置COOK双球囊，宫颈球囊置入12 h取出后，自然临产，分娩一死男婴，体重715 g，出血

100 ml。产后给予预防感染及护肝治疗。产后诊断：①胎儿畸形（右侧唇腭裂、牙槽弓裂）；②中期妊娠。

（二）病例2 孕妇病史及入院后处理

患者，26岁。因"孕中期，发现胎儿染色体异常3 d"于2017年10月16日17：20入院。现病史：平素月经规律，末次月经在2017年5月30日，预产期在2018年3月9日。停经30 d查尿HCG阳性，提示妊娠，孕早期有轻微恶心、呕吐等早孕反应，后逐渐缓解，孕4月余感胎动至今。孕期经过顺利，无头晕、乏力、心慌、胸闷、下腹痛、皮肤瘙痒等不适。2017年9月4日无创结果提示18-三体综合征高风险。2017年9月28日胎儿羊水穿刺提示：胎儿羊水细胞核型为47，XY，+18。今孕19 w+5 d，来门诊，监测血压150/88 mmHg，无下腹痛，无阴道流血，无阴道流水，因"染色体异常"入院。既往史：既往体健，无特殊疾病。生育史：人工流产1次。辅检：2017年10月7日B超提示单活胎，头位，BPD 4.2 cm，AFV 3.5 cm、胎儿估重210 g，胎盘下缘距宫颈内口2.4 cm。2017年8月20日查心电图窦性心率、正常心电图；2017年10月16日查血型A、RH阳性。入院诊断：①胎儿畸形（18-三体综合征）；②孕2产0，孕19 w+5 d待产；③慢性高血压合并妊娠；④胎盘前置状态。

诊疗经过：入院后完善相关检查，肝功能示：AST 77.0 U/L；ALT 179.0 U/L；血尿常规、凝血功能、电解质未见明显异常。复查肝功能结果显示：AST 90.5 U/L，ALT未见明显异常，给予护肝治疗，静脉滴注注射用还原型谷胱甘肽1.8 g/d；同时给予米非司酮配伍球囊引产，2017年10月17日开始口服米非司酮（50 mg，2次/d），2017年10月20日予以放置宫颈扩张COOK双球囊，COOK双球囊V管及U管各注入生理盐水40 ml，固定球囊尾端。2017年10月21日8：30孕妇间歇性下腹胀痛，取出宫颈扩张球囊，内诊：宫口开大1.5 cm，胎膜破，羊水清，送入产房。2017年10月21日10：30孕妇间歇性宫缩，宫缩稀弱，予以0.5％催产素催产，2017年10月21日11：44顺产一死男婴，体重300 g，身长25 cm。胎盘自然娩出，粗糙，胎膜欠完整，行清宫术。产后给予抗生素预防感染及退奶治疗。2017年10月23日9：00顺利出院，复查B超：子宫及附件未见异常。

（三）临床处理所面临的难题及解决办法

1. 妊娠合并肝功能不良如何选择引产方式

依沙吖啶药物本身对肝肾功能有一定的损伤作用，所以有肝肾功能损伤的患者慎用依沙吖啶羊膜腔注射。宫颈COOK双球囊填塞是采用机械性的作用促使宫颈软化扩张，取出球囊后若不能自然发作，阴道填塞米索前列醇50~100 μg，每隔6 h使用1次，效果明显。有研究表明双球囊可用于瘢痕子宫引产。同时COOK双球囊促宫颈成熟和引产效果明显优于缩宫素，并未增加母婴的并发症。宫颈双球囊中期引产与依沙吖啶比较有明显的促宫颈成熟效果，可缩短引产至胎儿娩出的时间，且安全性好。由于宫颈双球囊引产是机械性促宫颈成熟度，无药物对患者肝肾功能的损害，无依沙吖啶羊膜腔注射穿刺对患者的创伤，对血压变化影响不大，对有严重心肝肾损害的孕妇尤为有利。故宫颈双球囊作为一种效果好且安全的治疗手段,值得在临床推广应用。米非司酮配伍COOK双球囊是目前我们对中晚期妊娠合并肝肾功能不良的患者常规使用的引产方式;与此同时还需要进行护肝治疗。

2. COOK双球囊作用原理及使用的注意事项

宫颈阴道COOK双球囊通过生理盐水球囊内注射后的压迫作用,机械性刺激宫颈管,可以引起宫颈局部内源性前列腺素的合成与释放,达到促进宫颈的软化与成熟的目的,并诱发宫缩。双球囊设计巧妙,两个注水口管口都是单向的,注水后球囊不易流出,不易脱落。两个比较小的球囊可减少单一球囊重力作用给患者带来的不适感,导管固定于患者大腿内侧,患者可自由活动,易于接受。本方法是一种机械性的引产方法,促使宫颈缩短,在没有宫缩的情况下扩大2~3 cm,并且不会引起宫缩过强。

COOK双球囊使用过程中需要注意球囊填塞导致规律宫缩的时候一定注意内诊,有强而有力的宫缩伴随宫口已经开大可酌情取出球囊;球囊内注入的生理盐水量是关注的重点,有研究显示妊娠14~16 w,宫颈和阴道球囊各注水40 ml;妊娠17~20 w,注水50 ml;21~24 w,注水60 ml;25~28 w,注水70 ml;超过28 w注水80 ml。我们的临床观察发现,双球囊各注水80 ml扩张宫颈的效果更明显,若注入80 ml,患者出现严重下腹部胀痛不适,酌情抽出10~20 ml生理盐水。球囊留置的时间一般在12 h左右,留置12~24 h,一定注意感染。

(四)肝功能不良催引产流程

如图2所示。

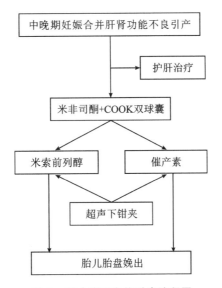

图2 肝功能不良催引产流程图

三、COOK 双球囊在中晚期引产产前大出血的应用 2 例

（一）病例 1　孕妇病史及入院后处理

患者，45 岁，因"停经 27w，发现胎儿畸形 15 d"于 2018 年 5 月 31 日 14：00 入院。

现病史：平素月经规则，末次月经不规则，7 d/20～40 d，近 2 年未来月经，末次月经不详。患者入院前 1 个月发现腹部逐渐隆起，未予重视，近 1 个月自觉腹部有胎动，遂于 2018 年 5 月 16 日就诊。B 超提示：单活胎，超声孕周 22 w，胎儿畸形（考虑腹裂），胎盘完全覆盖宫颈内口。2018 年 5 月 16 日复查，B 超提示：单活胎，超声孕周 25 w+2 d，胎儿脐膨出，胎盘完全覆盖宫颈内口上方。患者特殊不适，因"胎儿畸形"入院要求引产。孕期以来，精神、饮食、睡眠正常，大小便无异常，体重随孕周逐渐增加。既往史：体健。生育史：顺产 1 次，人工流产 4 次。同时，2018 年 5 月 16 日 B 超提示：单活胎，超声孕周 24 w，BPD 6.0 cm，AFV 5.6 cm，脐动脉 S/D 2.84，胎儿估计体重 877 g，胎儿脐膨出（胎儿腹部可见 3.8 cm 的回声连续性中断，中断处可见 4.2 cm×3.9 cm×3.9 cm 的肿块向外膨出，内可见肝脏及脉管、胆囊及部分肠管回声，该肿块周边可见脐血管包绕），胎盘前置状态（胎盘完全覆盖宫颈内口上方，前后壁均可见胎盘组织，其内可见多个无回声，其中一个大小为 1.0 cm×0.7 cm，胎盘基底部与子宫前壁下段基层隐约可显示，胎盘基底部与胎盘实质内血流信号较丰富）。2018 年 5 月 31 日 MRI 提示：宫内孕，臀位，胎盘前置状态（胎盘下缘完全覆盖宫颈内口，宫颈内口上方可见片状 T_2 低信号，胎盘局部未见明显增厚，底脱膜线尚完整，未见明确胎盘植入征象，膀胱充盈好，与子宫分界清晰），胎儿腹壁局部缺损伴内脏（肝脏、胆囊）膨出，腹裂可能。入院诊断：①胎儿畸形（胎儿脐膨出）；②中期妊娠（孕 6 产 1，孕 27+w 多待产）；③胎盘前置状态（中央型）。

诊疗经过：入院后完善相关检查。相关化验未见明显异常。鉴于孕妇胎盘位置低（中央型），在引产过程中极易发生大出血危及母体生命可能，告知目前治疗方案如下：一是口服米非司酮（50 mg，2 次/d×3 d）配伍依沙吖啶（100 mg）羊膜腔穿刺引产；二是直接剖宫取胎。同孕妇及家属详细交代病情后要求行米非司酮配伍依沙吖啶引产。引产前，全科疑难危重病例讨论方案：①产前如出现大量阴道出血集合全院力量（输血科、介入室、ICU 等），务必准确判断出血量及提出合适的处理方案；②可使用子宫收缩药物（卡前列素氨丁三醇、缩宫素等）；③孕妇既往宫腔操作次数较多，胎盘粘连，植入可能性大，若胎儿娩出后无大量活动性出血，不建议过多人工干预（如人工剥离胎盘等，若阴道出血少可适当延长胎盘观察时间）；④发生产后出血等急危情况，按照常规抢救流程处理。如必要时人工剥离胎盘、宫腔双球囊止血、双侧子宫动脉介入栓塞、子宫切除等；⑤孕妇产程发动入产房，由产科和 ICU 医生共同到场协同紧急处理。孕妇于口服米非司酮第 2 天 20：00 无明显诱因出现大量阴道出血，量大于月经量，色鲜红，紧急联系介入科行双侧子宫动脉栓塞术。于 21：40 开始行介入治疗，介入治疗完毕后同时行 COOK 双球囊引产术。22：20 手术结束，术后孕妇送入产房进一步严密监测。于 COOK 宫颈双球囊引产

12 h 后，孕妇顺利娩出胎儿，产时出血少。产后复查血常规：血红蛋白（Hb）103 g/L。

（二）病例 2　孕妇病史及入院后处理

患者，26 岁，因"中期妊娠，发现胎儿染色体异常 17 d"于 2018 年 9 月 8 日 14：44 入院。现病史：平素月经规则，末次月经在 2017 年 4 月 7 日，预产期在 2018 年 1 月 14 日。停经 30 d 查尿 HCG 阳性，提示妊娠，孕早期有轻微恶心、呕吐等早孕反应，孕 4 月余感胎动。孕早期因阴道少量出血曾口服黄体酮保胎治疗后好转。孕期定期产检 3 次。2017 年 8 月 7 日行无创产前基因检测提示 18 号染色体高风险，13、21 号染色体低风险，后于 2017 年 8 月 22 日行羊水穿刺提示：胎儿羊水细胞核型为 47，XX，+18。孕期经过顺利，无特殊不适。入院时孕 22 w+1 d，无特殊不适，因染色体异常入院引产。孕期以来，精神、饮食、睡眠正常，大小便无异常，体重随孕周逐渐增加。既往史：支气管哮喘病史 20 余年，近 10 年未发病。生育史：孕 1 产 0。辅检如下。2017 年 8 月 22 日行羊水穿刺提示：胎儿羊水细胞核型为 47，XX，+18。2017 年 9 月 8 日 B 超提示：单活胎，头位，胎盘下缘距宫颈内口 0.7 cm。入院诊断：①胎儿畸形（18-三体综合征）；②中期妊娠（孕 1 产 0，孕 22 w+1 d 待产）；③胎盘低置状态。

诊疗经过：入院后完善相关检查，拟定口服米非司酮（50 mg，2 次/d×3 d）及依沙吖啶（100 mg）羊膜腔穿刺引产。口服米非司酮第 3 天，产妇无腹痛，出现阴道流血，色暗红，量同于月经量，3 h 后再次出现阴道流血，量约 400 ml。在决定剖宫取胎还是行双侧子宫动脉介入栓塞时，经全科讨论后立即行子宫动脉介入治疗。介入术后当天，产妇有少许阴道出血，但腹部出现持续性疼痛（介入术后局部组织缺血性疼痛），因盆腔疼痛难忍极为吵闹，考虑产妇既往有支气管哮喘病史，未行分娩镇痛，予哌替啶 75 mg 肌注但止痛效果不理想。内诊：宫颈管展平、质中，介入后 12 h，遂行 COOK 双球囊宫颈扩张（两球囊各注入生理盐水 80 ml）。10 h 后取出 COOK 双球囊，查宫颈开 3 cm，行钳刮术娩出胎儿及胎盘组织。产时经过顺利，出血总计约 280 ml，产后予抗感染及退奶处理，出院前复查盆腔彩超提示：产后子宫，其内未见明显血流信号。术前疑难危重病例讨论：①孕产妇既往有支气管哮喘病史，阿片类镇痛药物和前列腺素类药物慎用，禁行分娩镇痛，禁用米索前列醇、卡前列素氨丁三醇等；②孕妇胎盘位置低，随时可能出现阴道出血，若胎儿娩出前出现大量活动性出血，优先考虑行双侧子宫动脉介入栓塞控制出血，若情况紧急则行剖宫取胎；③可使用子宫收缩药物、止血药（缩宫素、氨甲环酸等）；④发生产后出血等急危情况，按照常规抢救流程处理，如建立静脉通道，做好输血、子宫动脉栓塞甚至子宫切除的准备；⑤孕妇产程发动入产房，由产科医生严密观察，随时通知 ICU 医生到场动态监测孕产妇病情及协同紧急处理。

（三）临床处理所面临的难题及解决办法

1. 中晚期胎儿畸形、死胎胎盘前置状态产前出血的处理

妊娠中晚期胎儿畸形、死胎引产的难点是产前出血，若合并胎盘前置状态，无论采用何种方式引产，发生产前出血的概率均明显升高。有研究对妊娠中晚期胎盘前置状态病例引产前常规使用双侧子宫动脉介入栓塞预防引产时出血，我们的讨论意见是若引产过程中出现阴道大量出血，优先考虑行双侧子宫动脉介入栓塞控制出血，若介入治疗后仍有活动性出血必要时行剖宫取胎。

2. 为什么在该 2 例引产病例中，双侧子宫动脉介入栓塞后用 COOK 双球囊

在妊娠中晚期引产、产前出血的病例中使用 COOK 双球囊扩张宫颈国内外使用较少，子宫动脉介入后导致子宫缺血、缺氧，可刺激子宫收缩，随后出现宫颈的软化扩展，胎儿胎盘自然娩出。这两例病例宫颈 Bishop 评分低，宫颈的质地坚硬，介入后立即使用 COOK 双球囊置入 12 h，加上子宫动脉介入后的自然收缩，12 h 取出球囊后宫口基本上扩展至 2～3 cm，为后续进一步使用米索前列醇或催产素加强宫缩、促进胎儿胎盘娩出创造良好条件。使用 COOK 双球囊前我们病案讨论担心球囊刺激前置状态的胎盘会导致出血，但介入后立即使用，子宫动脉的侧支循环还未建立，介入止血效果好，使用 COOK 双球囊均无再次大出血发生。

（四）中晚期妊娠畸形死胎引产产前出血催引产流程

如图 3 所示。

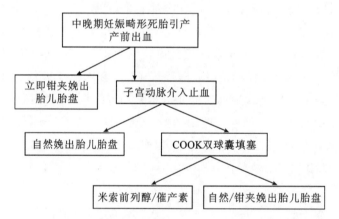

图 3 中晚期妊娠畸形死胎引产产前出血催引产流程图

（杨 慧 柳 溪 赵 云）

四、COOK 双球囊在其他引产方式失败后的应用 1 例

（一）孕妇病史及入院后处理

患者，32 岁，因"孕 13 w，B 超提示胎儿畸形 3 d"于 2017 年 7 月 7 日 18：06 入院。现病史：平素月经不规则，末次月经在 2017 年 3 月 28 日，根据 2017 年 7 月 4 日 B 超示孕 12.4 w，核对预产期在 2018 年 1 月 12 日。停经 40 d 查尿 HCG 阳性，提示妊娠，孕早期无恶心、呕吐等早孕反应。孕期定期产检 4 次，孕期经过顺利，无特殊不适。现孕 13 w，无下腹胀痛，无阴道流血，无阴道流水。孕期以来，精神、饮食、睡眠正常，大小便无异常，体重随孕周逐渐增加。既往史：无。生育史：孕 1 产 0。辅检：2017 年 7 月 4

日 B 超提示单活胎，头位，胎儿露脑畸形，脑膨出，疑似羊膜带综合征，孕妇子宫畸形（疑似双角子宫、纵隔子宫、右侧宫腔妊娠），胎盘位于后壁，下缘接近宫颈内口。入院诊断：①胎儿畸形（露脑畸形）；②孕 1 产 0，孕 13 w 待产；③子宫畸形（疑似双角子宫、纵隔子宫、右侧宫腔妊娠等）；④胎盘前置状态。

诊疗经过：入院后完善相关检查。拟定口服米非司酮（50 mg，2 次/d×3 d）配伍米索前列醇（200 μg）阴道上药引产。米非司酮口服 3 d 完毕后孕妇有不规则胀痛，内诊：宫颈长 2.0 cm，质硬，予米索前列醇 200 μg 口服，200 μg 阴道后穹隆填塞，每 6 h 一次，6 个周期后，观察仍无产兆。内诊：宫颈长 2.0 cm，质中，考虑米索前列醇效果不佳，予 COOK 双球囊宫颈置入（宫内和阴道球囊各注水 80 ml）引产。考虑引产时间较长，应用青霉素 800 万 U 预防抗感染，20 h 后取出水囊，内诊：宫口已开 2.0 cm，行钳刮术娩出胎儿及胎盘组织。产时经过顺利，出血总计约 200 ml。产后予抗感染及退奶处理，出院前复查盆腔彩超提示：子宫前壁可见 1.2 cm×1.0 cm×0.6 cm 局灶性血流信号，查血清 β-HCG 4 682.00 mIU/ml，办理出院。2 w 后复查 B 超提示子宫及附件未见异常，查血清 β-HCG 1.21 mIU/ml。

（二）临床处理所面临的难题及解决办法

1. 中期妊娠无脑儿引产方式

中期妊娠 12～16 w 引产相对困难，羊膜腔注射依沙吖啶因为子宫小、羊水少，即使是在超声下操作亦困难，临床上常用的引产方式是米非司酮配伍米索前列醇。该例患者阴道多次上药后效果不明显，宫颈管仍有 2 cm 长，继续使用患者耐受力差，难以忍受，使用 COOK 双球囊填塞 20 h 后，宫口开大 2 cm，为钳刮创造良好的条件，减少了宫颈条件不成熟造成的钳刮胎骨残留和宫颈等损伤的风险。COOK 双球囊参与的多重引产方式为中晚期妊娠疑难引产病例开创新的思路。

2. 中期妊娠引产钳刮的运用

中期妊娠引产时因胎儿较小，不需要宫口开全就可娩出；不需要考虑胎儿安全，使用钳刮术，右手进入扩张宫颈并进入宫腔，排开胎盘，人工破膜，短时间内牵出胎儿，压迫宫颈，减少出血机会及出血时间。胎儿娩出后，立即人工剥离胎盘，减少产后出血量。文献报道中期妊娠钳刮术主要并发症为软产道损伤，术时、术后大出血，羊水栓塞和感染。随着引产时间的延长，各种并发症的发生率随之增加，往往需以大钳刮术来结束分娩。对于大钳刮术的看法，国内外均有争论，有的认为此种手术操作困难、并发症多、危险性大，不宜采用。中期妊娠大钳刮术虽有一定的危险性，但在应用其他引产方法失败时，为了缩短引产时间，防止由于排出时间延长而带来感染等并发症，大钳刮术常作为不得不选用的收尾方法。

3. 多重引产方式在中晚期妊娠胎儿畸形及死胎中的应用

如何选择合适的引产方式、合适的用药剂量和用药间隔，需要结合其孕周长短、宫颈情况等进行个体化处理，以期达到减少并发症的目的。对于中期妊娠引产患者来说，常常因宫颈条件不成熟，影响引产的成功率，一旦一种方式引产不成功，可以联合使用其他多种催引产方法,促进宫颈软化。仔细了解病史,掌握各种引产方法的特点,充分地进行评估,选择一种较合适的引产方法,并对可能发生的并发症做好应急准备,对减少引产并发症,减少对妇女机体的伤害至关重要。

(三) 中晚期妊娠多重方式引产流程

如图4所示。

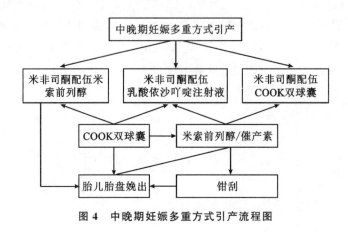

图4 中晚期妊娠多重方式引产流程图

五、COOK双球囊在催引产中的应用

(一) COOK双球囊作用机制

COOK双球囊设计巧妙,两个注水口管口都是单向的,注水后球囊不易流出,不易脱落。COOK双球囊引产的主要机制概括起来主要包括以下几个方面:①双球囊能够提供较为温和稳定的机械力,对孕妇的宫颈实施有效的扩张处理;②远端的球囊能够与孕妇的宫颈内口保持紧贴状态,导致蜕膜分离,也可对子宫腔膨胀产生直接的刺激作用,垂体后叶素、缩宫素的释放量增加,达到阈值浓度水平的时候,能够迅速引起宫缩;③球囊使用过程中对内源性前列腺素的产生和释放过程产生积极的促进作用,从而迅速引起宫缩;④球囊使用过程中需警惕可能的副作用,如感染、宫颈裂伤等。

(二) COOK双球囊在羊水过少病例中的应用

依沙吖啶羊膜腔内注射可使蜕膜细胞变性坏死,溶酶体崩解,释放磷脂酶,促进花生四烯酸转化为前列腺素,引起宫缩,因其安全范围大,成功率高,具有简便、有效等优点,是临床上最常用的中期妊娠引产方法。但是对于羊水过少患者,宫内压力明显减低,引产时易导致宫缩不协调、产程延长、宫口扩张缓慢等,且患者疼痛感较为剧烈,影响引产效果。因此,在行依沙吖啶羊膜腔注射前,将一定量(100~200 ml)生理盐水灌注至宫腔,增加宫腔内羊水量,恢复了前羊膜囊的楔形作用,有利于诱导宫缩及促进宫颈软化,有利于产程进展。而球囊引产则能避免药物引产中依沙吖啶等对肝肾功能造成的损害,且适用于羊水少造成的羊膜腔内注药困难。COOK双球囊扩张12 h左右后,宫颈已经充分软化,在此基础上再使用米索前列醇或催产素催产,效果显著。COOK 双球囊宫腔内球囊和阴道球囊注入生理盐水的量分别是 80 ml,大多数中晚期妊娠的孕妇均可耐受,小部分出现下腹部严重不适,酌情抽出宫腔和阴道内的生理盐水 10~20 ml,效果好。

(三) COOK 双球囊在前次剖宫产瘢痕子宫病例中的应用

瘢痕子宫中期妊娠引产患者发生子宫破裂的风险大,宫颈裂伤、引产后出血等可能危及患者生命,故学者们一直在探索更为安全、有效的终止瘢痕子宫中期妊娠的引产方法,从而最大限度地避免子宫破裂、大出血。引产的成功与否与患者的宫颈成熟度密切相关,尤其是瘢痕子宫引产时子宫破裂的风险增大,更需要进行促宫颈成熟的治疗。目前中期妊娠引产促宫颈成熟方法有药物和机械两大类,常用的促宫颈成熟药物有催产素、前列腺素、地诺前列酮等,但静滴催产素所需时间长,产妇易疲劳,尤其对宫颈不成熟者产程长、失败率高;前列腺素有面色潮红、血压及眼压升高、发热、呕吐等不良反应,并有宫缩过强、增加子宫破裂风险。宫颈阴道 COOK 双球囊通过生理盐水球囊内注射后的压迫作用,机械性刺激宫颈管,可以引起宫颈局部内源性前列腺素的合成与释放,达到促进宫颈的软化与成熟的目的,并诱发宫缩。有研究表明双球囊可用于瘢痕子宫引产。其促宫颈成熟和引产效果明显优于缩宫素,并未增加母婴的并发症。我们的观察显示,对于有前次剖宫产史的孕妇放置 COOK 双球囊 12 h 后宫颈评分可以显著改善,在球囊放置前,需要常规超声监测胎盘的位置,谨防胎盘位置过低 COOK 双球囊置入后因机械原因导致早剥。对于瘢痕子宫孕妇,中晚期妊娠引产 COOK 双球囊取出后常规给予催产素加强宫缩,安全有效。

(四) COOK 双球囊在合并肝肾功能受损病例中的应用

对于中晚期妊娠引产,最常规使用的方式是米非司酮配伍依沙吖啶,而球囊引产则能避免药物引产中依沙吖啶等对肝肾功能造成的损害,适用于妊娠合并肝肾功能疾患。我们中晚期妊娠引产前需要常规检测肝肾功能,若合并肝肾功能的损害的患者,引产服用米非司酮的同时常规请内科会诊,使用护肝药物同时治疗。使用 COOK 双球囊扩张宫颈引产成功后,常规再次复查肝肾功能,发现 COOK 双球囊对肝肾功能的影响不大,前后基本一致,口服米非司酮配伍 COOK 双球囊联合后续的米索前列醇口服或者阴道上药用于肝肾功能受损的患者,是比较安全的模式。

(五) COOK 双球囊在低置胎盘畸形病例催引产中的应用

多年来中期妊娠胎盘前置状态及如何终止妊娠成为产科工作中非常棘手的问题。此类患者易发生产前、产时和产后大出血,处理不当可危及生命。过去这类患者都列入引产禁忌证,一般采用剖宫取胎术终止妊娠。剖宫取胎术是一种保守的处理方式,它的优点是能在短时间内娩出胎儿,如出现产后出血,更方便缝合子宫止血,不存在子宫大出血时因宫口未开致短时间内难以娩出胎儿胎盘的尴尬。但该处理办法的缺点也是很明显的:①对产妇的创伤大。剖宫取胎术是中型的妇产科手术,手术所致的疼痛及患者解剖、生理的改变是显而易见的,且中期妊娠时子宫蜕膜生长活跃,较晚期妊娠时剖宫产更易引起医源性子宫内膜异位症。②费用高。③部分患者有再生育要求，如经阴道引产则短时间内可以考虑再次妊娠，而剖宫取胎患者则至少2年后才可以考虑。更重要的是再次妊娠后需要行剖宫产术。④剖宫手术有可能发生子宫瘢痕、憩室等并发症，并且剖宫手术增加再次妊娠的子宫破裂、瘢痕妊娠等的发生率。剖宫取胎术在众多中期妊娠引产方式中不宜轻易使用，应严格掌握适应证。对于胎盘位置异常、其他方法引产失败，不能使用其他引产方法或必须尽快终止妊娠者适宜选择。

按其他引产方法，经阴道分娩易发生大出血及羊水栓塞危及患者生命等风险。故对中期妊娠胎盘前置状态者如何终止妊娠是产科医师面临的一个棘手问题。因此寻找一个安全、有效的引产方案是目前前置胎盘中期妊娠引产的研究热点。

子宫动脉栓塞术由于其微创、安全、快捷、高效等特点，近年来被广泛应用于妇产科各种疾病的治疗。栓塞子宫动脉后，既可暂时性阻止子宫血流，又因短期内侧支循环的建立不会引起子宫肌的缺血坏死，且对卵巢功能及正常子宫组织无不良影响，子宫动脉栓塞后子宫平滑肌因缺血、缺氧引起反射性收缩，胎盘血流阻断，胎儿死亡，从而促进和诱发流产，达到引产目的。子宫动脉介入栓塞后可迅速止住产前出血，部分孕妇伴随着子宫动脉栓塞后子宫平滑肌缺血、缺氧，促进和诱发宫缩，无须再使用其他的引产方式就可娩出胎儿胎盘；但部分中晚期妊娠孕妇宫颈条件不成熟，即使有子宫动脉介入后的宫缩，宫颈仍无法成熟，介入后的宫内胎盘和胎儿缺血坏死，若处理不及时容易导致发热、败血症，甚至危及生命。

子宫动脉介入后迅速填塞COOK双球囊，有两个方面的原因：一是子宫动脉介入后子宫血液循环阻断，侧支循环和再通暂时还未建立，球囊即使压迫前置的胎盘，胎盘出血量也比较少；二是在子宫动脉介入后缺血、缺氧的刺激下，子宫有宫缩，球囊有宫颈机械刺激成熟作用，12 h球囊取出后，宫口基本上开大2~3 cm，为后续米索前列醇阴道上药或催产素静脉点滴或直接钳刮创造条件。

中晚期妊娠钳刮术虽有一定的危险性，但在应用其他引产方法失败时，为了缩短引产时间，防止由于排出时间延长而带来感染等并发症，钳刮术常作为不得不选用的收尾方法。对于中期妊娠引产患者来说，因胎儿较小，不需要宫口开全就可娩出；不需要考虑胎儿安全。在前置胎盘患者出现阴道大量流血时，宫颈软化后，即可使用钳刮术，右手进入扩张宫颈并进入宫腔，排开胎盘，人工破膜，短时间牵出胎儿，压迫宫颈，减少出血机会及出血时间。胎儿娩出后，立即人工剥离胎盘，减少产后出血量。

（六）COOK双球囊在多重方式联合应用病例催引产中的作用

目前国内外选用的引产方法不下十数种，但不论采用何种方法，仍可遭遇到一部分病例，虽已引起强烈的子宫收缩而宫颈管呈强直状态不开张者，随着引产时间的拖长，各种并发症的发生率随之增加。引产效果不仅取决于引产方法的作用机制，还与引产对象的个体差异相关，而后者往往更加复杂多变。

米非司酮配伍米索前列醇用于中期妊娠引产，越来越多地得到大家的认同。国外应用比较成熟，主要用于20 w以内的妊娠，成功率达95%以上。国内近几年来进行了大量的临床研究,证实了其有效性。尤其在终止10～16 w妊娠,此时胎儿骨骼形成,不宜行负压吸引术;而此期羊水量少,羊膜腔穿刺较困难;而米非司酮配伍米索前列醇为非干扰性的药物引产,这样可降低由于操作引起的子宫损伤、出血及其感染等并发症。宫颈球囊扩张器用于计划性人工流产或自然分娩孕妇促宫颈成熟方面是简单、快捷、安全、有效的。水囊中注入的液体量根据妊娠周数,酌情增减,水囊放置12 h后须取出。大多数孕妇在取出球囊后须加用缩宫素继续引产,说明球囊诱发宫缩的作用也不理想,需要联合其他加强宫缩的方式(米索前列醇或催产素)。对于大钳刮术的看法,国内外均有争论,有的认为此种手术操作困难、并发症多、危险性大,不宜采用。

COOK双球囊宫颈扩张可作为各种引产方式的补救措施,可避免多次羊膜腔注射依沙吖啶引起的强烈宫缩、产前发热、败血症等,也为宫颈扩张难度极大的催引产扩张宫颈提供了新的思路,尽量避免剖宫取胎甚至子宫切除。我们在工作中须掌握各种引产方法的特点,充分对患者的病情特别是宫颈条件进行评估,选择一种较合适的引产方法,并对可能发生的并发症做好应急和补救准备,可减少引产并发症,减少引产对妇女机体的伤害。

参考文献

[1] 曹泽毅.中华妇产科学[M].2版.北京:人民卫生出版社,2001.

[2] 钱金凤,黄紫蓉.中期妊娠引产方法评估及选择[J].中国实用妇科与产科杂志,2012,9(28):654-657.

[3] Golzarian SL,Sum M,Sharafunddin J,et al.血管栓塞与介入手术[M].王峰,译.北京:人民军医出版社,2010.

[4] 蒋倩颖,罗蒲英,熊员焕.中孕完全性前置胎盘状态引产方式的探讨[J].中国妇幼保健,2016,6(31):2260-2263.

[5] Nakamura M,Hirooka Y,Watanabe O,et al.Minimally invasive extraction of a foreign body from the small intestine using double-balloon endoscopy[J].Nagoya J Med Sci,2015,77(1):189-194.

[6] 范翠芳,张正娥,明蕾,等.COOK双球囊与缩宫素促宫颈成熟并引产的对照研究[J].重庆医学,2012,41(36):3820-3822.

[7] Tu YA,Chen CL,Lai YL,et al.Transcervical double-balloon catheter as an alternative and salvage method for medical termination of pregnancy in midtrimester[J].Taiwan J Obstet Gynecol,2017,56(1):77-80.

[8] Sayed Ahmed WA,Ibrahim ZM,Ashor OE,et al.Use of the Foley catheter versus a double balloon cervical ripening catheter in pre-induction cervical ripening in postdate primigravdae[J].J Obstet Gynaecol Res,2016,42(11):1489-1494.

[9] Shah U,Bellows P,Drexler K,et al.Comparison of induction of labor methods for unfavorable cervices in trial of labor after cesarean delivery[J].J Matern Fetal Neonatal Med,2017,30(9):1010-1015.

妊娠合并糖尿病死胎引产伴肩难产

一、孕妇病史及入院后处理

患者，23岁，未婚，体重110 kg。患者因"孕38 w+1 d，自觉胎动减少2 d，B超发现死胎1 d"于2018年2月28日入院。末次月经在2017年6月6日，预产期在2018年3月13日。既往月经规则，孕期无特殊不适，未定期产检，入院时未提供产检资料。产检：宫高39 cm，cm，胎位左枕前（LOA），宫缩无，先露头，胎膜存，宫口未开，阴道内见少许豆腐渣样白带，骨盆无异常。辅助检查：2018年2月27日B超提示单胎，死胎，头位，BPD 9.3 cm，AFV 6.9 cm，胎儿体重4 295 g。入院诊断：①死胎；②孕1产0，孕38 w+1 d头位待产；③巨大胎儿；④肥胖症。

诊疗经过：入院后完善相关检查。尿常规：尿糖＋＋＋，酮体±；监测血糖：餐前6.7 mmol/L，零点血糖6.4 mmol/L，餐后2 h 13.2～16.2 mmol/L。转至内科予以胰岛素泵调节血糖：6 U/24 h，三餐前剂量分别为6 U，同时给予口服米非司酮（50 mg，1次/d×3 d）配伍羊膜腔注射依沙吖啶（100 mg）引产。患者于2018年3月1日10：00依沙吖啶羊膜腔穿刺注射，于2018年3月1日11：00宫口开全，于产房行会阴侧切+穿颅术，胎头娩出后娩肩困难，多种手法操作均无法娩出胎肩，转至手术室行硬膜外麻醉成功后，探查母体骨盆6～7点方向可触及胎儿后肩，旋转并牵拉后肩以娩出后肩，再下压胎头旋转出前肩，后按照分娩机转娩出胎儿。死胎体重4 300 g，出血200 ml。会阴伤口缝合完毕、观察无出血时，转至重症加强护理病房（ICU）予以预防感染（青霉素800万U静脉点滴）及监测血糖。胎儿娩出后血糖监测空腹在5.6～6.2 mmol/L，餐后2 h血糖在6.5～7.1 mmol/L，产后5 d，子宫及附件未见异常，出院。

二、临床处理所面临的难题及解决办法

1. 畸形及死胎引产中巨大儿的分娩方式选择

无论是否有前次剖宫产史，畸形及死胎的孕妇引产的方式尽可能选择阴道分娩。在决定阴道分娩前，需要系统评估孕妇的身体状况，超声监测胎儿大小和胎盘的位置，警惕阴道分娩过程中可能发生的危险情况。结合本例妊娠合并糖尿病巨大儿引产中发生的肩难产来看，本病例未首选剖宫产是因为站在孕产妇优先的位置进行思考的，若选择剖宫产孕产妇损伤大，可能并发产时产后大出血、伤口感染等并发症，孕妇也需要2年后再考虑妊娠。但决定阴道分娩前，需要对肩难产有预见性。出现肩难产在麻醉松弛状态下进行四肢着床法（HELPERR）口诀处理，成功概率高。

2. 肩难产 HELPERR 口诀的要点

(1) H＝Help，请求帮助。

(2) E＝Evaluate，判断是否需要会阴切开。

(3) L＝Legs（McRoberts 操作）：屈大腿，将母亲的髋部屈曲，使大腿压向腹部。此方法可减少≥40%的肩难产。

(4) P＝Pressure（耻骨上加压）：助手在耻骨上加压，手的摆法同心肺复苏，作用力应使前肩内收，一开始持续用力，也可以间断样，进行 30～60 s。

(5) E＝Enter：①Rubin 操作法，从后方进入到胎儿前肩的后部施力于肩胛骨，令肩膀内收并旋转到斜径上，继续 McRoberts 操作。②Woods 旋转操作，从前方进入到胎儿的后肩的前方轻轻将肩推向耻骨，结合 Rubin 操作，两手各作用于一只肩膀协同旋转。③反向 Woods 旋转操作法，从后方进入到胎儿后肩以 Rubin 或 Woods 旋转法反向旋转胎儿，当前述手法失败时，或许可获成功。

(6) R＝Remove（牵出手臂）：顺着后臂往下达到肘部（通常在胎儿胸前），在肘部使手臂弯曲，洗脸式使后臂滑向胸前并牵出。

(7) R＝Roll（翻转患者）：将患者转为"四肢着床"位，轻轻向下牵拉，娩出后肩。这样可以：①增大骨盆前后径，产科真结合径增加 10 mm；出口矢状径增加 20 mm；②转动及重力作用有利于解除嵌顿。

三、肩难产处理流程

如图 5 所示。

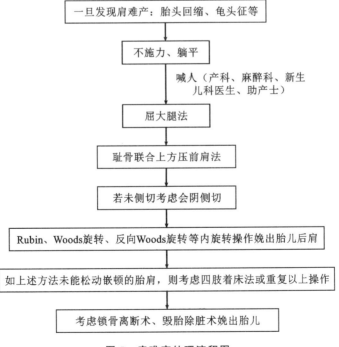

图 5　肩难产处理流程图

四、肩难产的处理

(1) 肩难产传统的定义：胎头娩出后胎儿前肩被嵌顿于耻骨联合上方，用常规的助产方法不能娩出胎肩即肩难产。现在更常用的定义：娩头至娩胎体的时间间隔>60 s或者胎头娩出后需用辅助方法完成分娩者即为肩难产。

(2) 一部分肩难产可能是助产人员在胎头娩出后未等胎头外旋转即开始匆忙牵拉胎头所致。常规助产时胎头娩出后切忌急于协助进行复位和外旋转，应让胎头自然复位及外旋转，指导产妇屏气用力，使胎肩同时自然下降。一旦发生肩难产，应牢记HELPERR口诀（请求帮助、判断是否需要会阴切开、曲大腿、耻骨上加压、阴道内旋转、牵出后臂、转为四肢着床）。①行会阴侧切术：既能增大操作空间又能减少软产道的撕裂。②屈大腿助产法：令产妇双手抱大腿紧贴腹壁，双手抱膝，以减少腰骶段脊柱的弯曲度，缩小骨盆倾斜度，升高耻骨联合以增大出口平面，有助于嵌顿耻骨后的前肩自然松解，单独使用有效率达40%~80%。这两种方法均增大骨盆的空间。③压前肩法：可由助手在产妇耻骨联合上方触及胎儿前肩部位并向后下加压，以缩小双肩径，同时接产者向下、向后缓慢牵引胎头，使嵌顿的前肩娩出。④旋肩法：助产者手伸入阴道，放在胎儿肩峰与肩岬间，另一手置于胎儿前肩部，双手加压旋转胎肩达骨盆斜径上，使前肩入盆（Rubin法），嵌顿的前肩得以松动娩出。⑤牵出后臂娩后肩法：助产者手顺骶骨伸入阴道，将示指、中指尖放入胎儿后肘窝，然后以手压后肘窝，使胎儿后肘和前臂屈曲，然后握住胎手，沿胸的方向将手和前臂牵出阴道而娩出后肩。但此种方法会因阴道太紧、胎儿太大、接产者手不能进入而失败。以上可减小胎儿双肩径，利于胎儿娩出。⑥四肢着床法：重力作用或这种方法产生的骨盆径线的改变可能解除胎肩嵌塞状态。发生肩难产时切记：避免在胎儿头或胎儿颈上施力过多，避免在宫底加压，有报道指出肩难产中77%的并发症与宫底加压有关。死胎引产时亦应准确把握会阴侧切的指征及实行穿颅术的时机。

(3) 在正常妊娠状态下巨大儿是剖宫产的相对指征，在巨大儿阴道试产时如果出现产程延长趋势或胎头下降延缓等产程异常时应警惕肩难产的发生，可适当放松剖宫产指征，避免困难产钳助产和肩难产的发生，减少新生儿的损伤。

(4) 此病例特殊在于胎儿已死亡，选择药物引产，胎头娩出后胎肩娩出困难，多种手法操作均无法娩出胎肩。主要表现：孕妇肥胖、胎儿较大、组织水肿，阴道空间小，操作受限，接产者手进入宫腔后转动困难；且孕妇有妊娠期糖尿病，操作时间长，孕妇疲惫、精神状态较差，应尽量在短时间内结束分娩。除脏术、剖宫产均会加大孕妇生殖系统损伤的风险。经讨论分析后在麻醉状态下经验丰富的三线医师再次使用牵出后臂娩后肩法成功娩出胎儿，降低对孕妇的损伤。

(5) 由于生活条件的改善及饮食结构的改变，妊娠合并糖尿病的发病率明显升高，通过及时孕期诊断和积极控制孕妇血糖，母婴结果有了明显改善。但是仍有很大一部分人群不重视产检的重要性，忽视了基础检查，导致不良妊娠结局。我们应做好孕期宣教，追踪监测有高危因素的患者，积极调整孕期血糖及适时终止妊娠，以改善妊娠母婴结局。引产过程中亦须严密监测产程进展，如出现异常应及时处理，医护人员对此类产妇的姑息常使产程延长、盆底组织受压时间过长而造成水肿甚至坏死,在以后行阴道助产或毁胎术时造成会阴的严重裂伤和产后出血的增加。因此阴道分娩有难产高危因素者,须做好充分人力、物力准备,胎头娩出后最好让胎头自行复位,不必急于帮助行外旋转,并应熟悉难产的处理方法,以避免给产妇带来严重的并发症。

参考文献

[1] 马玉燕,高洁.肩难产预测及临床处理[J].中国实用妇科与产科杂志,2012,2(28):98-100.

[2] Romoff A.Shoulder dystocia:lessons from the past and emerging concepts[J].Clin Obstet Gynecol,2000,43(2):226.

HELLP 综合征

一、孕妇病史及入院后处理

1. 病例 1

患者，20 岁，因"孕 31 w+3 d，发现胎儿畸形 5 d"于 2017 年 8 月 28 日 10：00 入院。现病史：平素月经规则，末次月经在 2017 年 1 月 20 日，预产期在 2017 年 10 月 27 日。停经 47 d 查 B 超，提示妊娠，孕早期有轻微恶心、呕吐等早孕反应，孕 5 月余感胎动。孕期定期产检，产检 7 次。2017 年 7 月 22 日查 Hb 96 g/L。孕期经过顺利，无头昏、乏力、心慌、胸闷、下腹胀痛、皮肤瘙痒等不适。2017 年 8 月 24 日 B 超提示：单活胎，头位，胎儿头皮水肿、心包积液、腹腔积液、心脏异常（三尖瓣重度反流、右心增大、心胸比增大、上下腔静脉内径增宽）、静脉导管搏动指数增高、肝脾增大、肠管回声增强、羊水少、胎盘增厚。2017 年 8 月 25 日复查 B 超提示：单活胎，头位，BPD 6.8 cm、AFV 2.6 cm、AFI 8.6 cm，脐动脉 S/D 2.85，胎儿估重 1 366 g，胎儿全身皮肤水肿，腹腔积液，心包腔积液，心胸面积比增大，肝脏增大，双肾实质回声增强，心脏增大以右房为主、三尖瓣大量反流，胎儿大脑中动脉流速偏高，阻力指数（RI 值）偏高，胎盘下缘距离宫颈内口 6.6 cm。孕期以来，精神、饮食、睡眠正常，大小便无异常，体重随孕周逐渐增加。既往史：2016 年 10 月因胚胎停育人工流产 1 次。辅检同前。查体：体温 36.0 ℃，脉搏 100 次/min，呼吸 20 次/min，血压 143/93 mmHg。宫高 32 cm，腹围 87 cm，胎位 LOA，胎心率 142 次/min，宫缩无，先露头，先露浮，胎膜存，宫口未开，骨盆外测量无异常。入院诊断：①胎儿畸形（胎儿水肿）；②晚期妊娠（孕 2 产 0，孕 31 w+3 d 头位待产）；③羊水过少；④妊娠合并贫血；⑤妊娠合并右肾轻度积水。

诊疗经过：入院后完善相关检查，血型 B 型 Rh 阳性。尿常规：尿蛋白+++，白细胞++，隐血++，白蛋白 20.4 g/L，总蛋白 47.0 g/L，尿酸 524.6 μmol/L，凝血酶时间 18.8 s，纤维蛋白原 1.78 g/L，Hb 73 g/L，血小板（PLT）75×10^9/L，平均红细胞体积 65.4 fL。补充诊断：妊娠合并血小板减少；低蛋白血症。监测血压 143/95 mmHg。2017 年 8 月 30 日口服米非司酮（50 mg，2 次/d×3 d）配伍羊膜腔注射依沙吖啶（100 mg）引产。2017 年 8 月 31 日尿总蛋白 3 019.44 mg/L，24 h 尿蛋白 5 042.46 mg/24 h。考虑重度子痫前期，合并血小板减少、低蛋白血症，请 ICU 会诊。建议：①引产前纠正贫血，缓慢输入同型红细胞 2 U，避免发生心衰；②引产前纠正低蛋白血症，输白蛋白 10 g，使用呋塞米 20 mg；③引产后转入成人 ICU 观察有无出血、心衰等情况。遵会诊意见输白蛋白 10 g 纠正低蛋白血症，输同型红细胞 2 U 纠正贫血。2017 年 9 月 2 日 9：00 羊膜腔注射依沙吖啶，17 h 后以 LOA 胎位引产一死女婴，体重 1 745 g，身长 42 cm，胎盘人工娩出，粗糙，阴道大量流血，约 1 000 ml。药物止血（卡前列素氨丁三醇 250 μg，卡贝缩宫素 10 mg 等），按摩子宫，宫颈钳夹 4 把卵圆钳（3 点、6 点、9 点、12 点），输同型红细胞（RBC）4 U，血浆 400 ml，冷沉淀 4 U。复查血常规：Hb 94 g/L，PLT 34×10^9/L，白细胞（WBC）14.78×10^9/L，C 反应蛋白（CRP）27.82 mg/L。产后 4 h 转 ICU 行补液抗感染治疗（舒普深 1 mg，2 次/d）。转入当天生化检查：降钙素原 10.220 ng/ml，血小板 25×10^9/L，白蛋白 15.2 g/L，总蛋白 34.3 g/L。输血浆 200 ml，血小板一人份，白蛋白 20 g。复查：降钙素原 10.270 ng/ml，血小板 38×10^9/L。胸片检查提示：肺炎，左侧少许胸腔积液。2017 年 9 月 4 日 15：00 行骨髓穿刺（髂前上棘），结果提示：红细胞明显减少，巨核细胞增多，未见成熟障碍。继续抗感染，小剂量血浆、白蛋白对症治疗。2017 年 9 月 8 日复查白蛋白 25.4 g/L，总蛋白 42.6 g/L，凝血酶时间 21.20 s，纤维蛋白原 1.445 g/L；Hb 75 g/L，PLT 135×10^9/L，WBC 14.28×10^9/L。治疗 2 w 出院。出院诊断：①HELLP 综合征；②肺部感染；③肾功能异常，泌尿系感染，右肾积水；④低蛋白血症；⑤产后出血；⑥孕 2 产 1，孕 32 w+2 d 顺产一死女婴；⑦胎儿畸形。

2. 病例 2

患者，25 岁，因"停经 40 w，B 超提示死胎 1 h 余"于 2018 年 3 月 4 日。2：35 入院。患者平素月经规则，末次月经在 2017 年 5 月 25 日，预产期在 2018 年 3 月 4 日。停经 40 d 查尿 HCG 阳性，提示妊娠，孕早期有轻微恶心，呕吐等早孕反应后逐渐缓解，孕 4 月余感胎动至今。孕期未定期产检，产检 6 次，最后一次血压偏高（145/95 mmHg）。孕期经过顺利，无特殊不适。现停经 40 w，有不规则下腹胀痛，无阴道流血，无阴道流水，自觉胎动正常，因死胎入院。既往史：无特殊。生育史：孕 1 产 0。辅检：超声检查提示胎儿大小 3 000 g 左右，死胎。孕期检查结果无异常。入院诊断：①死胎；②孕 1 产 0，孕 40 w 头位待产；③妊娠期高血压疾病。

诊疗经过：产妇贫血貌，患者入院临产，宫口开大 4 cm，于 2018 年 3 月 4 日 05：12 顺产一死男婴，体重 3 400 g，身长 50 cm，全身大面积黄染。无脐带缠绕，有多个脐带假结，羊水色血性，胎盘自然娩出，表浅粗糙，大小约 20 cm×20 cm×3 cm，可见大面积凝血块压迹，按压宫底及掏宫腔可见陈旧性凝血块约 500 ml。行会阴包埋缝合。患者产前、产时、产后出血共计约 800 ml，入院血常规 Hb 95 g/L，申请输同型红细胞 2 U 输入。顺产后 2 h，已输同型红细胞 2 U，产妇未诉特殊不适。心电监护示：心率 120～124 次/min，血压 132/85 mmHg，血氧饱和度 98%。双乳房无胀痛，乳量无，腹软，无压痛，宫底脐下一指，轮廓清，质硬，阴道流血少于月经量，色暗红，无异味。考虑血容量不足，再次输入红细胞 2 U、血浆 200 ml、冷沉淀 2 U。嘱持续心电监护，观察阴道出血及生命体征变化。输入血液制品后，当天复查血液常规：超敏 C 反应蛋白 13.25 mg/L；血红蛋白 88 g/L；白细胞 22.83×10^9/L；血小板计数 51×10^9/L；现产妇精神一般，血压 174/104 mmHg，心率波动于 115～121 次/min，体温正常，宫底脐下二指，轮廓清，阴道出血少，色暗红。转入成人 ICU，给以降压、镇痛、镇静、退奶、维持容量、酸碱平衡、电解质平衡等对症处理。2018 年 3 月 8 日复查钠 139.0 mmol/L,钾 4.15 mmol/L,超敏 C 反应蛋白 21.19 mg/L,血小板计数 115×10^9/L,血红蛋白 70 g/L,白细胞 20.72×10^9/L。血涂片:未见有核红细胞,白蛋白 26.0 g/L,肌酐 65.7 μmol/L,胱抑素 C 1.29 mg/L。患者病情相对稳定,坚决拒绝输血,产后 3 d 给予办理出院手续,出院嘱口服多糖铁复合物(300 mg,2 次/d)治疗。出院诊断:①重度子痫前期;②不全性 HELLP 综合征;③产后出血;④胎盘早剥;⑤妊娠合并肾功能不全;⑥孕 1 产 1,孕 40 w 顺产一死男婴;⑦死胎。

二、临床处理所面临的难题及解决办法

1. 如何诊断及评估 HELLP 综合征病情

HELLP 综合征是子痫前期肝功能损害加重的表现,大约 85% 的患者可表现为高血压和蛋白尿,部分患者血压正常。临床表现缺乏特异性,可表现为全身不适、右上腹痛、恶心、呕吐、伴或不伴黄疸、头疼、头晕、视物模糊、水肿等,部分表现为血尿、牙龈出血、上消化道出血或便血。

其诊断主要依靠实验室检查,包括外周血涂片、肝功能及血常规等,以及针对相关器质性疾病的影像学检查,如 B 型超声、电子计算机断层扫描(CT)及磁共振成像(MRI)。

2. HELLP 综合征对母婴的影响

一旦发生 HELLP 综合征,如不能早期明确诊断、多器官功能障碍不可逆转时,将会直接导致孕产妇死亡。研究表明:子痫前期合并 HELLP 时,孕产妇并发各种严重并发症发生率上升,如肺水肿(8%)、急性肾功能衰竭(3%)、弥散性血管内凝血(DIC)(15%)、胎盘早剥(9%)、肝出血或肝衰竭(1%)、急性呼吸窘迫综合征、败血症和卒中、手术切口发生血肿及需要输血或血制品概率增加等,其孕产妇病死率为 1%。近年来资料发现,产后发现 HELLP 发生率约占 HELLP 综合征的 30%。因此,对子痫前期的患者产后仍应动态监测血小板、肝功能和溶血指标,警惕产后 HELLP 综合征的发生,以免漏诊。由于 HELLP 综合征终止妊娠的平均孕周为 28~33 w,早产的发生率可达 70% 以上,围产儿死亡率近年来文献报道为 7.4%~20.4%。早产儿的低出生体重、低 Apgar 评分和发育不成熟导致急性围产儿疾病(呼吸窘迫综合征、呼吸系统发育不良、颅内出血、坏死性小肠结肠炎等)发病率增加。

三、HELLP 综合征引产诊疗流程

如图 6 所示。

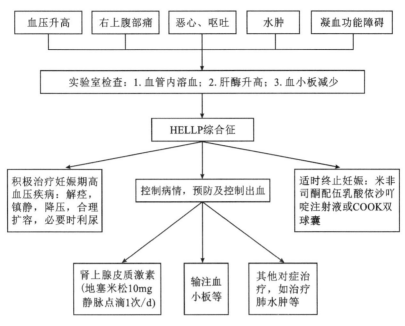

图 6 HELLP 综合征引产诊疗流程图

四、HELLP 综合征的临床处理

1982 年由 Weinstein 首次将 HELLP 综合征命名，HELLP 综合征通常发生在妊娠中晚期，也有于分娩后 24 h 发病者。其发生可能与下列因素有关：

（1）妊娠是一种成功的半同种移植。正常妊娠晚期，母体外周血白细胞被激活，胎儿来源的可溶性白细胞人类抗原（soluble human leukocyte antigen，sHLA-DR）与母胎免疫耐受相关，保持正常妊娠。研究发现 HELLP 综合征，血浆 sHLA-DR 表达过度增强，导致母体对胎儿的急性免疫排斥反应。

（2）全身小血管痉挛，血管内皮细胞受损，血小板黏附并被激活，释放花生四烯酸和其他血管活性介质致血管收缩，加速血小板聚集，消耗增加，血小板减少。

（3）肝脏血管痉挛，血流减少，导致血管内纤维素沉积，窦状隙阻塞，局灶性肝细胞坏死，肝酶自细胞内释放至血循环致肝酶含量升高。研究表明 HELLP 综合征还与内皮素及一氧化氮失衡、凝血系统与纤溶系统失调、胎儿或胎盘的脂肪酸氧化失调、遗传等因素有关。

HELLP 综合征的临床处理方法如下。

（1）一般处理：与重度子痫前期一致，给予硫酸镁解痉，静脉输注硫酸镁以预防子痫、降压药物降压、镇静等支持治疗，严密监测病情变化，评估母胎一般情况。

（2）对症治疗：使用肾上腺素和输注血小板。

（3）适时终止妊娠时机、方式的选择及围手术期管理。

终止妊娠是唯一有效的治疗方法。终止妊娠时机需要综合衡量母体病情严重程度及胎儿成熟度。若孕周>34 w，胎儿宫内窘迫、弥散性血管内凝血、肾衰竭等需要紧急终止妊娠。孕周<34 w 的患者中只有少部分轻度或无症状的 HELLP 综合征可在严密监测下延迟孕周，应用糖皮质激素促胎肺成熟或升血小板治疗。若病情控制欠佳或有进一步进展可能，应及时终止妊娠。HELLP 综合征孕妇可酌情放宽剖宫产指征。

子痫、HELLP 综合征与重度子痫前期合并严重表现被称为"死亡三联征"。HELLP 综合征是妊娠期高血压的一种严重类型，孕产妇病死率为 3.4%～24.2%，围产儿病死率为 7.7%～60.0%。子痫合并 HELLP 综合征临床少见，严重危及母婴性命。HELLP 综合征发病的常见因素：①分娩年龄≤20 岁或≥35 岁；②子痫前期家族史；③既往子痫前期病史；④初次妊娠；⑤距初次妊娠间隔时间≥10 年；⑥妊娠后收缩压或舒张压偏高（孕早期或首次产前检查时）。

补充血液制品是 HELLP 综合征的重要辅助治疗方法。文献报道，应根据患者血红蛋白及血小板计数水平，适当补充血液制品，必要时应输注血小板，避免出血，以改善机体凝血功能。子痫合并 HELLP 综合征病情危重，临床应加强孕产妇管理，早期发现高危因素，高度重视临床表现，及时诊断和治疗，以有效降低孕产妇及围产儿死亡的发生。

参考文献

[1] O'Brien JM, Barton JR. Controversies with the diagnosis and management of HELLP syndrome[J]. Clin Obstet Gynecol, 2005, 48(2): 460-477.

[2] 贺芳, 陈敦金. 妊娠并发 HELLP 综合征 66 例临床分析[J]. 中国实用妇科与产科杂志, 2012, 28(5): 388-390.

[3] Abildgaard U, Heimdal K. Pathogenesis of the syndrome of hemolysis, elevated liver enzymes, and low platelet count (HELLP): a review[J]. Eur J Obstet Gynecol Reprod Biol, 2013, 166(2): 117-123.

瘢痕子宫巨大胎儿合并胎儿水肿引产

一、孕妇病史及入院后处理

患者，32岁，因"停经35w+6d，发现胎儿水肿，羊水过多10d"于2018年8月13日14：56入院。现病史：平素月经规则，末次月经2017年12月4日，预产期2018年9月11日。停经40d查尿HCG阳性，提示妊娠，孕早期有明显恶心、呕吐等早孕反应后逐渐缓解。孕4月余感胎动。孕期未定期产检，入院前10d行B超检查提示：羊水过多，胸腹腔积液。遂至进一步检查。2018年8月3日B超提示：单活胎，头位，BPD 9.5 cm，AFV 1.6 cm，AFI 24.2 cm，脐动脉S/D 2.33，胎儿估重4 086 g，胎儿右侧胸腔内可见范围约7.3 cm×3.0 cm的液性暗区，左侧胸腔内可见范围约6.9 cm×1.6 cm的液性暗区，腹腔内可见前后径约0.54 cm的液性暗区，肺静脉回流显示不清，三尖瓣口右房侧可见收缩期反流血流信号，脐动脉未见搏动征。2018年8月13日B超提示子宫下段肌层最薄处0.08 cm、0.09 cm、0.11 cm。孕期经过顺利，无特殊不适。现因"胎儿水肿"要求入院引产。既往史：既往体健，否认特殊疾病史。生育史：孕5产1，2009年10月因"胎儿窘迫"行剖宫产术，人工流产3次。患者宫高47 cm，腹围117 cm，胎位LOA，胎心率150次/min，宫缩无，先露头，先露浮，胎膜存，宫口未开。辅助检查、超声检查结果同前。孕期其他检查未发现异常。入院诊断：①胎儿水肿；②胎儿胎盘功能不良；③妊娠合并子宫瘢痕（前次剖宫产）；④羊水过多；⑤妊娠合并贫血；⑥孕5产1，孕35w+6d头位待产。

诊疗经过：入院后完善检查，组织全院多学科讨论（产科、新生儿科、外科等），向孕妇及家属详细交代病情。可有两种选择方案：一是若要求挽救胎儿，入院后因胎心监护反应可疑，提示胎儿宫内缺氧；结合羊水过多、瘢痕菲薄，可考虑剖宫产终止妊娠。但新生儿出生预后极差，不排除死产、心衰、呼吸衰竭等经积极抢救后仍然死亡可能。二是若要求放弃胎儿，分娩方式有两种。①阴道分娩：因前次剖宫产，羊水过多，胎儿极大，子宫有瘢痕，随时出现子宫破裂等可能，危及孕妇生命。②剖宫取胎：术中若存在盆腔粘连，可能损伤附近组织，如膀胱、直肠等，术后可能发生肠粘连、肠梗阻等。产时、产后大出血概率增加，若发生难治性出血，保守无效须切除子宫，则丧失生育能力。孕妇及其家属反复商量后，坚决要求放弃胎儿，不愿意接受阴道分娩，要求直接剖宫取胎。手术指征：前次剖宫产，胎儿水肿，羊水过多。于2018年8月14日06：16孕妇胎膜自破，有规律宫缩，宫口开大0.5 cm，再次谈话，仍坚决要求剖宫取胎，拒绝阴道试产。患者于2018年8月14日09：22，以LOA胎位手术产一死男婴，体重5 500 g（头围39 cm，胸围 45 cm，腹围 46 cm），身长 52 cm，胎儿全身水肿，颈部及胸腹部膨隆，皮肤组织硬，娩出困难。胎盘自然娩出，完整，大小为 23 cm×25 cm×2 cm，重 700 g。脐带长 60 cm。羊水量约 800 ml，色清，子宫肌层水肿严重，质地脆，弹性差。胎儿娩后见右侧阔韧带自发性血肿，约 5 cm×6 cm×7 cm。行血肿局部缝扎止血及双侧髂内动脉结扎术后血肿局限。探查子宫切口，无渗血，双侧附件外观无明显异常，术中出血约 1500 ml。补平衡液 3 000 ml，胶体 500 ml，同型红细胞 6 U、血浆 400 ml、冷沉淀 3.75 U，术中血压波动在 96～132/48～80 mmHg，术中尿量 300 ml，色淡红色。术后测血压 120/70 mmHg，脉搏 68 次/min。术后转成人 ICU 治疗。术后诊断：①产后出血；②阔韧带血肿；③胎儿水肿；④胎儿胎盘功能不良；⑤妊娠合并子宫瘢痕（再次剖宫产）；⑥羊水过多；⑦妊娠合并贫血；⑧孕 5 产 2，孕 36 w 手术产一死婴；⑨巨大儿。入院当天 Hb 118 g/L，2018 年 8 月 17 日血常规示 Hb 101 g/L，术后无发热、腹痛等不适，术后 8 d 伤口拆线治愈出院，出院当天超声提示：子宫及附件未见异常。

二、临床处理所面临的难题及解决方法

1. 胎儿水肿孕妇咨询时应如何交代病情

胎儿水肿分为免疫性水肿和非免疫性水肿（nonimmune hydrops fetalis，NIHF）2 种。免疫性水肿主要是由于母婴 Rh/ABO 血型不合产生同族免疫反应，造成胎儿溶血性贫血，最后导致胎儿水肿；非免疫性胎儿水肿病因比较复杂，包括心血管畸形、染色体异常、宫内感染、双胎输血综合征和严重贫血等。非免疫性水肿占 90% 以上。胎儿水肿的预后取决于水肿的具体病因及发生孕周。在胎儿有存活能力之前，无论何种病因导致的胎儿水肿，预后多不良。孕 24 w 前诊断为 NIHF 的病例中，约 50% 的病因是染色体非整倍体异常，预后极差。在不合并染色体异常的病例中，存活率也＜50%。所以，胎儿水肿交代的重点：①围产儿的预后、出生后的治疗及治疗的效果；②明确导致水肿的原因，包括羊水胎儿脱落细胞检测、染色体核型分析等；③分娩方式的选择，水肿胎儿是选择阴道分娩还是剖宫产，必须分析利弊，选择对母体伤害小的方式。

2. 该例患者剖宫取胎的注意事项

该例患者选择剖宫取胎的主要原因：前次剖宫产，瘢痕部位比较薄；孕妇及家属在产程发动后强烈要求剖宫产终止妊娠。剖宫产过程中发现左侧阔韧带内一巨大血肿，采取局部缝扎和双侧髂内动脉结扎后血肿局限。这也提醒我们水肿巨大胎儿即使是剖宫产，手术过程中发生产后大出血、血肿的风险仍较高，剖宫产过程中必要时可采用毁胎等方式来尽量减小子宫切口的长度。发生在左侧阔韧带的血肿主要是来源于子宫动脉的上行支，当血肿有扩散到后腹膜的趋势时，须及时进行髂内动脉结扎联合局部的缝扎，起到快速有效止血的作用。术后超声密切关注血肿吸收的状况，是否有发热等症状，及时区别血肿感染和血肿吸收导致的体温升高。本病例手术过程中已经缝合好阔韧带血肿，产后无发热、感染等现象发生。

三、胎儿水肿引产流程

如图 7 所示。

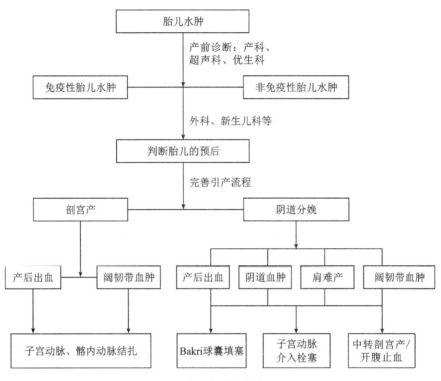

图 7　胎儿水肿引产流程图

四、非免疫性胎儿水肿病因学进展及临床指南

胎儿水肿是指胎儿软组织水肿及体腔积液，超声表现为 2 处及 2 处以上的胎儿体腔异常积液，包括胸腔积液、腹腔积液、心包积液及皮肤水肿（皮肤厚度＞5 mm），临床其他常用的辅助超声指标还有胎盘增厚（孕中期胎盘厚度≥4 cm）和羊水过多。胎儿水肿分为免疫性水肿和非免疫性水肿 2 种，其中 NIHF 占 90％以上，发生率为（1～3）/（1 700～3 000）。由于早中期妊娠的很多水肿胎儿在得到诊断前已胎死宫内，因此实际发生率可能更高。

NIHF 的病因较为复杂，需要制定个体化临床诊断及治疗流程；同时胎儿水肿会伴随严重的妊娠并发症，临床处理较为困难。NIHF 最常见的病因包括：胎儿心血管系统异常、染色体异常、血液系统异常、胎儿心血管系统以外的其他结构异常（特别是胸廓异常）、先天性感染、胎盘异常及遗传代谢性疾病等。具体病因如下。①心血管系统异常：占 20％，是 NIHF 最常见的病因。通常预后较差，报道的胎儿和新生儿死亡率高达 92％。②染色体异常：在 NIHF 的病因中约占 13％。产前 NIHF 最常见的原因为染色体非整倍体异常，发生胎儿水肿的孕周较早。水肿胎儿一旦合并染色体异常，结局往往很差。③胎

· 25 ·

儿贫血：包括先天遗传性（如血红蛋白病）及后天获得性（如胎母输血等）贫血。在血红蛋白病中，最常见病因为α-地中海贫血导致的巴氏水肿胎，预后较差。其他原因引起的胎儿贫血，可能通过宫内输血术改善妊娠结局。④感染性因素：如巨细胞病毒、弓形虫、梅毒、细小病毒B19感染等，占全部病因的5%~10%。⑤胎儿其他结构异常：如胸腔异常，常见的肺部病变是先天性肺气道畸形（congenital pulmonary airway malformation, CPAM），原称为先天性肺囊腺瘤样畸形（congenital cystic adenomatoid malformation of the lung, CCAM），并发水肿者预后较差；此外少见的病因还包括泌尿道及消化道结构异常。⑥胎儿肿瘤：包括淋巴管瘤、血管瘤、畸胎瘤（骶尾部、咽部等）及神经母细胞瘤，一些肿瘤由于血液供应极其丰富，可导致胎儿高输出量性心功能衰竭，引起胎儿水肿。⑦胎盘与脐带病变：包括胎盘绒毛膜血管瘤、脐带血管黏液瘤、脐血管动脉瘤、脐静脉血栓、脐静脉扭转、脐带真结和羊膜束带。⑧先天性代谢缺陷及其他遗传因素：占NIHF病因的1%~2%，最典型的是溶酶体贮积病，这些疾病多数为常染色体隐性遗传病，尽管在所有NIHF病因中所占比例不高，但有较高的再发风险。Noonan综合征和多发性翼状胬肉综合征等遗传综合征也与NIHF相关。

　　胎儿水肿的预后取决于水肿的具体病因及发生孕周。在胎儿有存活能力之前，无论何种病因导致的胎儿水肿，预后多不良。孕24w前诊断为NIHF的病例中，约50%的病因是染色体非整倍体异常，预后极差。在不合并染色体异常的病例中，存活率也小于50%。超声是胎儿水肿的首选检查。对于母体的初步检查应包括引起免疫性水肿的相关因素的检查：血型和间接抗人球蛋白（Coombs）试验，此外还应包括血红蛋白病筛查、母血中查找胎儿红细胞的Kleihauer-Betke（K-B）试验、梅毒滴度检测、细小病毒和TORCH（弓形虫、风疹病毒、巨细胞病毒、单纯疱疹病毒感染）等检查。因胎儿水肿可能会伴随妊娠期并发症，如镜像综合征、子痫前期等，应同时行母体生命体征检查及常规生化、尿蛋白的检测。绝大多数NIHF病例都应行胎儿遗传学检测。产后或死胎组织的检查易被忽略。胎儿娩出后应行胎盘脐带的病理检查及细菌培养。应仔细检查新生儿或死胎外观并拍照存档。应留取足够的胎儿组织保存至标本库以备进一步行病因学检查。水肿胎儿分娩前应该联系好儿科医师，充分做好新生儿复苏准备。新生儿应被送到NICU进行进一步的病因探究及治疗。虽然NIHF是胎儿或新生儿的一种病理状态，但其有时会合并一些产科的并发症，其中最常见的并发症包括羊水过多、巨大儿、妊娠期高血压疾病母体的严重贫血、产后出血、早产、产伤、胎盘残留或胎盘娩出困难等。对于NIHF胎儿，产前胎儿监护并不能显著改善围产儿结局，相应监护的指征通常也是相对的。出现以下情况时，可考虑NIHF胎儿的产前监护：①NIHF的病因是非致死性的；②胎儿已经达到有足够生机的孕周；③监护的结果能够指导计划性分娩。在上述情况下，当胎儿监护提示胎儿病情恶化时，应尽快终止妊娠。当针对水肿胎儿进行宫内干预后，水肿无法消退，则提示预后往往较差。如果胎儿水肿的病因不明，则针对胎儿的预后咨询应当谨慎，需要告知目前治疗方案的局限性。针对此类胎儿，产前监护并没有明确的禁忌证，仍然可以考虑进行相关的胎儿监护。多学科咨询可以协助孕妇夫妇双方了解胎儿出生后的预后。

　　NIHF胎儿娩出的时机需要从母体及胎儿两个方面考虑。母体方面：胎儿水肿的整体预后不佳,当母体出现并发症需要终止妊娠时,则不需要过多考虑胎儿结局,胎儿娩出后需要进行详细体检和各项相关检查,包括遗传学诊断、心脏超声、X射线检查、胎盘病理检查等,并保留血液或组织样本以备进一步的分子生物学诊断。如发生新生儿死亡,则强烈建议尸检。对于复发性不明原因的胎儿水肿,可转诊到产前诊断中心进行专业的遗传咨询,必要时提供二代测序技术排查罕见的单基因遗传病。胎儿水肿的病因学研究对于向孕妇及家属咨询再发风险有重要意义。胎儿水肿病因不明时,咨询再发风险十分困难。有胎儿水肿史的孕妇再次妊娠时,仍须加强对胎儿的监测。

NIHF分娩方式的选择基于对胎儿水肿病因的判断、是否有救治的可能、孕妇自身状况及家庭对胎儿的期望值等。除产科因素外,由于胎儿水肿的整体预后不良,当孕妇及家庭对胎儿的态度为顺其自然时,阴道分娩是最适宜的分娩方式。当评估胎儿水肿有治愈可能,而产前胎儿监测(如胎心监护、多普勒血流评估等)提示胎儿宫内情况恶化,或胎儿过大可能增加难产的发生风险时,可适当放宽剖宫产指征。

参考文献

中华医学会围产分会胎儿医学组.非免疫性胎儿水肿临床指南[J].中华围产医学杂志,2017,20(11):769-775.

濒临死亡胎儿引产

一、孕妇现病史及入院后处理

1. 病例 1

患者，32岁，因"停经29 w，不规则下腹痛2 h余"于2017年9月2日01：32入院。现病史：平素月经规则，末次月经在2017年2月11日，预产期在2017年11月18日。停经40 d查尿HCG阳性，提示妊娠，孕早期无明显恶心、呕吐等早孕反应，孕4月余感胎动。孕期未定期产检，产检5次。孕期经过顺利，无头昏、乏力、心慌、胸闷、下腹胀痛、皮肤瘙痒等不适。孕期以来，精神、饮食、睡眠正常，大小便无异常，体重随孕周逐渐增加。既往史：2012年因"子宫畸形"剖宫产一女活婴，身体健康。生育史：孕3产1，2007年人流1次，2012年因"子宫畸形"剖宫产一女活婴。辅助检查：2017年9月2日B超提示：单活胎，臀位，BPD 7.0 cm、AFV 4.8 cm、脐动脉S/D 2.1、胎儿估重1 147 g，胎盘局限于子宫前壁，范围约9.4 cm×7.0 cm。肠管回声稍增强，范围约3.4 cm×2.5 cm。子宫前壁下段厚度依次约0.31 cm、0.25 cm、0.25 cm，宫颈长4.1 cm。入院诊断：①胎儿生长受限；②先兆早产；③孕3产1，孕29 w臀位待产；④子宫畸形；⑤前次剖宫产。

诊疗经过：入院后完善相关检查，予以硫酸镁保胎治疗，地塞米松促胎肺成熟，予以抗生素预防感染，2017年9月2日患者停经29 w，孕妇诉阴道流血少于月经量，宫缩较入院前稍频繁，无阴道流水，自觉胎动正常，检查阴道内掏出约15 ml新鲜凝血块，腹壁强直紧张，考虑胎盘早剥可能，立即行急诊。B超排除胎盘早剥。当日行胎心监护提示Ⅲ类图形，基线平直，无反应，见明显减速，考虑胎儿宫内窘迫，向产妇及家属交代病情，拒绝剖宫产，要求顺其自然，理解胎死宫内的风险。2017年9月3日未闻及胎心，立即行B超检查，B超提示死胎。予以口服米非司酮（50 mg，2次/d×3 d）配伍依沙吖啶（100 mg）羊膜腔穿刺引产术。2017年9月4日给予阴道米索前列醇200 μg，于2017年9月4日15：05臀牵引一死女婴。产时顺利，产后予以会阴常规护理，因人工剥离胎盘、清宫术给予抗生素预防感染治疗及退奶处理。2017年9月6日复查妇科彩超提示：宫腔形态改变（子宫横径增宽，横切面可见左右分开的两个宫腔回声，呈倒八字形），余未见明显异常。引产后3 d出院。

2. 病例2

患者，25岁，因"孕39 w+5 d，阴道流液1 h，B超提示胎儿濒死"于2018年7月2日04：58入院。现病史：平素月经规则，末次月经在2017年9月27日，预产期在2018年7月4日。停经40 d查尿HCG阳性，提示妊娠，孕早期有轻微恶心、呕吐等早孕反应，孕4月余开始感胎动。孕期未定期产检。孕期特殊不适。现孕39 w+5 d，昨晚8点阴道流水，色棕黄，遂来院。急诊未闻及胎心，急查B超提示：单胎，头位，未见明显胎动，偶见胎心搏动，胎心极其微弱（22次/min），S/D未见明显血流信号，胎盘实质回声增强。同时伴有不规则下腹胀痛，自觉胎动减少。孕期以来，精神、饮食、睡眠正常，大小便无异常，体重随孕周逐渐增加。

既往史：无特殊。生育史：孕1产0。2018年5月2日查心电图：窦性心动过速。2018年3月21日，查口服葡萄糖耐量（OGTT）4.33 mmol/L、7.85 mmol/L、4.68 mmol/L。2018年1月27日输血前五项正常。入院诊断：①死胎；②孕1产0，孕39 w+5 d头位待产；③胎膜早破。

诊疗经过：入院后完善相关检查。再次复查B超提示：单胎，死胎，胎儿估计体重3 626 g，未见胎动及胎心搏动，胎盘后壁，距离宫颈内口＞7 cm。拟定口服米非司酮（50 mg，2次/d×3 d）及依沙吖啶（100 mg）羊膜腔穿刺引产。2018年7月3日（口服米非司酮第2天）08：40，宫缩较前规律，宫口松，可触及羊膜囊。故未行羊膜腔穿刺，转入产房，11：30宫口开大1 cm行分娩镇痛。15：00因宫缩持续时间短使用0.5%催产素催产。17：45顺产一死女婴，体重3 200 g，脐带重度扭转，羊水3度，量300 ml左右。术后3 d复查B超：子宫及附件未见异常，出院。

3. 病例3

患者，29岁，因"孕38 w+2 d，下腹阵痛伴胎动异常2 h"于2013年1月25日。6：31入院。现病史：平素月经规则，末次月经在2012年4月30日，预产期在2013年2月7日。停经35 d查尿HCG阳性，提示妊娠，孕早期有轻微恶心、呕吐等早孕反应后逐渐缓解，孕5月余感胎动至今。孕期未定期产检，2012年11月18日门诊确诊妊娠期糖尿病，未系统监测血糖。孕期经过顺利，无头昏、乏力、心慌、胸闷、下腹胀痛、明显皮肤瘙痒等不适。来院前感胎动增多，入院后胎动明显减少，有规则下腹胀痛，伴少许阴道流血，无阴道流水，收入院。孕期以来，精神、饮食、睡眠正常，大小便无异常，体重随孕周逐渐增加。查体：体温36.5℃，脉搏82次/min，呼吸20次/min，血压124/78 mmHg，宫高33 cm，腹围98 cm，胎位LOA，胎心率50～60次/min，先露头，先露定，胎膜存，宫口已开0.5 cm，骨盆无明显异常。既往史：无异常病史。辅检：2012年11月28日B超提示单活胎，头位，BPD 7.5 cm，AFV 6.0 cm，脐动脉S/D 2.91，胎儿估重1 744 g，2012年11月18日查OGTT 5.90/10.2/8.1 mmol/L。入院诊断：①胎儿窘迫；②妊娠期糖尿病；③孕1产0，孕38 w+2 d头位临产。

诊疗经过：入院无刺激胎心监护（NST）无反应型，基线平直，宫缩强15″/2′，胎心在入院后20 min由基线125次/min左右急剧降至56～62次/min，给予左侧卧位、低流量吸氧、大量补液无改善。向孕妇及家属告知：目前胎儿窘迫，胎心监护已提示胎儿处于濒死状态，继续观察随时可能胎死宫内，行急诊手术胎儿可能有一线存活希望，但高危儿出生后会发生缺血缺氧性脑病、脑瘫、窒息甚至死亡；同时，在准备手术的过程中，胎儿也可随时死亡。孕妇及家属签字表示理解，要求立即剖宫产，理解胎死宫内、新生儿死亡可能。患者急送手术室，在腰硬联合麻醉后常规听胎心，未闻及胎心，急行床边B超监测未见胎心搏动，考虑胎死宫内。告知孕妇及家属，表示理解，要求引产。因已行腰硬联合麻醉，孕妇平卧有发生仰卧位综合征可能，孕妇去枕左侧卧，心电监护，产科重症监护室（OICU）观察宫缩及产兆。因孕妇阴道诊查宫颈Bishop评分6分，行0.5%催产素静脉点滴催产，孕妇于2013年1月25日11：56顺产一死女婴，体重3 300 g，身长50 cm。羊水呈深黑色胎粪状，脐带绕颈一周，胎盘自然娩出，完整，胎膜完整，未行清宫术，会阴Ⅰ度裂伤，包埋缝合，分娩经过顺利。产时共出血200 ml。出院诊断：①孕1产1，孕38 w+2 d顺产一死女婴，右枕前位（ROA）；②妊娠期糖尿病；③死胎；④脐带缠绕。

4. 病例4

患者，34岁，"停经40 w+1 d，胎心音监护不好"于2018年7月6日22：45入院。现病史：孕妇平时月经规则，末次月经在2017年9月29日，预产期在2018年7月5日。停经5个月左右自觉有胎动。孕期当地常规产检，共8次。现停经40 w+1 d，胎心音监护及B超提示胎心音60～70次/min，同时伴有不规则下腹部坠胀痛，自觉胎动无明显变化，急诊来院。孕期以来，精神、饮食、睡眠正常，大小便无异常，体重随孕周逐渐增加。既往史：无特殊。生育史：孕1产0。辅检：2018年7月6日B超提示单胎，头位，胎心音60～70次/min。入院诊断：①胎儿窘迫；②孕1产0，孕40 w+1 d头位待产。

诊治经过：患者于2018年7月6日19：35-21：40检查，超声提示胎心音60～70次/min，持续6～8 min。在胎心音监护120次/min、一条直线，随后降至60～70次/min（Ⅲ型），超声证实胎心音弱，胎心在60～120次/min波动。交代病情的同时将患者送入手术室，做好剖宫产准备，麻醉前B超监测胎心音持续60次/min，无法恢复；请患者家属至手术间共同查看超声情况，并再次交代胎儿不良预后，患者及家属要求放弃胎儿；手术室观察10 min，超声监测胎心逐渐降至0次/min，胎盘超声下无剥离表现，追加诊断：死胎。将患者陪送回产房，内诊宫口开大0.5 cm，2018年7月7日02：00顺产一死女婴，体重3 080 g，身长50 cm，脐带绕颈一周，较紧。羊水棕黄，黏稠。

二、临床处理所面临的难题及解决办法

1. 濒死胎儿如何交代病情

孕妇自觉胎动明显减少，胎心音监护无反应型，超声提示偶见胎心搏动，胎心极其微

弱，S/D未见明显血流信号。可见胎儿已处于濒死状态，预后差。但这种胎儿处于危急的情况临床处理需要特别谨慎。若立即剖宫产，高危儿出生后也可能发生死亡，即使存活新生儿近远期并发症高；若是继续观察，导致胎儿出现危急的原因不明，有可能是重度胎盘早剥，等待过程中孕妇可能发生大出血、凝血功能异常、DIC、肾功能受损甚至死亡。所以发现胎儿濒临死亡，要根据胎儿、胎盘、母体等全方位的变化，动态交待病情，每一步的治疗都要有交待，这样做的目的有两个方面：其一是避免不必要的医疗纠纷；其二是使得孕妇及家属的情绪得到控制，能够逐步接受胎儿不良的预后，并积极配合治疗。发现胎儿濒临死亡，应以母体作为主要的考虑因素。排除胎盘早剥等急危重症，一般待胎儿死亡后行死胎引产术。但是若母体存在严重并发症如胎盘早剥等，则应紧急剖宫取胎。

2. 如何防治产后抑郁

出现胎儿不良妊娠结局，孕产妇及家属情绪要尽快恢复平静。孕产妇情绪的不稳定容易导致产后出血及其他并发症，如频发性室性早搏、产褥感染、产后出血、产前产后抑郁等，所以心理的疏导需要放在首位。孕产妇尽量安排在单独的病房或者胎儿畸形引产的房间，避免周围新生儿的哭声、孕产妇的交谈声刺激，导致情绪过激。若孕产妇情绪仍然难以平复，建议服用一段时间的抗抑郁药物帮助渡过难关。

3. 胎儿生长受限（FGR）胎儿如何预防胎死宫内

利用自觉胎心音异常、胎心音监护Ⅱ～Ⅲ图形，超声检查胎儿血流动力学改变，这些异常的出现，须综合考虑FGR胎儿合并有胎儿胎盘功能不良，须及时终止妊娠；FGR胎儿无上述不良反应，妊娠足月后适时终止妊娠，这些是预防FGR发生死胎的重要环节。FGR终止妊娠的时机和分娩方式，必须结合FGR的病因、孕周（妊娠34 w前需要糖皮质激素促胎肺成熟治疗）、监测指标情况（包括胎儿体重、各项血流指标、胎动、胎儿肌张力、羊水量、胎心监护等）、当地新生儿重症监护的技术水平，以及患者和家人意愿等综合进行考虑。对于FGR的多普勒监测结果和其他产前监测结果均异常者，可积极终止妊娠，单项或单次监测异常不能成为终止妊娠的唯一指征。有指南推荐：如果FGR在妊娠32 w之前出现脐动脉舒张末期血流消失或反向且合并静脉导管多普勒异常，当胎儿可以存活并完成糖皮质激素治疗后，建议终止妊娠，但必须慎重决定分娩方式；如果大脑中动脉（MCA）多普勒检查不正常，建议不超过妊娠37 w分娩；32 w后发现的FGR，伴有脐带血流异常时不超过妊娠37 w分娩；如果32 w后发现的FGR，伴脐带血流正常，应由经验丰富的医师慎重选择分娩时机和方式。事实上，综合分析FGR病因和病情是做出临床决策的必要因素，复杂情形的多方面因素分析至关重要。

三、濒临死亡胎儿临床处理流程

如图 8 所示。

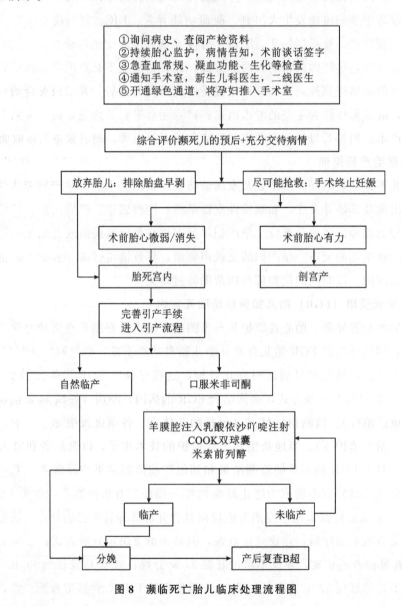

图 8　濒临死亡胎儿临床处理流程图

四、死胎高危因素分析及预防

1. 概念

死胎（stillbirth）指出生的胎儿无生命迹象，呼吸、心跳、脐血流搏动停止，肌肉自主收缩停止。世界卫生组织（WHO）对死胎的定义为妊娠满 28 w 出生的无生命迹象的新生儿。美国卫生统计中心对死胎的定义为任何孕周发生的自然宫内死亡,但在美国,大多数州上报死胎的发生为妊娠满 20 w 或出生体质量≥350 g,并以孕 20 w 作为区分流产和死胎的界限,国际死胎联盟也建议这种划分界限。我国关于死胎的诊断孕周为妊娠 20 w,胎儿在分娩过程中死亡称死产,属死胎的 1 种。随着助产技术和新生儿窒息复苏水平的提高,死产和新生儿死亡的发生率均显著降低,因此在发达国家和地区,死胎是围产儿死亡的主要原因。全球范围内,死胎发生率从 1980 年的 35‰,降低到 2015 年的 15‰。死胎发生率的降低与进行产前保健、配有熟练的助产士和重视已知的死胎风险相关。死胎的发生与种族、孕妇的分娩年龄、社会地位、受教育程度、收入情况、产前检查次数等相关,近 98% 的死胎发生在低或中等收入国家。

2. 死胎的高危因素

死胎的高危因素在发展中和发达国家,以及孕早期和孕晚期都不同。在发展中国家,梗阻性和(或)延长分娩、子痫前期和母体感染是死胎的常见原因;而在发达国家,胎儿先天性结构或染色体异常、胎盘异常伴胎儿生长受限、母体并发症是常见病因。①母体感染:感染导致死胎的机制,可能是由于严重的全身性母体炎症、胎盘感染或胎儿系统性炎症疾病引起胎盘功能障碍,最终导致胎儿死亡。疟疾、细小病毒、巨细胞病毒、弓形体、李斯特菌和单纯疱疹病毒是胎盘血液感染的最常见来源;此外,下生殖道逆行感染也是常见途径,包括大肠埃希菌、B 族链球菌、真菌等。②原因不明:2011 年,死胎协作组报道,原因不明的死胎占死胎总数的 25%~60%;为第 2 位高危因素。原因不明死胎比例的变化通常反映了死胎是否得到充分评估(即对母体、死胎、脐带、胎盘和可能导致死胎的不良事件进行详细评估)。③妊娠期高血压疾病:为死胎相关的第 3 位高危因素。胎盘灌注不足和胎盘早剥,是妊娠期高血压疾病孕妇导致死胎的主要原因。因此,须加强对慢性高血压、妊娠期高血压和子痫前期孕妇的管理,适当控制血压,以降低死胎的风险。④脐带因素:包括脐带扭转、脐带缠绕、脐带血管血栓、脐带帆状附着、脐带血肿、脐带真结和脐带脱垂。脐带于胎儿颈部缠绕或打结,可为临床医师和孕妇提供胎儿死亡的潜在解释,但是,只有在彻底寻找和排除其他原因之后,死亡原因才能归因于脐带并发症。尽管脐带绕颈和打结较为常见,但很少发生足够严重的血液供应不足而导致胎儿死亡。因此,将脐带异常列为宫内死胎病因时,尤应谨慎,应排除其他因素(如母体因素、胎儿因素)。⑤胎儿结构异常:15%~20% 的死胎有明显结构畸形,这个比例因国家和地区而异,受产前诊断水平和妊娠终止的时机影响大。与死胎风险增加相关,但与染色体结构异常无关的胎儿结构畸形,包括腹壁缺陷、神经管缺陷、Potter 综合征、纯合子软骨发育不全、异位发育不良、多发性翼状胬肉综合征和羊膜束带序列。

3. 死胎的预防

①重视妊娠期母体并发症和并发症的处理:晚期死胎与母体感染、妊娠期高血压疾病、脐带扭转和胎儿结构异常有关,提示临床医师应重视母体并发症和并发症的处理,尤

其是母体感染和妊娠期高血压疾病，以减少晚期死胎的发生，降低围产儿死亡率。②加强产前胎儿监护：包括超声监测、无应激试验和胎动计数。根据美国妇产科医师学会（ACOG）关于死胎的处理指南，建议在既往妊娠时死胎发生孕周前 1~2 w 或孕 32~34 w 开始进行产前胎儿监护（如 NST 和超声监测）。孕妇主诉胎动减少可增加不良预后的风险，包括死胎，且近一半的死胎伴随着胎动减少。③适时终止妊娠：Smith 发现，死胎的发生率，孕 37 w 时为 1/2 000，孕 42 w 时为 1/500，孕 43 w 时为 1/200。结合 Smith 研究的结果，为降低足月妊娠死胎的发生率，提出以下引产策略：如有死胎高危因素，包括妊娠合并感染或妊娠期高血压疾病、胎儿结构异常、既往死胎史或羊水过少，建议在孕 37~40 w 终止妊娠；如无任何高危因素，建议孕 41 w~41 w＋3 d 终止妊娠，避免过期妊娠的发生。④规范死胎的处理流程，积极寻找其病因：死胎是各种母体、胎儿和胎盘障碍的终末结果。对死胎具体病因的研究，受到缺乏对死胎评估和统一的分类方案及尸体解剖率下降的阻碍。原因不明仍高居死胎高危因素的第 2 位。因此，临床上须规范死胎的处理流程，对死胎的可能病因或高危因素进行详细评估，包括母体因素、死胎形态、尸体解剖和染色体检查、脐带因素、胎盘形态和胎盘病理检查，积极寻找导致死胎的具体病因，才有利于制定死胎的预防措施，以期降低死胎的发生率。

参考文献

[1] 王伽略,杨孜.胎儿生长受限与死胎[J].中国实用妇科与产科杂志,2017,33(11):1132-1135.

[2] Tsang JCK, Wright G, Kean LPA.44 How will the updatedMarch 2013 RCOG Green-top Guideline 'The Investigation andManagement of the Small- for- Gestational- Age Fetus' impactour antenatal maternity services? Will there be a service provi-sion gap impacting our ability to adhere to the recom-mendedguidance? [J].Arch Diseas Childhood- Fetal and Neonatal,2014,99(Suppl 1):A30-A31.

[3] 熊钰,夏和霞,王宜生,等.死胎的高危因素分析[J].中华妇产科杂志,2017,52(12):811-817.

肝硬化死胎引产

一、孕妇病史及入院后处理

患者，26岁，因"孕23 w+5 d，发现死胎2 d"于2018年9月17日17：15入院。现病史：平素月经规律，末次月经在2018年4月4日，预产期在2019年1月11日。停经30余d查尿HCG阳性，提示妊娠，孕早期有轻微恶心、呕吐等早孕反应后逐渐缓解，孕期未定期产检，入院前2 d B超提示：中期妊娠，单死胎（超声孕周21 w，临床孕周23 w+3 d），胎儿水肿。2018年9月16日复查B超：单胎，死胎（胎儿未见胎心搏动及胎动，超声孕周21.1 w，临床孕周23.4 w），胎儿水肿，胸腹腔积液（胎儿内脏回声杂乱，膈下可见前后径1.1 cm的小液性暗区，胸腔可见前后径1.5 cm的液性暗区，躯干皮肤水肿，厚约3.7 cm），胎盘下缘距宫颈内口3.6 cm。门诊血压157/99 mmHg，无视物模糊、头痛等不适，未见尿常规结果，孕期无头晕、乏力、心慌、胸闷、下腹部胀痛、皮肤瘙痒等不适。现停经23 w+5 d，无下腹胀痛、阴道流血、阴道流水，至今未觉胎动。孕期以来，精神、食欲、睡眠正常，大小便无异常，体重随孕周逐渐增加。既往史：2016年1月11日查PLT 39×19^9/L、白细胞2.6×10^9/L。2016年1月26日骨髓穿刺示髓像巨核细胞未见成熟障碍，血小板少；2016年2月16日B超示慢性肝病声像图改变，肝硬化，肝内实性病灶，脾大。2016年1月28日查丙型肝炎抗体阳性。2016年2月20日于全麻下行脾切除术（自诉术中输入血小板治疗，具体不详），2016年3月31日复查肝功能、血常规结果未见明显异常，给予干扰素600万U肌注（前2 w每日2次，持续2 w后每日1次）；利巴韦林2片/次，3次/d抗丙肝病毒治疗，每周复查血常规未见异常，4月30日复查肝功能正常，WBC 2.6×10^9/L，PLT 204×10^9/L，干扰素治疗同前，给予升白药物利可君1片/次，3次/d口服；2 w后复查血常规：提示贫血，停用干扰素及利巴韦林；予粒细胞刺激因子200 μg肌注，1次/d，共2 d。患者于2016年5月21日因"乏力1个月"住院：Hb 33 g/L，PLT 80×10^9/L，给予抑酸、保肝、补液治疗17 d后出院。口服索非布韦抗丙肝病毒现固治疗3个月后停药。2015年3月因双眼白内障行人工晶体植入手术。生育史：孕3产1，流产1次，2015年胚胎停育，人流清宫，产后宫腔残留，1个月后于B超引导下行宫腔镜检术+钳刮术。2016年11月顺产一女活婴，重2 950 g，现体健。孕3个月以前予以低分子肝素皮下注射，孕3个月后予以华法林1.25片口服。此孕死胎。

入院诊断：①死胎；②中期妊娠（孕1产0，孕23w+5d待产）；③胎盘低置状态；④妊娠期高血压疾病；⑤脾切除术后；⑥丙肝后肝硬化；⑦血小板减少原因待查。

诊疗经过：入院后完善相关检查。血常规提示血红蛋白96 g/L；红细胞2.68×10^{12}/L；白细胞6.25×10^9/L；血小板计数54×10^9/L；肝功能提示总胆汁酸30.0 μmol/L；尿液分析提示蛋白质+；输血前全套提示丙型肝炎病毒抗体39.180。入院后给予：①降胆汁酸治疗。②监测患者血压，必要时给予口服降压药控制血压。③口服米非司酮片50 mg/12 h＋COOK双球囊的引产方案。口服米非司酮第3天（2018年9月21日）宫颈放置COOK双球囊，分别向宫腔及阴道内球囊各注入生理盐水80 ml，孕妇未诉不适，安返病房。2018年9月21日06：56患者因血小板减少，血常规提示血小板计数15×10^9/L，输注血小板1个治疗量；2018年9月22日复查血液分析提示血小板计数162×10^9/L，血小板较前明显提升，输血有效。孕妇于2018年9月22日11：18分娩一死胎，产时出血55 ml，产后予抗感染、退奶、护肝治疗。

二、临床处理所面临的难题及解决办法

1. 肝硬化孕妇选择引产方式

肝硬化妇女需要了解自己的肝脏储备功能后再决定是否适合妊娠。如果是失代偿期肝硬化，则应做好避孕措施，不适合妊娠。如果孕早期发现肝硬化失代偿，不宜继续妊娠，则需要行人工流产终止妊娠。孕中期终止妊娠危险性大，应当积极护肝、改善凝血功能、防止并发症，如已经妊娠至28w，可在积极治疗同时，使用地塞米松促进胎儿肺部成熟后，根据情况尽量延长孕周，剖宫产终止妊娠。对于死胎、畸形需要引产的孕妇，使用COOK双球囊扩张宫颈，再使用米索前列醇或缩宫素加强宫缩，避免使用对肝肾功能有损伤的羊膜腔注射依沙吖啶引产。在引产期间更需要监测孕妇有无腹水、肝性脑病等严重并发症。

2. 本例患者引产过程中出血的处理

本例患者病情比较复杂，在引产过程中宫缩发动前需要对症治疗。治疗中需要注意以下几点：①孕妇血小板减少，血小板计数54×10^9/L，产程发动前输注血小板1个治疗单位，防治出血；②肝硬化容易合并凝血功能异常，引产前后动态监测凝血功能变化；③若发生出血及时使用Bakri球囊宫腔填塞止血；④若发生出血，及时输注红细胞、冷沉淀、血浆等血液制品，补充血容量和凝血因子；⑤预防性抗感染治疗；⑥防治应激过程中消化道出血，必要时消化内科医生协助处理。

三、肝硬化孕妇催引产流程

如图9所示。

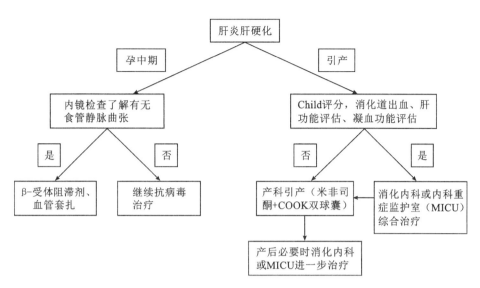

图 9　肝硬化孕妇催引产流程图

四、肝硬化治疗及COOK双球囊应用新进展

有肝硬化的孕妇，其早产、自发性流产及母体和胎儿的病死率均增高。据报道孕妇非肝硬化性门静脉高压症优于肝硬化性门静脉高压症的结果。静脉曲张破裂出血是孕期门静脉高压症最常见和最严重的并发症；该并发症的风险在生产时及妊娠中期尤高，可能是血管容量增加、妊娠子宫压迫及反复做堵鼻鼓气动作所致。有资料显示，高达30%的肝硬化孕妇在孕期可发生食管静脉曲张破裂出血；若孕前即存在食管静脉曲张，则这一比例可高达50%～78%。一次食管静脉曲张破裂出血可使母体病死率高达20%～50%，而胎儿损失的风险更高。考虑到出血的突发性和对生命的严重威胁，孕期食管静脉曲张破裂出血与普通患者静脉曲张破裂出血的处理很相似，重点是内镜下止血及对母体和胎儿的支持治疗。奥曲肽是妊娠B类药物，在急性出血时和抗生素一起用作辅助治疗看来是安全的。经颈静脉肝内门体分流术和肝移植虽有描述，但并不常规提倡。

考虑到肝硬化孕妇静脉曲张破裂出血的风险，相关病死率的显著增高，以及如果事先发现静脉曲张而给予干预的可能性，因此对食管静脉曲张进行筛查至少是一个中等度的指征。镇静和内镜检查虽有风险，但小而不显著，其潜在收益似乎超过了风险。筛查孕期食管静脉曲张的时机应是在妊娠中期特别谨慎地进行，亦即在妊娠早期胎儿已完成器官发生之后，以及在出血风险最大时即生产之前进行。

尽管血管结扎和应用β-受体阻滞剂是非妊娠食管静脉曲张患者的一线处理方法，但关于这2种方法在妊娠期间的安全性和有效性资料非常有限。普萘洛尔是妊娠C类药物，但被用来治疗胎儿心律不齐和控制母体甲亢症状、心律不齐或高血压。虽然普萘洛尔有导致胎儿宫内生长迟缓、新生儿心动过缓和低血糖症的风险，但总体上在孕妇的应用是安全的。纳多洛尔也是妊娠 C 类药物，但其与蛋白质的结合较低，排泄率也较低，半衰期较长，因此不作为优先选用。

传统上提倡缩短第 2 产程的经阴道分娩，如有必要则辅以产钳和真空吸引。然而，若经阴道分娩产程延长，孕妇反复堵鼻鼓气，将增加食管静脉曲张破裂出血的风险，这使得剖宫产成为一种重要的选项。胎儿窘迫或早产时可能需要剖宫产，但这使得门静脉高压症背景下外科手术部位发生出血并发症的风险增加。不论如何，目前并无比较经阴道产和经剖宫产孰优孰劣的研究数据。若选择剖宫产，明智的做法是安排血管外科给予支持，以防手术部位难以控制的侧支循环出血。

足月妊娠引产术是妊娠足月后因各种原因需要在自然临产前借助药物和（或）机械性的宫颈扩张的方法进入临产达到阴道分娩的目的，是最为常见的产科干预治疗手段。近年来，随着诊疗水平的不断提高，越来越多的病理妊娠得到诊断，引产率也呈现逐年增加的趋势，部分医疗中心引产分娩的新生儿占新生儿总数近 1/4。宫颈成熟度是引产取得成功的最主要的决定因素，宫颈 Bishop 评分≥6 分视为成熟，宫颈评分低，引产的失败率增加，相反，宫颈 Bishop 评分 7～9 分，引产成功率可达 80%，4～6 分仅仅有 50%。有引产适应证的孕妇，如果宫颈不成熟，使用促宫颈成熟的方法提高宫颈 Bishop 评分从而提高引产成功率。2009 年《美国妇产科医师联盟引产指南》推荐使用双球囊装置机械性扩张宫颈促宫颈成熟。

引产前宫颈准备非常重要，决定引产的成功率。宫颈 Bishop 评分＜6 分，需要促宫颈成熟。宫颈球囊通过 2 种途径促宫颈成熟：①在宫颈内口和外口提供温和、稳定的张力，对宫颈管产生持续的机械性扩张作用；②子宫球囊对子宫颈的压力可能反射引起内源性的前列腺素的分泌，从而诱发宫缩。COOK 宫颈扩张球囊为双球囊，作用机制为依靠两球囊之间的压力上下双向扩张宫颈，优点为放置后位置稳定，作用力准确；双向作用力刺激宫颈管可促进宫颈内源性前列腺素（PGs）的合成与释放，提高胶原酶及弹性蛋白酶活性，降解宫颈组织的胶原成分，使宫颈管软化、短缩并扩张；可直接刺激子宫肌壁引起宫缩，并通过膨胀子宫腔反射性促使神经垂体中催产素的释放增加，进而诱发宫缩；球囊置入后可促使胎膜剥离、蜕膜变性及局灶性坏死等，使局部内源性 PGs 产生和释放、引起宫缩。

应用 COOK 双球囊时需注意以下几点：①应用前行 B 超检查，了解胎儿大小、胎位、羊水量等情况。明确胎盘位置，排除胎盘低置、前置或合并副胎盘等情况。②须行阴道分泌物检查排除生殖道感染。③放置时沿胎盘对侧方向进入宫腔，避免诱发胎盘早剥。④球囊放置 12 h 取出未临产者应行人工破膜后静滴缩宫素引产。原因为球囊取出后如未自然发动有效宫缩，长时间等待后宫颈口会自然回缩导致再行人工破膜困难，明显影响引产效果。缩宫素静滴引产过程中须密切观察孕妇的症状和体征，高度警惕缩宫素导致的子宫过度刺激。⑤不适用于胎先露高、无明显头盆不称的孕妇，先露高的孕妇在取出球囊后，即使存在有效宫缩，胎头亦不能立即压迫宫颈内口，宫颈自然回缩后，明显影响引产效果。

参考文献

[1] 于乐成,侯金林.2016年美国胃肠病学院临床指南:肝脏疾病与妊娠[J].临床肝胆病杂志,2016,32(4):619-627.

[2] 韩俊,覃家雅.COOK宫颈扩张球囊用于足月妊娠引产的临床观察[J].中国微创外科杂志,2016,16(7):597-600.

[3] 单莉.COOK宫颈扩张球囊用于足月妊娠引产效果观察[J].山东医药,2015,55(14):80-82.

[4] 范翠芳,张正娥,明蕾,等.COOK双球囊与缩宫素促宫颈成熟并引产的对照研究[J].重庆医学,2012,41(36):3820-3822.

妊娠合并干燥综合征引产

一、孕妇病史及入院后处理

患者,25岁,停经27w,发现胎儿畸形1个月余入院。现病史:平素月经规则,末次月经在2018年1月14日,预产期在2018年10月21日。停经30d查尿HCG阳性,提示妊娠,孕早期有明显恶心、呕吐等早孕反应,孕4月余感胎动至今。孕期产检共3次。2018年6月7日(孕20w+3d)B超提示胎儿心动过缓,胎儿静脉导管可见A波反向,二尖瓣E-A峰反向,左、右肺动脉分支均约0.17cm,胎儿心室率67次/min,心房率149次/min,Ⅲ度房室传导阻滞待排。孕妇无特殊不适。现停经27w,入院要求引产。既往史:无特殊。生育史:结婚年龄25岁,孕1次,产0次。辅检:2018年7月9日B超提示单活胎,头位,BPD 6.1cm,AFV 5.2cm,脐动脉S/D 1.81,胎儿估重792 g;2018年7月5日风湿抗体检查示抗SSA/Ro抗体阳性,抗SSB/La抗体阳性。入院诊断:①胎儿畸形;②中期妊娠(孕1产0,孕27w待产);③妊娠合并干燥综合征。

诊疗经过:入院常规检查。血液分析:血红蛋白94 g/L;总胆汁酸13.0 μmol/L。予以多糖铁补铁补血治疗,其余检查无特殊异常。交代病情后,孕妇及家属考虑宫内治疗效果不确定,从优生优育角度出发,坚决放弃胎儿,要求引产,予以口服米非司酮(50 mg,2次/d×3d)配伍依沙吖啶(100 mg)羊膜腔穿刺引产术。注射依沙吖啶后24 h,临产前孕妇出现短暂高热,最高39.5℃,随后(2018年7月28日23:19)顺产一死女婴,体重1 170 g,身长35 cm,无脐带缠绕,羊水色棕黄,胎盘人工娩出,欠完整,胎膜欠完整,行清宫术,会阴完整,因子宫收缩乏力阴道出血多,予按摩子宫、卡前列素氨丁三醇肌注、宫颈钳夹卵圆钳等操作后出血好转;产时共出血550 ml。产后予以会阴常规护理,因羊水污染、人工剥离胎盘、清宫术给予抗生素预防感染治疗及退奶处理。产后第1天B超提示:宫腔中上段宽1.6 cm,下段宽5.0 cm,宫腔底部至宫颈内口处可见范围约12.3 cm×6.0 cm×5.8 cm的混合性回声,其内回声杂乱不均,内可见少许血流信号。复查血常规结果提示:血红蛋白95 g/L;红细胞$3.01×10^{12}$/L;白细胞$14.92×10^9$/L;因为有少许活动性出血,行阴道检查自宫腔掏出凝血块约80 ml,出血渐止。产后第2天,复查血清β-HCG:7 248.00 mIU/ml;阴道出血少。复查B超提示:宫腔宽1.6 cm,未见明显异常血流信号,办理出院,口服产妇康1w。产后3w复查B超提示子宫收缩好,宫腔线清晰。产后诊断:①胎儿畸形;②中期妊娠(引产后);③妊娠合并干燥综合征;④产后出血;⑤子宫收缩乏力。

二、临床处理所面临的难题及解决办法

1. 胎儿房室传导阻滞（AVB）的诊断与干预

胎儿 AVB 的诊断方法包括胎儿超声心动图、胎儿心电图（fECG）及胎儿心磁图（fetal magnetocardiography，fMCG）等。

胎儿心电图虽然在理论上能直观准确地反映胎儿心脏电活动，但由于技术限制，经母体腹壁进行外监测常被母亲心电信号掩盖，还会受到腹壁、子宫壁、羊水、胎脂等因素影响，很难获得满意而准确的图像，而且不能记录到心房电活动（P 波等），故对胎儿 AVB 的诊断价值有限。

fMCG 是一种新的无创性检测心脏电生理活动的技术，其原理是通过对心脏磁场的变化来探测心脏电生理。与胎儿心电图相比，fMCG 具有较多优势：空间分辨率增强，母体信号干扰大大降低，较少受宫颈绝缘效应影响，可以同时监测孕妇和胎儿的心脏节律。fMCG 直接反映的是心脏电活动而非机械运动，与传统 fECG 相比能更加准确地诊断胎儿心律失常。fMCG 在心脏电生理检测方面具有优势，可以评价去极化和复极化异常、QRS 波形态和传导阻滞程度等。例如，在对自身抗体阳性孕妇的胎儿进行随访时，fMCG 能发现 PQ 段延长，这是房室结早期受损的表现；在使用特布他林治疗胎儿完全性房室传导阻滞（CAVB）时，运用 fMCG 不仅能监测胎儿心率的加速类型，还能判断房性起搏点和室性起搏点之间的关系，以验证 CAVB 是否被药物逆转。

胎儿超声心动图是目前国内最常用、最有效的检测方法，当发现有胎儿缓慢性心律失常，通过 M 型超声、脉冲多普勒、组织多普勒及组织速度成像技术可明确缓慢性心律失常的电生理机制。当发现有 AVB 时，可对 AVB 的性质和严重程度进行诊断。对于严重的胎儿 CAVB 或合并有心脏并发症者，运用胎儿超声心动图还可进行 Tei 指数和心血管评分（cardiovascular profile score，CVPS）来评价胎儿心功能，指导临床治疗和决策。

对于血清抗体阳性的孕妇，美国心脏病协会（American Heart Association，AHA）建议从妊娠 16 w 开始进行胎儿心脏超声评估，以后至少每 2 周 1 次直到妊娠 28 w。妊娠或分娩过 AVB 胎儿的孕妇再次妊娠时，应进行更严密的超声随访，从妊娠 16 w 开始，至少每周随访 1 次直至妊娠 28 w。

激素或 β-拟交感神经药物对于胎儿 AVB 的疗效尚存在争议。2014 年 AHA 胎儿心血管疾病诊断治疗科学声明建议，母亲口服激素治疗胎儿免疫性 AVB 的推荐强度和证据级别为 Ⅱb/B，含义为可能有效，来自有限的临床试验且存在争议。激素使用指征为 Ⅱ度 AVB 和伴炎症征象的 Ⅰ度 AVB；在 Ⅲ度 AVB 中，用于预防心肌病或死亡；不能用于特发性 AVB。推荐治疗剂量和方案：地塞米松 4～8 mg/d，从诊断开始用药一直到出生。

表1 胎儿免疫性ADB宫内治疗（2014年AHA胎儿心血管疾病诊断治疗科学声明）

主要病因	宫内干预	COR/LEO	备注
免疫介导 （抗SSA/SSB 抗体阳性）	观察	I/A	胎儿心脏结构正常，可伴心内膜弹力纤维增生症（EFE）或心肌、瓣膜功能障碍
	地塞米松 （1）Ⅲ度AVB （2）Ⅰ度AVB伴炎症征象 （3）预防发生胎儿心肌病或死亡	Ⅱb/B Ⅱb/B	特发生AVB、正常房室结破坏而引起AVB（如SSA/SSB抗体阴性的AVB），建议仅观察，不推荐使用地塞米松
	ⅣIG	Ⅱb/C Ⅱa/C	不推荐预防性使用ⅣIG 胎心率<55次/min，伴胎心功能不良或水肿，建议使用拟交感神经肾上腺素能药物

注：COR，推荐强度；LEO，证据等级。

2. 干燥综合征（SS）对此次妊娠的影响

SS是1种慢性全身性炎症性疾病，主要影响外分泌腺，可从器官特异性自身免疫性疾病扩展到多种腺外表现，因此，除可累及唾液腺、泪腺外，还可累及皮肤、关节、神经、淋巴、血液、肾脏、肺等腺外组织和器官。SS可分为原发性SS（primary SS，pSS）和继发性SS（secondary SS，sSS）。pSS不合并其他自身免疫性疾病单独存在，而sSS则继发于其他自身免疫性疾病如类风湿性关节炎、系统性红斑狼疮（SLE）等。

干燥综合征的诊断可参考2002年国际诊断分类标准。

女性原发性干燥综合征患者的生育能力与正常女性基本相同。但妊娠合并干燥综合征患者的胎盘，可作为靶器官而受到免疫损害，造成胎盘功能障碍，从而对妊娠产生影响。干燥综合征对妊娠的影响与干燥综合征的类型明显相关。与继发性干燥综合征比较，原发性干燥综合征对妊娠的影响较小。

原发性干燥综合征发生胎儿丢失的风险增加，但并不增加早产和胎儿生长受限的发生率。而当干燥综合征患者伴有系统性红斑狼疮时，其自然流产率和早产率显著增加。继发性干燥综合征伴有梅毒血清学试验假阳性、抗红细胞抗体阳性、血小板减少或激活的部分凝血活酶时间延长时，自然流产率显著增加。原发性干燥综合征合并抗磷脂抗体综合征是不育、早产及溶血、肝酶升高和低血小板计数（HELLP综合征）、子痫和胎盘血肿的高危因素，最危险的是引起胎盘缺血而导致胎儿丢失。原发性干燥综合征患者妊娠时，可以导致胎儿、新生儿的生长发育异常，如先天性心脏传导阻滞、新生儿狼疮综合征、新生儿血色病等，尤以前两者多见。

约30%的干燥综合征患者会因妊娠使病情加重。

目前，干燥综合征尚无根治方法，以对症治疗为主。避免采用影响唾液腺分泌的药物，如抗组胺药和阿托品等。伴有明显内脏损害、血管炎、肾脏损害、其他结缔组织病时，建议终止妊娠，并进行糖皮质激素和免疫抑制剂治疗。

3. 如何降低胎儿完全性房室传导阻滞的风险

若孕妇血清中存在抗干燥综合征A抗体，则新生儿先天性心脏传导阻滞的发病率为2%。再次妊娠复发概率为10%~13%。

干燥综合征患者在病情得到控制、处于稳定状态，各项免疫指标正常或抗体滴度处于最低水平，未服用药物或服用药物影响最小，并能做到孕期严密随诊时，可以考虑妊娠。

也有研究对抗干燥综合征抗A抗体阳性的孕妇给予预防性治疗以防止先天性心脏传导阻滞的发生，应慎重权衡利弊。

三、干燥综合征引产流程

如图10所示。

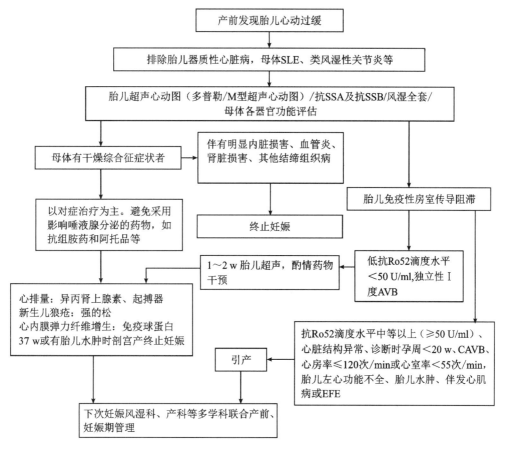

图10 干燥综合征引产流程图

四、干燥综合征的历史及新进展

干燥综合征的研究进展主要在发病机制及治疗方法的探索。

在2013年人类全基因组检测项目完成后，将pSS与HLA基因连续起来，主要包括

IRF、STAT4及相关细胞因子。另外发现调节性淋巴细胞与SS的发病相关。

新的治疗方案包括B细胞靶向治疗、协同刺激抑制、干细胞治疗。

参考文献

[1] 严华林,李一飞,周开宇,等.胎儿免疫性房室传导阻滞研究进展[J].临床儿科杂志,2015,33(7):662-667.

[2] 陈宝花,陈娟,汪燕.干燥综合征孕妇29例的妊娠结局分析[J].中华妇产科杂志,2017,52(9):626-628.

[3] 张芮君,何菁.2015年欧洲抗风湿联盟关于原发性干燥综合征腺外系统累及的专家建议[J].中华风湿病学杂志,2016,20(2):144.

[4] 王瑾晖.干燥综合征与妊娠[J].中华妇产科杂志,2004,39(9):641-642.

[5] Cornec D,Jamin C,Pers JO.Sjögren's syndrome:where do we stand,and where shall we go? [J].J Autoimmun,2014,51(10):9-14.

胎儿膈疝引产

一、病史及入院后处理

患者,16岁,未婚,因"孕40w,发现胎儿膈疝50d"于2018年8月15日10:00入院待产。现病史:平素月经规律,末次月经在2017年11月8日,预产期在2018年8月15日。2018年6月26日(孕33w)胎儿彩超提示单活胎,头位,胎儿右侧膈疝(可见肝脏疝入右侧胸腔),右侧胸腔少量积液,右位脐静脉,予以动态观察,2018年8月25日(孕40w)胎儿彩超示胎儿左肺大小4.6cm×2.2cm,肺头比0.29,右侧膈肌回声连续性中断,可见肝脏及肠管疝入右侧胸腔,心脏被推挤向左侧移位,胎儿腹内段脐静脉C形结构朝左,胆囊位于脐静脉左下方,胎儿肠管内径1.7cm。孕期无特殊不适,因"孕40w,发现胎儿膈疝50d,要求入院待产"。孕期以来,精神、饮食、睡眠正常,大小便无异常,体重随孕周逐渐增加。既往史:无特殊。父母身体健康。

诊疗经过:体温37℃,脉搏92次/min,呼吸20次/min,血压113/58 mmHg。辅助检查:2018年8月15日B超提示单活胎,头位,BPD 9.6 cm,AFV 5.8 cm,AFI 17.9 cm,脐动脉S/D 1.93,胎儿估重3 383 g。初步诊断:①孕1产0,孕40w头位待产;②胎儿畸形(胎儿右侧膈疝、胎儿右位脐静脉)。入院完善相关检查,向孕妇及家属充分交代病情,胎儿肺头比小于1.4且肝脏及肠管疝入右侧胸腔,预后不良可能性极大,孕妇及家属选择放弃胎儿要求引产。行口服米非司酮(50 mg,2次/d×3 d)配伍羊膜腔注射依沙吖啶引产,于2018年8月20日10:00,羊膜腔注射依沙吖啶后25 h顺利娩出一死女婴,体重3 300 g,出血200 ml,胎盘自然娩出。产后3 d复查B超子宫及附件未见异常,出院。

二、临床处理所面临的难题及解决办法

本例患者16岁,未婚,入院40w待产,入院时的意向是剖宫产终止妊娠,畸形儿出生后转外科治疗,孕妇及家属对新生儿手术治疗的预后很乐观。入院后经过积极的沟通,交代新生儿膈疝的手术预后与胎儿期肺部的发育直接相关,胎儿肺部的发育目前比较好的指标是肺头比,若肺头比>1.4其预后较好,但本例患者肺头比是0.29,而且伴有肝脏嵌入疝孔,这些指标均提示胎儿肺部发育不好,出生后即使急诊手术其预后仍不容乐观。孕妇及家属考虑再三,结合孕妇未婚16岁等客观条件,选择了米非司酮配伍依沙吖啶引产。

三、膈疝胎儿催引产流程

如图11所示。

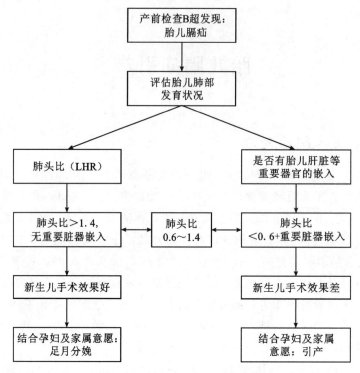

图11 膈疝胎儿催引产流程图

四、膈疝新生儿处理的历史及现状

所有先天性膈疝胎儿均有发生重度肺发育不全的风险,因此最好在具备新生儿科医生和擅长处理先天性膈疝的小儿外科专家、能进行体外膜肺氧合(ECMO)治疗的医院分娩。新生儿复苏包括及时的气管内插管、PIPs正压通气。在分娩室给新生儿插入鼻胃管,通过持续的引流,避免新生儿因为吞咽空气而使胸腔内的肠管扩张。在分娩室,就应当进行新生儿的脐动脉和脐静脉置管,以检测动脉血气和建立脐静脉通道。置管前后进行经皮血氧饱和度的检测,有助于持续性监测动脉导管右向左分流的情况。复苏时须谨慎地进行通气。许多膈疝新生儿需要血管加压药治疗,包括多巴胺、米力农或者肾上腺素。有时难治性低血压须使用皮质激素甚至垂体后叶素来升压。先天性膈疝新生儿吸入一氧化氮后可能产生多种结果。没有证据提示膈疝新生儿吸入一氧化氮会有明显益处,但术后吸入一氧化氮能减少使用ECMO的可能性。肺动脉高压的积极处理措施包括联合吸入一氧化氮和依前列醇。虽然这种处理方法还没有被证明能影响预后,但初步结果显示能保证先天性膈疝患儿总生存率达90%,在LHR>1.0的病例,生存率可达100%。

过去曾一度认为,出生后必须立即行胸腔减压术。但最近几年,人们认识到这不是关键,更重要的是肺发育不全的严重程度。事实上,急诊手术修复可能对新生儿薄弱的肺组织、血流动力学状态及与之相关的肺动脉高压不利。在新生儿情况稳定后再进行修复比较好。这可能需要几小时、几天或几周。如果新生儿情况恶化,需要使用ECMO治疗。在

ECMO 支持下，新生儿能耐受先天性膈疝修复手术，术后也能脱离 ECMO 支持。另一种可选择的策略是早期在 ECMO 的支持下对横膈缺陷进行修复，以利于萎缩肺的重塑，解除对肺组织的压迫，有助于缓解肺动脉高压。但在 ECMO 治疗前须抗凝治疗，所以术后有出血的风险。

先天性膈疝的修补术通常选择左上腹横切口或肋下切口，这样能暴露横膈缺损的位置和复位疝内容物。有时初次手术就能修复横膈膜。但重症患者的横膈缺损严重，或完全性的横膈缺失，都需要使用人工补片。因为 gortex 补片术后疝复发率超过 50%，人们对使用腹横肌膜作为补片越来越感兴趣。腹横肌膜来源于自体，减少了感染的风险，并且与婴儿一同生长，能防止裂开和疝的复发。术后可能需要放置胸腔引流管，只需要使用水封而不需要用负压吸引。

参考文献

[1] Clifton MS,Wulkan ML.Congenital Diaphragmatic Hernia and Diaphragmatic Eventration[J].Clin Perinatol,2017,44(4):773-779.

[2] Morche J,Mathes T,Jacobs A,et al.Relationship between volume and outcome for congenital diaphragmatic hernia:a systematic review protocol[J].Syst Rev,2018,7(1):185.

[3] 刘文英.先天性膈疝的诊断与治疗[J].中华实用儿科临床杂志,2016,31(11):814-817.

宫腔镜术后畸形引产

一、孕妇病史及入院后处理

患者，27岁，因"停经24 w+6 d，B超提示胎儿畸形15 d"于2017年8月3日11：05入院。现病史：平素月经规则，末次月经在2017年2月12日，预产期在2017年11月19日。停经30 d查尿HCG阳性，提示妊娠，孕早期无恶心、呕吐等早孕反应，孕早期保胎治疗，孕4月余感胎动。孕期未定期产检。2017年7月19日彩超检查提示胎儿双侧脑积水（左侧1.6 cm，右侧1.5 cm），宫腔粘连带。行MRI提示：宫内妊娠，臀位，胎儿双侧侧脑室扩张（左侧1.6 cm，右侧1.6 cm），符合脑积水、脑实质发育不良。患者无特殊不适。因"胎儿畸形"入院。孕期以来，精神、饮食、睡眠正常，大小便无异常，体重随孕周逐渐增加。既往史：2013年因宫腔粘连行宫腹腔镜联合术。生育史：2009—2012年期间行5次人流清宫术。辅检：2017年8月1日B超提示单活胎，BPD 6.5 cm，AFV 4.9 cm，胎盘下缘距离宫颈内口6.8 cm，脐动脉S/D 2.49，胎儿估计体重742 g，胎儿双侧侧脑室扩张，脑积水（左侧1.6 cm，右侧1.5 cm），第三侧脑室宽约0.28 cm，左手姿势异常，呈垂腕状。行MRI：宫内妊娠，臀位，胎儿双侧侧脑室扩张（左侧1.6 cm，右侧1.6 cm），符合脑积水、脑实质发育不良。2017年7月16日血常规：Hb 99 g/L。入院诊断：①胎儿畸形（脑积水）；②中期妊娠（孕6产0，孕24 w+6 d待产）；③妊娠合并贫血；④宫腹腔镜术后；⑤胎盘前置状态。

诊疗经过：入院后完善相关检查，未见明显异常。拟定口服米非司酮（50 mg 2次/d×3 d）及依沙吖啶（100 mg）羊膜腔穿刺引产。术前全科讨论应警惕产后出血。①孕妇既往多次人流，且因宫腔粘连于同济医院行宫腹腔镜联合术。宫腔操作次数较多，胎盘粘连，植入可能性大，若胎儿娩出后无大量活动性出血，不建议过多人工干预（如人工剥离胎盘等，若阴道出血少可适当延长胎盘观察时间）；②发生产后出血等急危情况，按照常规抢救流程处理，如必要时人工剥离胎盘、宫腔球囊止血、双侧子宫动脉介入栓塞、必要时子宫切除等；③孕妇产程发动入产房，由产科和ICU医生共同到场动态监测孕产妇病情及协同紧急处理。患者羊膜腔穿刺依沙吖啶3 d后，顺娩一死婴，产时胎盘自娩困难，观察30 min无自然剥离迹象行人工剥离，产时出血700 ml，予输血治疗，输入同型红细胞2 U。术后诊断：①产后出血；②胎儿畸形（脑积水）；③中期妊娠引产术后；④妊娠合并贫血；⑤宫腹腔镜术后；⑥胎盘前置状态。产后复查血常规：Hb 102 g/L。术后7 d复查子宫及附件未见异常。

二、临床处理所面临的难题及解决办法

1. 胎儿脑积水的诊断和治疗、预后

医学普遍认为，一侧或双侧的侧脑室≥10 mm即为侧脑室扩张。其中≥15 mm为明

显脑室扩张，即传统意义上的脑积水，而≥10 mm且<15 mm的称为轻度的侧脑室扩张。但应注意以下几点：胎儿在发育早期脑内含水量较多，随着胎儿逐渐成熟，液体比例下降，在20 w以前脑脊液可有暂时性失调，对侧脑室率（LVA）>1/2的胎儿应注意在20 w以后再复查，不可轻易下结论，孕20 w以后LVA>1/2或孕足月>1/3者可诊为脑积水；诊断脑积水不可单以BPD增大为唯一的诊断依据，脑室的扩张先于颅骨的扩张，此时过量的脑脊液产生高压先使脑组织受压变薄，到积水量很多时颅骨的径线才会变大，胎儿脑积水的预后由病因决定。一系列文献数据显示胎儿脑积水合并颅内外畸形的发生率高达54%～84%。其中有超过36%的病例合并染色体异常；胎儿死亡率（不包括足月妊娠者）为8%～81%。而存活者中认知行为能力正常者仅占16%～68%。一般认为侧脑室扩张>15 mm为明显脑室扩张，即传统意义上的脑积水，其预后不良是毋庸置疑的。而≥10 mm且小于15 mm的称为轻度的侧脑室扩张，这部分胎儿前景如何目前仍有争议。

胎儿脑积水宫内治疗，国内尚未发现相关资料，而国外有此方面的报道。目前胎儿脑积水宫内手术治疗主要有胎儿头颅穿刺放液术、脑室-羊膜腔引流术和持续性体外引流术。

2. 宫腔镜及多次宫腔操作引产并发症及处理

宫腔多次操作（包括人工流产、宫腔镜手术、剖宫产手术等），容易导致胎盘植入、甚至胎盘穿透植入。在引产过程中，出现胎盘30 min不剥离，需要人工剥离胎盘时，一定要做如下几点准备：①开放液体通道；②做好备血准备，剥离过程中或剥离后出血，随时输血；③Bakri球囊填塞准备；④介入可做好行子宫动脉介入栓塞准备；⑤由有经验的二线及二线以上医生来完成操作。

三、宫腔镜术后催引产流程

如图12所示。

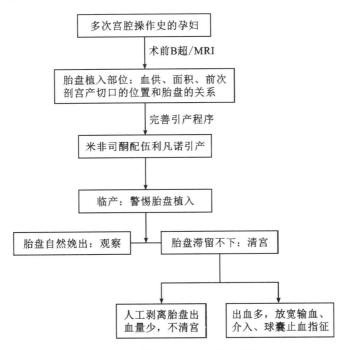

图12　宫腔镜术后催引产流程图

四、宫腔粘连术后的管理

宫腔镜宫腔粘连分离术（transcervical resection of adhesions，TCRA）是治疗宫腔粘连的标准术式，不但避免了传统宫腔探测、扩宫操作治疗的盲目性和不彻底性，而且避免了对宫腔残留内膜的损伤，明显提高了手术疗效和安全性。遗憾的是，目前临床中粘连分离的具体实施操作仍存在较多问题，导致重复TCRA发生率高，严重影响患者预后。

因此宫腔镜术后的管理显得尤为重要。TCRA可恢复子宫腔解剖学形态，但残留内膜的再生修复需要相对长的时间，因此采取相应的术后辅助措施以阻隔子宫腔手术创面，维持重建的子宫腔形态至关重要。而且，即使术后宫腔形态可维持相对正常状态，大面积损伤的内膜仍很难完成自身的修复，从而需要辅助方法以促进子宫内膜细胞的增殖，以覆盖子宫腔的裸露创面。因此，目前国内外学者在TCRA术后均采用不同的术后辅助治疗，以预防宫腔再粘连形成，促进子宫内膜修复，提高疗效。但需要注意，宫腔粘连（IUA）的疗效与其严重程度密切相关，对于轻度粘连，无论选择何种治疗方法，均有较好的治疗效果及预后；但对于中重度粘连，则建议选用多种方法联合的综合治疗方案以改善治疗效果及预后。

预防再粘连，宫腔粘连术后总体再粘连率为3.1%～23.5%，其中重度粘连高达62.5%，因此如何预防TCRA术后再粘连是保证手术疗效的关键。子宫腔为潜在腔隙，生理状态下宫体前后壁呈贴合状态，在TCRA术后无干预状态下，子宫腔手术创面直接互相接触，从而再次形成粘连组织。因此，目前临床上最常用的预防再粘连方法是子宫腔隔离屏障方法，即在损伤早期修复的关键时期减少创面接触，以减少组织表面之间纤维形成。子宫腔隔离屏障材料主要包括宫内节育器、支撑球囊、透明质酸或羧甲基壳聚糖等生物胶类制品。以上各种隔离屏障材料均有研究显示出其治疗宫腔粘连的积极疗效，可不同程度地降低术后再粘连率。但是，各种屏障材料均存在相应的缺点，如宫内节育器不能完全隔离创面，存在过度炎症反应、嵌顿风险；支撑球囊不适宜宫腔形态，不恰当扩张可能过度压迫宫腔影响内膜修复；生物胶类制品宫腔留置时间短等。而且，多数研究为单中心、小样本量报道，缺乏设计严谨的多中心、大样本、临床随机对照研究的循证医学证据支持；且每种隔离屏障材料有不同的型号和剂型，造成不同研究间的比较困难。因此，目前临床实践中使用的子宫腔隔离屏障方法种类繁杂，对于如何选择适宜的屏障措施尚无定论；2015年中华医学会《宫腔粘连临床诊疗专家共识》推荐术后放置宫腔支持球囊5～7 d预防再粘连形成。

促进子宫内膜再生修复，子宫内膜的再生修复是有效改善宫腔粘连患者生理生殖功能的基础，因此除预防再粘连外，如何有效地促进子宫内膜的修复是提高IUA疗效的重中之重。目前临床上广泛采用雌激素治疗，以促进残留子宫内膜细胞增殖，实现子宫内膜上皮化，从而覆盖裸露的子宫内膜基底层组织。但雌激素的种类、剂量、治疗时间等仍存在争议，多为临床医生根据患者宫腔粘连程度、类型与个人经验用药，尤其是治疗剂量的选择，目前尚无统一标准。2015年中华医学会《宫腔粘连临床诊疗专家共识》推荐术后应用2～4 mg/d戊酸雌二醇或等效激素。但由于雌激素发挥作用必须在足够残留内膜的基础之上，对于重度宫腔粘连子宫内膜大面积损伤的情况下，雌激素很难达到有效的治疗作用。因此，目前临床研究聚焦于其他促进子宫内膜修复的措施，如干细胞自体移植的个案或小样本临床研究，通过宫腔移植自体骨髓干细胞或经血干细胞治疗宫腔粘连患者，以促进子宫内膜再生修复，结果发现自体干细胞移植对患者妊娠结局的积极作用；而部分研究则对新鲜羊膜或羊膜制品治疗宫腔粘连进行探讨，结果发现患者的月经情况明显改善，并可一定程度上提高妊娠率，认为羊膜促进内膜上皮化可能是其改善生理生殖预后的原因。但上述研究多为小样本报道，且多处于临床探索阶段，具体疗效判定和适应人群等缺乏循证医学证据的有力支持。

尽管宫腔粘连可由宫腔镜检查直视确诊，但如何应用简易的三维超声检查等影像学手段进行宫腔粘连的诊断，仍是临床研究中需要探讨的问题。针对宫腔粘连的手术治疗，需要继续推广规范化手术操作，以减少或避免初次手术的不彻底性所造成的子宫内膜的重复性手术损伤。术后如何选择各种辅助治疗措施以预防再粘连形成、促进子宫内膜再生修复和改善生殖预后，仍需要设计严谨的多中心、大样本、临床随机对照研究的证据支持。随着后续深入研究，将更加全面地了解宫腔粘连的形成机制与子宫内膜损伤后修复的复杂过程，从而为宫腔粘连提供新的治疗策略。

参考文献

[1] 中华医学会妇产科学分会.宫腔粘连临床诊疗中国专家共识[J].中华妇产科杂志,2015,50(12):881-887.

[2] Healy MW,Schexnayder B,Connell MT,et al.Intrauterine adhesion prevention after hysteroscopy:a systematic review and meta-analysis[J].Am J Obstet Gynecol,2016,215(3):267-275.

（柳　溪　赵　云）

妊娠合并肺动脉高压畸形引产

一、孕妇病史及入院后处理

患者，22岁，因"停经34w+2d，B超提示胎儿畸形1w"于2017年10月12日11：06入院。现病史：平素月经规则，末次月经在2017年2月13日，预产期在2017年11月20日。停经30d查尿HCG阳性，提示妊娠，孕早期有轻微恶心、呕吐等早孕反应，孕4月余感胎动至今。孕期定期产检，产检8次。孕期无特殊不适。2017年9月30日彩超提示：单活胎，臀位，胎儿右侧侧脑室内径增宽（1.3cm）。2017年10月5日彩超提示：单活胎，臀位，胎儿胼胝体发育不良、缺如待查。2017年10月9日MRI提示：宫内妊娠，临床孕周34w，臀位，胎儿胼胝体缺如。2017年10月5日门诊血压138/96 mmHg，2017年10月10日门诊血压125/92 mmHg，未检测尿蛋白情况，无特殊不适。孕期以来，精神、饮食、睡眠正常，大小便无异常，体重随孕周逐渐增加。既往史：乙肝单阳病史2年，否认其他特殊病史。生育史：孕4产1，流产2次，2013年1月人流一次，2013年12月药流并清宫一次，2015年2月因"妊娠期高血压"剖宫产一活男婴，体重3100g，体健。辅检：2017年10月5日彩超提示单活胎，臀位，BPD 8.3cm，AFV 5.3cm，脐动脉S/D 2.25，胎儿估重2200g。胎儿胼胝体发育不良、缺如待查，胎儿双侧侧脑室三角区及后角扩张，前角狭窄，间距2.7cm，呈泪滴状，左侧侧脑室三角区内径1.31cm，右侧侧脑室三角区内径1.26cm，透明膈显示不清，未见明显胼胝体回声。入院诊断：①胎儿畸形（胎儿胼胝体缺如）；②孕4产1，孕34w+2d臀位待产；③前次剖宫产；④带器妊娠；⑤妊娠期高血压。

诊疗经过：入院后完善相关检查。2017年10月13日心脏彩超提示：肺动脉瓣少许反流，二、三尖瓣少许反流，肺动脉轻度高压，左室顺应性下降。给予口服米非司酮（50mg，2次/d×3d）配伍依沙吖啶（100mg）羊膜腔穿刺引产。羊膜腔穿刺术后第1天临产，宫口开大9cm时血压升至180/110 mmHg，行臀牵引术，娩出一死男婴，体重3150g，产时出血450ml。因"重度子痫前期、肺动脉高压"产后转成人ICU治疗。ICU予预防感染，镇痛镇静，维持容量酸碱电解质平衡，控制血压、心率等支持治疗，产妇一般情况稳定，于产后第2天出院。

二、临床处理所面临的难题及解决办法

1. 肺动脉高压患者引产注意事项

心脏病妊娠风险分级Ⅳ～Ⅴ级者属妊娠高风险，应充分告知病情，心脏病妊娠风险分级Ⅴ级者，或者心脏病加重、出现严重心脏并发症和心功能下降者应及时终止妊娠。终止

妊娠的方法根据心脏病严重程度和心功能而定,重度肺动脉高压、严重瓣膜狭窄、严重心脏泵功能减退、心功能≥Ⅲ级者剖宫取胎术较为安全。

经阴道分娩:心脏病妊娠风险分级Ⅰ~Ⅱ级且心功能Ⅰ级者通常可耐受经阴道分娩。分娩过程中需要心电监护,严密监测患者的自觉症状、心肺情况。避免产程过长;有条件者可以使用分娩镇痛,以减轻疼痛对于血流动力学的影响;尽量缩短心脏负荷较重的第二产程,必要时可使用产钳或胎头吸引助娩。推荐产程过程中行持续胎心监护。结构异常性心脏病者围分娩期预防性使用抗生素。

该例患者心功能Ⅰ级,能够很好耐受阴道分娩过程。但在引产过程中仍要高度注意因为分娩应激导致心衰的可能,做好预防措施。引产前后均需要产科和ICU医生共同管理患者。

2. 肺动脉高压孕妇产后注意事项

(1) 哺乳:心脏病妊娠风险分级Ⅰ~Ⅱ级且心功能Ⅰ级者建议哺乳。考虑到哺乳,尤其是母乳喂养的高代谢需求和不能很好休息,对于疾病严重的心脏病产妇,即使心功能Ⅰ级,也建议人工喂养。华法林可以分泌至乳汁中,长期服用者建议人工喂养。

(2) 避孕:目前可以获得的关于心脏病患者避孕方法的文献报道很少,口服避孕药避孕法可能导致水钠潴留和血栓性疾病,心脏病妇女慎用。工具避孕(避孕套)和宫内节育器是安全、有效的避孕措施。已生育的有严重心脏病不宜再妊娠者建议输卵管绝育术。男方输精管绝育术也是可供选择的避孕方法。严重心脏病患者终止妊娠后要更加注重避孕指导,避免再次非意愿妊娠。

(3) 心脏病随访:原发心脏病患者心脏科随访治疗。

心脏病妊娠风险分级如表2所示。

表2 心脏病妊娠风险分级

妊娠风险分级	疾病种类	就诊医院级别
Ⅰ级(孕妇死亡率未增加,母儿并发症未增加或轻度增加)	无并发症的轻度肺动脉狭窄和二尖瓣脱垂;小的动脉导管未闭(内径≤3 mm) 已手术修补的不伴有肺动脉高压的房间隔缺损、室间隔缺损、动脉导管未闭和肺静脉畸形引流 不伴有心脏结构异常的单源、偶发的室上性或室性早搏	二、三级妇产科专科医院或者二级及以上综合性医院
Ⅱ级(孕妇死亡率中度增加或者母儿并发症中度增加)	未手术的不伴有肺动脉高压的房间隔缺损、室间隔缺损、动脉导管未闭 法洛四联征修补术后且无残余的心脏结构异常不伴有心脏结构异常的大多数心律失常	二、三级妇产科专科医院或者二级及以上综合性医院

续表

妊娠风险分级	疾病种类	就诊医院级别
Ⅲ级（孕妇死亡率中度增加或者母儿并发症重度增加）	轻度二尖瓣狭窄（瓣口面积＞1.5 cm²） Marfan综合征（无主动脉扩张），二叶式主动脉瓣疾病，主动脉疾病（主动脉直径＜45 mm），主动脉缩窄矫治术后 非梗阻性肥厚型心肌病 各种原因导致的轻度肺动脉高压（＜50 mHg）轻度左心功能障碍或者左心射血分数40%～49%	三级妇产科专科医院或者三级综合性医院
Ⅳ级（孕妇死亡率明显增加或者母儿并发症重度增加；需要专家咨询；如果继续妊娠，须告知风险；需要产科和心脏科专家在孕期、分娩期和产褥期严密监护母儿情况）	机械瓣膜置换术后 中度二尖瓣狭窄（瓣口面积1.0～1.5 cm²）和主动脉瓣狭窄（跨瓣压差≥50 mmHg） 右心室体循环患者或Fontan循环术后 复杂先天性心脏病和未手术的发绀型心脏病（氧饱和度85%～90%） Marfan综合征（主动脉直径40～45 mm）；主动脉疾病（主动脉直径45～50 mm） 严重心律失常（房颤、完全性房室传导阻滞、恶性室性早搏、频发的阵发性室性心动过速等） 急性心肌梗死，急性冠状动脉综合征 梗阻性肥厚型心肌病 心脏肿瘤，心脏血栓 各种原因导致的中度肺动脉高压（50～80 mmHg） 左心功能不全（左心射血分数30%～39%）	有良好心脏专科的三级甲等综合性医院或者综合实力强的心脏监护中心
Ⅴ级（极高的孕妇死亡率和严重的母儿并发症，属妊娠禁忌证；如果妊娠，须讨论终止问题；如果继续妊娠，须充分告知风险；须由产科和心脏科专家在孕期、分娩期和产褥期严密监护监护母儿情况）	严重的左室流出道梗阻 重度二尖瓣狭窄（瓣口面积＜1.0 cm²）或有症状的主动脉瓣狭窄 复杂先天性心脏病和未手术的发绀型心脏病（氧饱和度＜85%） Marfan综合征（主动脉直径≥45 mm），主动脉疾病（主动脉直径＞50 mm，先天性的严重主动脉缩窄 有围产期心肌病病史并伴左心功能不全 感染性心内膜炎 任何原因引起的重度肺动脉高压（≥80 mmHg） 严重的左心功能不全（左心射血分数＜30%）；纽约心脏病协会心功能分级Ⅲ～Ⅳ级	有良好心脏专科的三级甲等综合性医院或者综合实力强的心脏监护中心

三、肺动脉高压诊治流程

如图 13 所示。

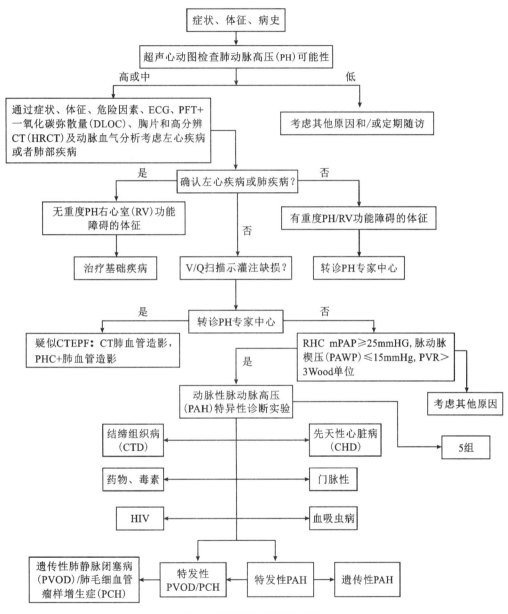

图 13　肺动脉高压诊治流程图

四、心脏病合并妊娠及肺动脉高压相关研究进展

肺动脉高压及肺动脉高压危象：肺动脉高压的诊断标准是在海平面状态下、静息时，右心导管检查肺动脉平均压（mPAP）≥25 mmHg（1 mmHg=0.133 kPa）。临床上常用

超声心动图估测肺动脉压力。肺动脉高压的分类：①动脉性肺动脉高压；②左心疾病所致肺动脉高压；③缺氧和（或）肺部疾病引起的肺动脉高压；④慢性血栓栓塞性肺动脉高压；⑤多种机制和（或）不明机制引起的肺动脉高压。心脏病合并肺动脉高压的妇女，妊娠后可加重原有的心脏病和肺动脉高压，可发生右心衰，孕妇死亡率为17%～56%，艾森曼格综合征孕妇的死亡率高达36%。因此，肺动脉高压患者要严格掌握妊娠指征，继续妊娠者需要有产科和心脏科医师的联合管理。肺动脉高压危象是在肺动脉高压的基础上发生肺血管痉挛性收缩、肺循环阻力升高、右心排出受阻，导致突发性肺动脉高压和低心排出量的临床危象状态。主要表现为患者烦躁不安，个别患者有濒死感、心率增快、心排出量显著降低、血压下降、血氧饱和度下降，死亡率极高。肺动脉高压危象常在感染、劳累、情绪激动、妊娠等因素的诱发下发生，产科更多见于分娩期和产后的最初72 h内。一旦诊断为肺动脉高压危象，需要立即抢救。

（一）可以妊娠的心脏病患者的处理

1. 孕前准备和指导

(1) 告知妊娠风险：尽管有些患者妊娠风险分级属Ⅰ～Ⅲ级范围，但仍然存在妊娠风险，可能在妊娠期和分娩期加重心脏病或者出现严重的心脏并发症，甚至危及生命。因此，建议要充分告知妊娠风险并于妊娠期动态进行妊娠风险评估。

(2) 建议孕前治疗心脏病：对于有可能行矫治手术的心脏病患者，应建议在孕前行心脏手术治疗，尽可能纠正心脏的结构及功能异常，如先天性心脏病矫治术、瓣膜球囊扩张术、瓣膜置换术、起搏器置入术、射频消融术等，术后再次由心脏科、产科医师共同行妊娠风险评估，患者在充分了解病情及妊娠风险的情况下再妊娠。

(3) 补充叶酸：0.4～0.8 mg/d，或者含叶酸的复合维生素；纠正贫血。

(4) 遗传咨询：先天性心脏病或心肌病的妇女，有条件时应提供遗传咨询。

2. 孕期母亲保健

(1) 产前检查的频率：妊娠风险分级Ⅰ～Ⅱ级且心功能Ⅰ级的患者，产前检查频率同正常妊娠，进行常规产前检查。妊娠风险分级增加者，缩短产前检查的间隔时间，增加产前检查次数。

(2) 产前检查内容：①除常规的产科项目外，还应注重心功能的评估，询问自觉症状，是否有胸闷、气促、乏力、咳嗽等，有无水肿，加强心率（律）和心肺的听诊。酌情定期复查血红蛋白、心肌酶学、CTn、BNP（或pro-BNP）、心电图（或动态心电图）、心脏超声、血气分析、电解质等，复查频率根据疾病性质而定。②产科医师和心脏内科或心脏外科医师共同评估心脏病的严重程度及心功能。疾病严重者要在充分告知母儿风险的前提下严密监测心功能，促胎肺成熟，为可能发生的医源性早产做准备。③及时转诊。

(3) 终止妊娠的时机：心脏病妊娠风险分级Ⅰ～Ⅱ级且心功能Ⅰ级者可以妊娠至足月，如果出现严重心脏病并发症或心功能下降则提前终止妊娠。心脏病妊娠风险分级Ⅲ级且心功能Ⅰ级者可以妊娠至34～35 w终止妊娠，如果有良好的监护条件，可妊娠至37 w再终止妊娠；如果出现严重心脏并发症或心功能下降则提前终止妊娠。心脏病妊娠风险分级Ⅳ级但仍然选择继续妊娠者，即使心功能Ⅰ级，也建议在妊娠32～34 w终止妊娠；部分患者经过临床多学科评估可能需要在孕32w前终止妊娠,如果有很好的综合监测实力,可以适当延长孕周;出现严重心脏并发症或心功能下降则及时终止妊娠。心脏病妊娠风险分级Ⅴ级者属妊娠禁忌证,一旦诊断需要尽快终止妊娠,如果患者及家属在充分了解风险后拒绝终止妊娠,需要转诊至综合诊治和抢救实力非常强的医院进行保健,综合母儿情况适时终止妊娠。

3. 胎儿监测

(1)胎儿心脏病的筛查:先天性心脏病患者的后代发生先天性心脏病的风险为5%~8%,发现胎儿严重复杂心脏畸形可以尽早终止妊娠。①有条件者孕12~13 w超声测量胎儿颈部透明层厚度(NT),NT在正常范围的胎儿先天性心脏病的发生率<1/1 000。②先天性心脏病患者,有条件者孕中期进行胎儿心脏超声检查,孕20~24 w是胎儿心脏超声的最佳时机。③常规筛查胎儿畸形时可疑胎儿心脏异常者应增加胎儿心脏超声检查。④胎儿明确有先天性心脏病,并且继续妊娠者,建议行胎儿染色体检查。

(2)胎儿并发症的监测:胎儿生长发育及并发症的发生与母体心脏病的种类、缺氧严重程度、心功能状况、妊娠期抗凝治疗、是否出现严重心脏并发症等密切相关。常见的胎儿并发症有流产、早产、胎儿生长受限、低出生体质量、胎儿颅内出血、新生儿窒息和新生儿死亡等。①胎儿生长发育的监测:鼓励孕妇多休息、合理营养,必要时可予营养治疗和改善微循环的治疗。及时发现胎儿生长受限,并积极治疗。②胎心监护:孕28 w后增加胎儿脐血流、羊水量和无应激试验(NST)等检查。③药物影响:妊娠期口服抗凝药的心脏病孕妇其胎儿颅内出血和胎盘早剥的风险增加,应加强超声监测;应用抗心律失常药物者应关注胎儿心率和心律。

(二)不宜继续妊娠的心脏病患者的处理

1. 孕早期的管理

心脏病妊娠风险分级Ⅳ~Ⅴ级者属妊娠高风险,孕早期建议行人工流产终止妊娠,实施麻醉镇痛高危流产更好,减轻疼痛、紧张对血流动力学的影响。结构异常性心脏病者需抗生素预防感染。

2. 孕中期的管理

心脏病妊娠风险分级Ⅳ级者,应充分告知病情,根据医疗条件、患者及家属意愿等综合考虑是否终止妊娠;心脏病妊娠风险分级Ⅴ级者,或者心脏病加重,出现严重心脏并发症和心功能下降者应及时终止妊娠。终止妊娠的方法根据心脏病严重程度和心功能而定,重度肺动脉高压、严重瓣膜狭窄、严重心脏泵功能减退、心功能≥Ⅲ级者剖宫取胎术较为安全。

(三)围分娩期的处理

1. 孕晚期终止妊娠方法的选择

(1)经阴道分娩:心脏病妊娠风险分级Ⅰ~Ⅱ级且心功能Ⅰ级者通常可耐受经阴道分娩。分娩过程中需要心电监护,严密监测患者的自觉症状、心肺情况。避免产程过长;有条件者可以使用分娩镇痛,以减轻疼痛对于血流动力学的影响;尽量缩短心脏负荷较重的第二产程，必要时可使用产钳或胎头吸引助娩。推荐产程过程中行持续胎心监护。结构异常性心脏病者围分娩期预防性使用抗生素。

（2）剖宫产术终止妊娠：心脏病妊娠风险分级≥Ⅲ级且心功能≥Ⅱ级者，或者有产科剖宫产手术指征者，行剖宫产术终止妊娠。

2. 围手术期的注意事项

（1）手术时机：剖宫产术以择期手术为宜，应尽量避免急诊手术。

（2）术前准备：孕 34 w 前终止妊娠者促胎肺成熟；结构异常性心脏病者剖宫产术终止妊娠前预防性应用抗生素 1～2 d；麻醉科会诊，沟通病情，选择合适的麻醉方法；严重和复杂心脏病者酌情完善血常规、凝血功能、血气分析、电解质、BNP（或 pro-BNP）、心电图和心脏超声等检查。术前禁食 6～12 h。

（3）术中监护和处理：严重和复杂心脏病者心电监护、中心静脉压（CVP）和氧饱和度（SpO_2 或 SaO_2）监测、动脉血气监测、尿量监测。胎儿娩出后可以腹部沙袋加压，防止腹压骤降而导致的回心血量减少。可以使用缩宫素预防产后出血或使用其他宫缩剂治疗产后出血，但要防止血压过度波动。

（4）术后监护和处理：严重和复杂心脏病者酌情进行心电监护、CVP 和氧饱和度（SpO_2 或 SaO_2）监测、动脉血气监测、尿量监测。限制每天的液体入量和静脉输液速度，心功能下降者尤其要关注补液问题；对无明显低血容量因素（大出血、严重脱水、大汗淋漓等）的患者，每天入量一般宜在 1 000～2 000 ml 之间，甚至更少，保持每天出入量负平衡约 500 ml/d，以减少水钠潴留，缓解症状。产后 3 d，病情稳定逐渐过渡到出入量平衡。在负平衡下应注意防止发生低血容量、低血钾和低血钠等，维持电解质及酸碱平衡。结构异常性心脏病者术后继续使用抗生素预防感染 5～10 d。预防产后出血。

参考文献

中华医学会妇产科学分会产科学组.妊娠合并心脏病的诊治专家共识[J].中华妇产科杂志,2016,51(6)：406-407.

胎儿双肾回声增强合并胎儿多发畸形

一、病史及入院后处理

患者，34岁，因"孕38w+2d，前次剖宫产要求入院待产"于2018年7月23日入院，既往2012年行右侧卵巢腹腔镜下剥除术，2013年因"催产失败"剖宫产一活女婴，健在。孕期定期产检，无创基因提示低风险。产检：宫高35 cm，腹围107 cm，LOA，无宫缩，先露头，先露浮，胎膜存，宫口未开。辅检：2018年7月22日彩超提示单活胎，头位，BPD 9.9 cm，AFV 6.6 cm，AFI 21 cm，脐动脉S/D值2.24，胎儿估计体重3 754 g，子宫前壁下段最薄0.19 cm，胎儿双肾回声增强，左右肾大小分别为6 cm×3.5 cm、6.2 cm×3.0 cm，胎儿左右侧胸腔分别见范围2.3 cm×1.1 cm、3.2 cm×1.7 cm液性暗区，胎儿左侧脑室三角区内径1.13 cm。诊断：①妊娠合并子宫瘢痕（前次剖宫产）；②胎儿畸形（左侧脑室增宽，胸腔积液，双肾回声增强）；③孕2产1，孕38w+3d头位待产；④羊水过多。

诊治经过：入院完善相关检查，向孕妇及家属充分交代胎儿合并多部位畸形，不排除染色体异常，预后不良可能，孕妇及家属选择保留胎儿要求剖宫产。于2018年7月24日剖宫产一活婴，Apgar评分9~10分，体重3 900 g，身长51 cm，新生儿外生殖器畸形，根据外观及检查男婴可能性大，术后转NICU治疗，术后产妇恢复良好，按期出院。因新生儿在新生儿科检查发现多发畸形（隐睾、外生殖器畸形、胼胝体缺失、心脏畸形、双肾积水），后产妇及其家属放弃治疗新生儿。

二、临床处理所面临的难题及解决办法

产科风险的防范是产科质量的关键点。本例患者入院对新生儿期望值特别高，手术前查房了解到这一信息立即再次谈话，交代胸腔积液、双肾回声增强是胎儿畸形的软指标，很多多发性畸形常规检查（超声、MRI、羊水穿刺、微阵列等）不一定能在产前诊断出来，如胃肠道畸形、生殖器畸形等。孕妇及家属表示理解，因为"前次剖宫产"行再次剖宫终止妊娠，娩出胎儿多发畸形（隐睾、外生殖器畸形、胼胝体缺失、心脏畸形、双肾积水），后产妇及其家属放弃治疗该新生儿。

三、胎儿畸形孕妇催引产流程

如图14所示。

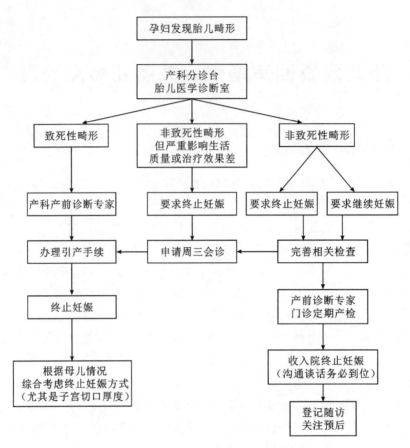

图 14 胎儿畸形孕妇催引产流程图

四、胎儿肾脏回声增强围产期管理的历史和发展现状

如果肾实质的回声大于肝脏的回声,那么就可认为是肾回声增强。一旦发现这种情况,需要留意其他一些潜在的异常,因为这些发现有助于鉴别诊断。与此同时也要注意查找其他的与非整倍体相关的超声特征,尤其是 13-三体综合征,包括脑室、全前脑畸形、胼胝体发育不全、唇裂或腭裂、小眼畸形等。

超声发现肾脏回声增强,意味着需要对胎儿的结构进行全面扫描以进行全面评估。重要的是需要注意羊水的量、有无婴儿型或成人型多囊肾的超声影像。由于有肾脏回声增强的染色体异常的病例报道,所以认为有必要行羊膜腔穿刺术进行染色体等遗传学方面的检查。由于羊水过少对肾脏回声增强的进展有重要的指示意义,所以需要动态的超声观察。Estroff 等人指出,合并中到重度羊水过少提示这预后极差。相反对胎儿肾脏回声增强如羊水正常则胎儿预后较好。对于胎儿肾脏回声增强的孕妇的管理重要的是检查夫妇的肾脏及系统有无异常,排除潜在的原因。

对于肾脏回声增强的新生儿,需要在孕期进行详细的检查以排除合并肾功能不全。如果产前未能明确核型,那么需要产后明确。需要对肾脏的大小及回声进行超声评估。如果发现任何程度的肾积水,新生儿都需要进行尿动力学检查及双肾扫描,以评估输尿管的梗阻及尿液反流情况。产后 36～48 h,新生儿的血肌酐及尿素氮含量可反映肾功能情况。如果是成人型或婴儿型多囊肾,那么需要密切监测新生儿的血压。

参考文献

[1] Chitty LS,Griffin DR,Johnson P,et al.The differential diagnosis of enlargedhyperechogenic kidneys with normal or increased liquor volume:report of five cases and review of the literature[J].Ultrasound Obstet Ggnecol,1991,1:115-121.

[2] Estroff JA,Mandell J,Benacerraf BR.Increased renal parenchymal echogenicity in the fetus:importance and clinical outcome[J].Radiology,1991,181:135-139.

[3] Cole BR,Conley SB,Stapleton B.Polycystic kidney disease in the first year of life[J].J Pediatr,1997,11:695-699.

胎儿畸形急性羊水过多无尿引产

一、孕妇病史及入院后处理

患者，26岁，因"停经30 w+5 d，发现胎儿畸形6 d"于2017年5月19日10：30入院。现病史：平素月经规律，末次月经在2016年10月15日，预产期在2017年7月22日。停经30+d查尿HCG阳性，提示妊娠，孕早期有轻微恶心、呕吐等早孕反应后逐渐缓解，孕4月余感胎动至今。孕期定期产检，产检5次，2017年5月12日B超提示：胎儿全身皮肤水肿，胎儿腹腔内无回声（包裹性积液可能），羊水过多。无特殊不适，入院前1 w双下肢水肿。孕期以来，精神、饮食、睡眠正常，大小便无异常，体重随孕周逐渐增加。既往史：否认疾病。生育史：2015年9月行人流+清宫1次。辅助检查：2017年5月12日B超提示单活胎，头位，BPD 7.9 cm，AFV 9.3 cm，AFI 30.6 cm，脐动脉S/D 2.8，胎儿估计体重2 525 g，胎儿全身皮肤水肿，胎儿腹腔内无回声（包裹性积液可能）。入院诊断：①胎儿畸形；②孕2产0，孕30 w+5 d待产；③羊水过多。诊疗经过：入院完善相关检查，无异常。进入引产流程，予以口服米非司酮（50 mg，2次/d×3 d）配伍依沙吖啶（100 mg）羊膜腔穿刺引产。2017年5月20日查肝功能提示总胆汁酸60.3 μmol/L，白蛋白27.3 g/L，总蛋白52.4 g/L，追加诊断：妊娠期肝内胆汁淤积症，低蛋白血症。2017年5月21日23：00口服米非司酮，第2天孕妇诉腹胀，小便不能自排，查体：腹部膨隆，腹硬，张力大，无压痛及反跳痛，膀胱触诊不理想，留置导尿未见尿液继续流出，行B超检查膀胱未显示，腹腔内未见明显游离液性暗区。孕妇双下肢水肿，急查肾功能及电解质无明显异常。追问病史，进饮食少，少尿，下肢水肿，自2017年5月12—19日体重增加11 kg，查体：宫高37 cm，腹围105 cm，双下肢明显凹陷性水肿。给予补液治疗后尿量增加，未见血尿，考虑孕妇尿频、尿急，为羊水急性增多所致。记录24 h液体出入量、每小时尿量，间断使用呋塞米，出入基本平衡。2017年5月22日9：00行羊膜腔穿刺术，注入依沙吖啶100 mg，于2017年5月23日08：41穿颅毁胎手术产一死男婴，体重2 800 g，身长48 cm，羊水色棕黄，胎盘自然娩出，完整，表面粗糙，胎膜完整，行清宫术，术后因子宫收缩欠佳，宫颈成荷叶边状，宫颈钳夹无齿卵圆钳3把，产时共出血400 ml。产后1 h产妇尿量5 ml/h，已补充白蛋白10 g，补液2 000 ml，呋塞米20 mg静推后观察每小时尿量200 ml。产后2 h，产妇心率80次/min，血压140/80 mmHg，尿管畅，色清，2 h尿量380 ml，宫底脐耻间，轮廓清，阴道出血少于月经量。ICU治疗方案：完善相关辅助检查，给予抗生素预防感染，呋塞米利尿护肝治疗，病情平稳后转入产科。产后尿量无异常，拔除尿管，产后3 d复查B超提示宫腔宽1.3 cm，后壁内膜近肌层内可见2.6 cm×0.8 cm的局灶性血流丰富区，β-HCG 1 008.5 mIU/ml，办理出院。出院后2 w随访：子宫及附件未见异常，β-HCG降至正常。

二、临床处理所面临的难题及解决办法

1. 畸形胎儿羊水急剧性增多对母体的影响

羊水急性增多时,子宫底会急骤升高,子宫张力增加,压迫孕妇的胃、膈肌,甚至使心脏移位,常会导致孕妇心悸、憋气,难以平卧,影响睡眠和饮食。孕妇容易并发妊娠期高血压疾病,胎膜早破,突然破膜易发生胎盘早剥;子宫肌纤维过度伸展可致产后子宫收缩乏力,产后出血。

2. 本例妊娠并发症对引产的影响

(1) 妊娠期肝内胆汁淤积症(ICP):是妊娠中、晚期特有的并发症,以皮肤瘙痒和黄疸为主要临床表现,血清胆汁酸升高为特征。主要危害胎儿,使围产儿病死率增高。该病对妊娠最大的危害是发生难以预测的胎儿突然死亡。对母体而言肝功能不良引起脂溶性维生素吸收减少,致使凝血功能障碍,导致引产后的大出血。

(2) 低蛋白血症:血清白蛋白作为人体最主要的蛋白质成分,不仅能够反映机体营养状态,还能够发挥维持循环胶体渗透压及血容量、保证机体内各种物质代谢正常运转的功能。低蛋白血症引起水电解质紊乱(低血钠、低血钾、低血钙、低血镁等),全身免疫功能低下引起产后感染、败血症,全身各器官血流灌注减少导致多器官功能衰竭。

三、急性羊水过多处理流程

如图 15 所示。

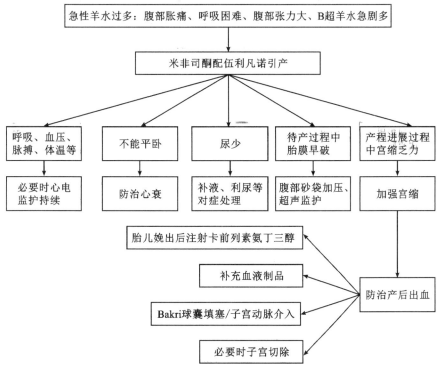

图 15 急性羊水过多处理流程图

四、羊水过多

妊娠期间,羊水量超过 2 000 ml 者称羊水过多(polyhydramnios)。发生率为 0.5%~1.6%。如羊水量增加缓慢,数周内形成羊水过多者,往往症状轻微,称慢性羊水过多;若羊水在数日内迅速增加,压迫症状严重,称为急性羊水过多。

急性羊水过多在妊娠 20~24 w 发病,患者感腹部胀痛、腰酸、行动不便,因横膈抬高引起呼吸困难,甚至发绀,不能平卧。检查可见腹部高度膨隆、皮肤张力大、变薄,腹壁下静脉扩张、可伴外阴部静脉曲张及水肿;子宫大小超过妊娠月份,张力大,胎位检查不清,胎心音遥远或听不清。慢性羊水过多常发生在妊娠 28~32 w。羊水在数周内缓慢增多,出现较轻微的压迫症状或无症状,仅腹部增大较快。检查见子宫张力大、子宫大小超过停经月份,液体震颤感明显,胎位尚可查清或不清,胎心音较遥远或听不清。

约 1/3 羊水过多的病因不明,但多数重度羊水过多可能与胎儿畸形及妊娠并发症有关。胎儿畸形:羊水过多孕妇中,18%~40%合并胎儿畸形。以神经管缺陷性疾病最常见,约占 50%,其中主要为开放性神经管畸形。当无脑儿、显性脊柱裂时,脑脊膜暴露,脉络膜组织增生,渗出增加,以及中枢性吞咽障碍加上抗利尿激素缺乏等,使羊水形成过多,回流减少;食管、十二指肠闭锁,使胎儿吞咽羊水障碍,引起羊水过多。染色体异常:18-三体、21-三体、13-三体胎儿可出现胎儿吞咽羊水障碍,引起羊水过多。双胎妊娠:约 10%的双胎妊娠合并羊水过多,是单胎妊娠的 10 倍以上。单卵单绒毛膜双羊膜囊时,两个胎盘动静脉吻合,易并发双胎输血综合征,受血儿循环血量增多,胎儿尿量增加,引起羊水过多。妊娠期糖尿病或糖尿病合并妊娠:与母体高血糖致胎儿血糖增高,产生渗透性利尿,以及胎盘胎膜渗出增加有关。胎儿水肿:羊水过多与胎儿免疫性水肿(母儿血型不合溶血)及非免疫性水肿(多由宫内感染引起)有关。

本例引产孕妇因为胎儿畸形入院引产,入院引产过程中出现急性羊水过多、少尿,引产过程中需要做好并发症的防治:①产前产时胎盘早剥;②产时产后大出血;③子宫破裂,傅小英等报道 8 例无子宫瘢痕孕妇孕期出现子宫破裂的原因中有 2 例是因为羊水过多;④心衰:心衰是导致孕产妇死亡的主要原因之一,妊娠期负担加重,如伴有贫血、低蛋白血症、羊水过多等因素均可诱发心衰;⑤肾功能受损,本例引产过程中出现少尿,分析其原因可能是体内大量的液体进入羊水中,导致孕妇机体内液体的灌注不足等有关;⑥其他如肺部感染、深部静脉血栓形成等。

羊水过多合并胎儿畸形:一旦确诊胎儿畸形、染色体异常,应及时终止妊娠。终止妊娠的过程中需要注意的事项:①高位破膜,让羊水缓慢流出,避免宫腔内压突然降低而引起胎盘早剥;②羊水流出后腹部置沙袋维持腹压,以防休克;③手术操作过程中,须严密监测孕妇血压、心率变化;④注意阴道流血及宫高变化,以及早发现胎盘早剥。宫腔内压力降低后,可考虑缩宫素静脉滴注引产。也可经腹羊膜腔穿刺放出适量羊水后,行依沙吖啶引产。

羊膜穿刺减压:对压迫症状严重,孕周小、胎肺不成熟者,可考虑经腹羊膜穿刺放液,以缓解症状。放液时注意:①避开胎盘部位穿刺;②放液速度应缓慢,每小时不超过500 ml,一次放液不超过 1 500 ml,以孕妇症状缓解为度,放出羊水过多可引起胎盘早剥;

③在B超监测下进行；④密切注意孕妇血压、心率、呼吸变化；⑤严格消毒，防止感染。

参考文献

[1] 周明娟.计划生育技术[J].第1版.重庆:重庆大学出版社,2003.
[2] 王明玉,张巧玉,史常旭.双胎输血综合征合并急性羊水过多致流产[J].实用妇产科杂志,2005,21(12):759.
[3] 傅小英,应红军.无瘢痕子宫破裂8例临床分析[J].中华围产医学杂志,2016,19(9):674-676.

联体双胎引产

一、孕妇病史及入院后处理

患者,23岁,因"停经13 w+2 d,发现胎儿畸形1 d"于2018年7月25日17:40入院。现病史:平素月经规则,末次月经在2018年4月23日。停经40 d查尿HCG阳性,提示妊娠,孕早期无恶心、呕吐等早孕反应。孕13 w检查提示:不排除联体双胎,胎儿全身皮下水肿。2018年7月24日B超提示:超声孕周13 w+3 d,双胎,头联体,胎儿全身皮肤水肿,头部皮肤厚0.5 cm,胎儿可见一个头部,双顶径四个侧脑室,两组大脑中动脉,四个脉络丛;胎儿可见四个肺,两个心脏,上方胎儿心脏基本可显示,胸腹联体,共肝脏,其中一个胎儿为单脐动脉,共消化道,四个上肢,四个下肢,胎儿静脉导管可见A波反向,胎盘下缘覆盖宫颈内口。孕期无头昏、乏力、心慌、胸闷、下腹胀痛、皮肤瘙痒等不适。入院要求引产。既往史:2016年因"社会因素"行剖宫产术。生育史:孕2产1。辅助检查:超声检查情况同前。2018年7月25日查心电图提示:窦性心律不齐。入院诊断:①胎儿畸形(联体双胎);②孕2产1,孕13 w+2 d;③妊娠合并子宫瘢痕(前次剖宫产);④胎盘低置状态。

诊疗经过:入院后完善相关检查,予以口服米非司酮(50 mg,2次/d×3 d)配伍依沙吖啶(100 mg)羊膜腔穿刺引产术。口服米非司酮第3天,2018年7月30日在B超引导下行羊膜腔穿刺术,术后5 d宫口松,行阴道上米索前列醇200 μg,宫颈管平,可容1指,给予抗生素(青霉素800万U)预防感染,行钳夹术,见四个上肢及四个下肢、一个躯干,钳夹出胎盘组织,B超引导下清出少许蜕膜组织约10 g,感宫腔粗糙,B超下见宫腔内无异常血流信号,内膜线清晰,操作顺利。产后予以会阴常规护理,因清宫术给予抗生素(青霉素800万U)预防感染治疗及退奶处理。产后3 d复查B超:子宫及附件未见异常,出院。

二、临床处理所面临的难题及解决办法

联体双胎的诊断及围产期处理方法:

(1) 11~12 w均能对联体双胎做出诊断。如果超声显示两胎之间有羊膜分隔,则可排除联体双胎的可能。早孕期超声是精确分辨双胎绒毛膜、羊膜囊的最佳时期和方法,当发现双胎间无分隔,并只显示一个卵黄囊时,应特别注意两胎儿之间有无连接关系,发现联体及时判断联体的部位。

(2) 诊断联体双胎后,须在产科医生、儿外科和儿内科医生、遗传咨询医生、麻醉医生和影像科医生等共同讨论和指导下决定胎儿的去留。同时需要有胎儿染色体的检查,专

业胎儿心脏结构和功能检查,各脏器包括肝脏、消化道、泌尿生殖道解剖结构等评价,预测每个联体儿的生存能力,为分娩方式和出生后行分离手术提供重要的影像学信息,这对提高出生胎儿的质量有着重要的指导意义。

三、联体双胎催引产流程

如图 16 所示。

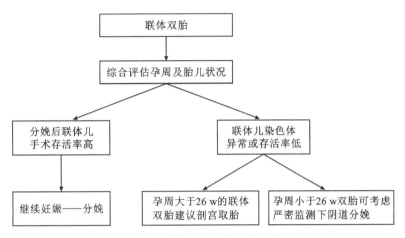

图 16 联体双胎催引产流程图

四、联体双胎诊断及处理

联体双胎是罕见畸形,发生率为(1～2)/10 万。我国是联体双胎的高发国家,全国平均发生率约为 3/10 万,联体双胎的发生原因不清,可能与遗传、环境污染及孕早期接触农药等因素有关,联体双胎只发生在单绒毛膜单羊膜囊的双胎妊娠,两个胎儿之间任何部位均能相互连接,因联合部位及范围的不同而临床表现多样,其超声图像特点也各不相同,联体双胎可以是两胎儿间的身体任何部位的融合,根据融合部位、类型和范围不同有不同的命名,如头部联胎指头与头相连、胸部联胎指胸与胸相连等。联体双胎中,以胸部联体最常见,约占 74%,其次为臀部,占 24%,颅部联胎约占 1%,脐部和剑突联胎约占 0.5%,其他类型的联胎极少见,根据胚盘两部分分离的均等性分为对称性双胎和非对称性双胎,后者两胎大小不一,小的一胎又称为寄超生,可以通过直接检测联体胎儿的融合部位及融合程度做出正确诊断。如果两胎之间无羊膜分隔,超声仅显示一个胎盘、一个羊膜囊,则应警惕联体双胎的可能,应仔细检查两胎儿相接触的部位是否存在融合。如果超声显示两胎之间有羊膜分隔,则可排除联体双胎的可能。早孕期超声是精确分辨双胎绒毛膜、羊膜囊的最佳时期和方法,卵黄囊数目可以很好地代表羊膜囊数,当发现双胎间无分隔,并只显示一个卵黄囊时,应特别注意两胎儿之间有无连接关系,当两胎儿活动少,姿势固定,不能分离时应联合阴道、四维超声多切面检查,如仍不能确定,要让孕妇定期随访,10 w 前可以有假阳性结果,11～12 w 均能对联体双胎做出诊断。

多数联体双胎出现早产,约 40% 为死胎,约 35% 在出生后 24h 死亡,联体双胎一旦明确诊断，通过超声和MRI的检查，做出一个初步全面的评价，对孕妇和家属须详细和准确解释畸形的程度和继续妊娠的风险，以及出生后分离手术和可能出现的后果，从而决定是终止妊娠还是继续妊娠。检查结果提示联体双胎有严重畸形，包括染色体异常或有重要器官如心、脑共用时，通常建议终止妊娠，尤其是孕早期。如孕妇和家属不愿继续妊娠，也可以终止妊娠。如孕妇和家属有继续妊娠的条件和愿望时，产前每个胎儿联体部位和其他畸形的评价需要更进一步明确和定期检查，须在产科医生、儿外科和儿内科医生、遗传咨询医生、麻醉医生和影像科医生等共同讨论和指导下，进行妊娠期需要的监护检查和分娩时需要的准备。

分娩方式的选择：孕周大于26 w的联体双胎以剖宫产手术为宜，孕周小于26 w的联体双胎可考虑在严密监测下经阴道分娩。

参考文献

[1] 张素阁,董磊.超声产前早期诊断联体双胎的价值[J].医学影像学杂志,2017,27(8):1619-1621.
[2] 杨祖菁,王俊.联体双胎的诊断与处理[J].实用妇产科杂志,2012,28(5):333-335.

胎儿畸形剖宫取胎

一、孕妇病史及入院后处理

患者，29 岁，因"停经 33 w+4 d，发现胎儿畸形 2 个月"于 2018 年 7 月 12 日 11：15 入院。现病史：平素月经规则，末次月经在 2017 年 11 月 18 日，预产期在 2018 年 8 月 25 日。停经 35 d 查尿 HCG 阳性，提示妊娠，孕早期有轻微恶心、呕吐等早孕反应，孕 5 月余感胎动至今。孕期未定期产检，仅产检 4 次。孕 24 w+6 dB 超提示胎儿内脏反位，心脏 B 超提示胎儿复杂性先天性心脏病（心房内脏异位综合征，完全性心内膜垫缺损，肺动脉闭锁，右位主动脉弓），未予特殊处理。孕 33 w 再次复查后决定放弃胎儿。孕期以来，精神、饮食、睡眠正常，大小便无异常，体重随孕周逐渐增加。既往史：2009 年 6 月因"臀位"剖宫产一活女婴，体健；2011 年 12 月因"前次剖宫产"手术产一活女婴，休健；2013 年 9 月因"胎儿畸形（心脏畸形）"于孕 7 月剖宫取胎。生育史：孕 5 产 3，人流 1 次，剖宫产 2 次，剖宫取胎 1 次（具体同前）。辅检：2018 年 7 月 8 日 B 超提示完全性心内膜垫缺损，肺动脉闭锁，右位主动脉弓，心房内脏异位综合征可能。单活位，头位，胎儿估计体重 2 351 g，胎儿内脏反位，胃泡、腹主动脉位于右侧，下腔静脉、胆囊位于左侧，心尖朝左。胎儿心脏彩超：心脏未见正常十字交叉结构，房间隔下部、室间隔上部可见 1.19 cm 的回声连续性中断，仅见一组房间瓣，共同房室瓣可见反流信号，最高流速 194.2 cm/s，肺动脉干显示不清，可见左、右肺动脉分支，动脉导管可见反流信号，心胸横径比 4.67/7.03。孕妇子宫前壁下段肌层最薄处从左到右依次厚约 0.11 cm、0.10 cm、0.08 cm。入院诊断：①胎儿畸形（复杂性心脏病）；②妊娠合并子宫瘢痕（3 次剖宫产）；③孕 5 产 3，孕 33 w+4 d 头位待产；④不良孕产史。

诊疗经过：入院后完善相关检查，于 2018 年 7 月 13 日 10：00 在腰硬联麻下行剖宫取胎，盆腔有广泛粘连，胎儿体重 2 300 g，羊水 300 ml，清亮，出血 250 ml，手术经过顺利。术后行补液抗炎（头孢替唑钠 3.0 g，静脉点滴）治疗 3 d，出院。术后 10 d 来院拆线，复查 B 超：子宫及附件未见异常。

二、临床处理所面临的难题及解决办法

既往多次剖宫产孕妇的引产方式选择：前次剖宫产阴道分娩在中晚期死胎或胎儿畸形的患者中成功率高，若无特殊情况，有 1 次或 2 次剖宫产史的孕妇，若无前置胎盘、胎盘早剥等并发症，常规使用口服米非司酮配伍羊膜腔注射依沙吖啶引产。本例患者有 3 次剖宫产史，这次孕 33 w+4 d 引产，经过全科医生疑难危重病例讨论，均从安全的角度出发，选择剖宫取胎。所以有多次剖宫产史的孕妇中晚期终止妊娠的方式探讨，还有待我们积累

更多的临床病例后再来讨论。

三、多次剖宫产的催引产流程

如图 17 所示。

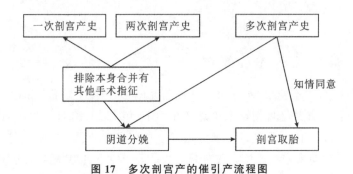

图 17　多次剖宫产的催引产流程图

四、瘢痕子宫分娩方式及新进展

全世界范围内剖宫产率近几十年来呈逐年上升趋势，多次（≥3 次）剖宫产的发生率逐年提高，且增长越来越迅速，从 1998 年的 1.26% 增长到 2007 年的 5.59%。在我国多次剖宫产的重要原因：再次剖宫产术后无子女，或再次剖宫产为女婴。非洲孕妇造成多次剖宫产的原因为不接受避孕措施、宗教、多子女愿望等观念。

鉴于我国特殊的医疗环境，3 次剖宫产术后再次妊娠的分娩方式通常选择剖宫产，原因为如下几点：①理论上认为剖宫产次数越多发生子宫破裂的机会就越高；②≥2 次的剖宫产史是剖宫产术后再次妊娠的阴道分娩的禁忌证；③患者担心子宫破裂危及生命，来院后均强烈要求剖宫产，拒绝阴道试产；④为了避免医疗纠纷，放宽剖宫产，即使孕晚期胎儿畸形引产。

其实有数据研究显示，多次剖宫产孕妇的子宫瘢痕厚度与二次剖宫产孕妇的子宫瘢痕厚度并无明显统计学差异，但鉴于剖宫产次数多是瘢痕憩室发生的危险因素，提倡多次剖宫产孕妇如下：①有子宫瘢痕憩室孕妇临产前或宫缩发生后应该及时终止妊娠。②孕前超声监测子宫下段厚度小于 1.2 mm 者，术中所见多为子宫下段异常，终止妊娠 37 w。③孕中期发现部分极菲薄的子宫下段或肌层几乎不可见的孕妇应充分告知继续妊娠可能的灾难性结局。

美国妇产科医师学会（ACOG）2017 年发布剖宫产后阴道试产指南，剖宫产后阴道试产（trial of labor after cesarean delivery，TOLAC）为妇女提供了剖宫产后阴道分娩（vaginal birth after cesarean delivery，VBAC）的可能性，剖宫产后阴道分娩可降低母体发病率、再次妊娠相关并发症及总体剖宫产率。

指南强调"既往 2 次子宫下段横切口剖宫产史的女性可尝试 TOLAC"，从而否定了"≥2 次的剖宫产史是剖宫产术后再次妊娠的阴道分娩的禁忌证"的理论。指南指出：目前研究发现，既往多次剖宫产的母体发病率升高，但是差异很小（2.1% vs 3.2%），基于这一认识,指南认为对于既往2次横切口剖宫产史的女性可尝试TOLAC,但应告知影响VBAC可能性的其他因素。此外,回顾性队列研究的数据显示既往多次剖宫产史与仅有1次剖宫产史的女性相比,实现VBAC的可能性相似。

而针对引产问题,指南也明确提出:对于中孕期引产可使用前列腺素。对合并有剖宫产手术史、妊娠超过28w的胎死宫内,因为没有胎儿风险,应该鼓励TOLAC(如球囊引产)并重新评估风险及获益。

随着中期妊娠引产方式的安全性和有效性不断提高,剖宫取胎术已成为终止中期妊娠的不常见方式。王细拉等研究发现:伴多次剖宫产手术史在孕中期采用米非司酮、米索前列醇联合戊酸雌二醇片行人工流产后,具有出血量少、组织残留率低、引产时间短及并发症发生率低等优点,且不良反应小,效果显著,值得推广。

随着VBAC的逐渐开展,对于有强烈意愿并符合要求的多次剖宫产患者也可在有经验的医师的严密管理下进行剖宫产术后再次阴道试产。Tahseen等研究发现两次剖宫产后行VBAC的成功率为71.1%,子宫破裂发生率为1.36%,子宫切除率为0.55%,输血率2.01%,均较一次剖宫产后VBAC高,但子宫切除率及输血率与行3次剖宫产无明显统计学差异。Fitzgibbon等曾报道4次剖宫产术后再次妊娠成功阴道分娩的案例。而且5次剖宫产后再次妊娠成功阴道分娩也有病例报道。结合中国、美国及英国等指南,多次剖宫产孕妇进行VBAC应特别注意:①孕妇及家属的相关意愿,充分告知相关风险;②所在医院有相关抢救条件;③此次无其他剖宫产指征;④与前次分娩间隔时间≥18~24个月;⑤了解患者前次手术及缝合方式,前次剖宫产非古典式剖宫产、子宫下段不是纵切口或T形切口;⑥无不适合阴道分娩的内外科并发症;⑦术前须严密监测子宫瘢痕情况,谨慎评估子宫破裂风险。

参考文献

[1] 屠思怡,贺晶.多次剖宫产相关问题研究[D].杭州:浙江大学,2017.

[2] 徐文丽.三次剖宫产116例临床分析[J].中国实用医药,2016,11(7):280-285.

[3] 段然,漆洪波.ACOG剖宫产后阴道试产指南(2017版)解读[J].中国实用妇科与产科杂志,2018,34(5):537-541.

[4] 王细拉.三联疗法在多次剖宫产手术史的中期人工流产的应用三联疗法在多次剖宫产手术史的中期人工流产的应用[J].医学理论与实践,2015,28(16):2211-2213.

[5] Fitzgibbon G,Agnibotri S.Vaginal birth after four caesarean setions:A case report [J].J Obstet Gynaecol,2016,36(2):257-258.

妊娠合并暴发性糖尿病酮症酸中毒死胎引产

一、孕妇病史及入院后处理

患者，26岁，因"停经28w+1d，发现死胎1d"于2017年4月8日入院。孕早期空腹血糖和中孕期OGTT检查（2017年3月12日4.34/6.84/6.46 mmol/L）未发现血糖升高。患者诉近3 d感恶心、呕吐，呕吐较频繁，3~4次/d，伴腹部灼烧不适及头晕，不能进食，烦渴多饮，每日饮4 000~7 000 ml含高糖饮品及鲜榨果汁（第1天饮入娃哈哈AD钙奶220 ml×12瓶+优益C等含高糖饮料500 ml×5瓶，后2 d均饮娃哈哈AD钙奶10余瓶及500 ml含高糖饮料及鲜榨果汁10余瓶），近20h感胎动消失，饮料成分表计算：患者第1天摄糖450 g，第2、3天摄糖750 g，入院前2 d症状加重，伴气喘，并自觉胎动消失2 d。2017年4月7日产检彩超提示死胎。入院时孕妇精神差，面色潮红，四肢冷，懒言。门诊检查手指随机血糖33.3 mmol/L，尿糖+++，尿酮体+++。既往史：否认家族性遗传病史及糖尿病史。生育史：孕2产0，2012年人流1次。入院诊断：①死胎；②暴发性Ⅰ型糖尿病酮症酸中毒（DKA）；③孕2产0，孕28w+1d头位待产。

诊疗经过：入院神志清楚，胎心率（HR）64次/min，血压（BP）95/52 mmHg，呼吸频率25次/min，温度36.5℃，全身皮肤干燥，双侧甲状腺无肿大，心肺未见异常。腹软，无压痛，生理反射存在，病理反射（-）。入院实验室检查：2017年4月8日血生化提示，血肌酐（Scr）84 μmol/L（正常值为44~133 μmol/L）；静脉血糖60.34 mmol/L；血钾2.72 μmol/L（正常值为3.5~5.3 mmol/L）；二氧化碳结合力<5.0 μmol/L（正常值为22~29 mmol/L）；动脉血气pH值6.7（正常值为7.35~7.45）；二氧化碳分压20 mmHg（正常值为40 mmHg）。血常规提示，白细胞13.27×10^9/L［正常值为（4~10）×10^9/L］，CRP 6.6 ng/L（正常值<0.5 mg/L），血红蛋白及血小板正常。HbA1c 5.0%（正常值为4.1%~6.1%）。追问病史，孕妇近1 w，因个人情绪不佳，大量进食含糖饮料3 d，未正常吃饭。因DKA入院当天孕妇转入成人ICU，加查血淀粉酶685 U/L（正常值为28~110 U/L）；上腹部CT示胰腺大小形态正常，未见异常密度，周围脂肪层密度无增高。补充诊断：暴发性Ⅰ型糖尿病（FT1D）。给予24 h补液量7 400 ml，56 U胰岛素（基础量36 U/24 h，6 U三餐前皮下注射）控制血糖、纠正酸碱平衡、补液、纠正电解质紊乱及对症处理后第2天患者神志精神好转，餐前血糖10.7~13.9 mmol/L，餐后2 h血糖13.7~19.8 mmol/L。复查尿酮体转阴，复查血淀粉酶418 U/L（正常值为28~110 U/L）。给予口服米非司酮片软化宫颈，2017年4月14日羊膜腔穿刺注射依沙吖啶后36 h，孕妇出现不规律宫缩，伴发热，温度38.8℃，无咳嗽、咳痰，感咽部干痛。急查血常规，白细胞12.78×10^9/L［正常值为（4~10）×10^9/L］，中性粒细胞比率78.5%，CRP 56.61 mg/L（正常值<0.5mg/L）。提示病毒感染可能。2017年4月15日分娩一死女婴，950 g。产后转入内科调整血糖治疗。1 w后空腹血糖5.2~6.7 mmol/L，餐后2 h血糖5.7~

7.9 mmol/L；血淀粉酶 127 U/L（正常值为 28～110 U/L）。由于该产妇希望回老家应城"坐月子"，遂给予诺和锐 30 早晚餐前 8/6 U 皮下注射，每周自行监测血糖 1 d。产后 1 w 随访，空腹血糖波动在 5.7 mmol/L 左右，餐后 2 h 血糖 12.0 mmol/L 左右，最高 18.0 mmol/L。诺和锐 30 改为早晚餐前 8/8 U 皮下注射。产后 42 d 检查产后 OGTT 7.45 mmol/L、15.74 mmol/L、19.51 mmol/L，对应胰岛素分泌 2.68 IU/ml、9.09 IU/ml、11.37 IU/ml。提示胰岛功能低下，支持糖尿病诊断。继续调整胰岛素的用量，半年后产妇停用胰岛素，随访 1 年，产妇餐后仍血糖高于正常，波动在 7.9～11.5 mmol/L。

二、临床处理所面临的难题及解决办法

1. 暴发性Ⅰ型糖尿病酮症酸中毒如何治疗

DKA 抢救期间补液对于血糖控制很重要。如果在未充分补液的情况下单纯注射胰岛素，随着血糖的下降，水分由细胞外转入细胞内，导致血容量及组织灌注进一步下降，严重者会诱发低血容量性休克或急性肾前性肾功能衰竭。胰岛素常规 0.1 U/（kg·h）静脉泵入，每 1～2 h 复查血糖，必要时调整胰岛素剂量。监测血钾防治胰岛素带来的血钾变化。初期血糖下降速度一般以每小时降低 3.9～6.1 mmol/L 为宜。当血糖下降至 13.9 mmol/L 时改用 5% 葡萄糖液静点，并按每 2～4 g 葡萄糖加入 1 U 短效胰岛素。

有血酮仪的单位，每 4～6 h 复查血酮体，复查血酮体比复查尿酮体及时、准确、方便，可以更好地指导补液。

每 4～6 h 复查血气分析评价酸中毒程度及疗效。

患者酮症酸中毒纠正，血糖基本平稳后改用胰岛素强化治疗，即一般需要三餐前速效或超效胰岛素联合睡前中长效胰岛素四次皮下注射。

由于睡前中、长效胰岛素用量不足，或者用量过大（低血糖后反跳性高血糖），均可导致空腹血糖值升高；三餐前短效（或超短效）胰岛素剂量过大，则可导致餐后血糖偏低。规范治疗方案、加强患者的糖尿病自我管理教育等综合管理措施可能有助于改善患者的血糖控制。

2. 暴发性Ⅰ型糖尿病酮症酸中毒综合处理

暴发性Ⅰ型糖尿病酮症酸中毒患者不但自身危害大，而且死胎率高。缩短高血糖时间、及早纠正酮症酸中毒、及时行剖宫产术，可能是挽救胎儿生命的关键。治疗原则上应按照酮症酸中毒治疗原则采取积极补液、静脉胰岛素、有指征纠酸、纠正电解质、对症及支持治疗等措施，并严密监测血糖、酮体、肝、肾功能、肝酶、胰酶、肌酶、心电图等。

由于起病急骤，脱水严重，代谢紊乱严重，全身情况差，故应迅速建立静脉通道，至少两路，一路胰岛素持续静脉滴注，另一路扩容及对症支持治疗。

严重的代谢性酸中毒往往导致高钾血症，应随时做好急救准备。进食差、呕吐、腹泻患者常合并低钾血症，表示病情更加严重，需要引起重视。另外在治疗过程中，随着大量补液、输注胰岛素和葡萄糖及酸中毒的纠正，会增加钾的排泄、促进钾由细胞外向细胞内转移，从而进一步加重低血钾，而严重低血钾不仅可以导致软瘫、呼吸肌麻痹，还可导致恶性心律失常（如室性心动过速、室颤等），危及生命。根据血钾和尿量，调整补钾量和速度。治疗前血钾低于正常，立即开始补钾；血钾正常、尿量 >40 ml/h，也立即开始补钾；血钾正常、尿量 <30 ml/h，暂缓补钾，待尿量增加后再开始补钾；血钾高于正常，

暂缓补钾。当pH值<7.1时纠正酸中毒，可补5%碳酸氢钠，酸中毒较轻时，经输液和胰岛素治疗后，酮体水平下降，酸中毒可自行纠正，一般不必补碱。

重视患者可能发生横纹肌溶解症。血肌酸激酶水平是横纹肌溶解症最特异的指标，建立血肌酸激酶（CK）≥正常峰值5倍，具有诊断价值。

绝大部分患者伴有胰酶水平升高，临床上应与急性胰腺炎相鉴别。如果患者虽然有胰酶水平升高，但无相应的腹部体征，CT和B超等影像学检查缺乏胰腺水肿、渗出及坏死的征象，且随着酮症酸中毒的纠正，胰酶在2～3 w内能恢复正常，则不考虑合并急性胰腺炎。

3. 如何防治暴发性Ⅰ型糖尿病酮症酸中毒

糖尿病酮症酸中毒最常见病因是潜在或合并感染（40%）、遗漏或中断胰岛素治疗（25%）和新诊断的/先前未知的糖尿病（15%），其他相关的原因约占20%。在诊治DKA患者时，一定要注意排查是否存在呼吸道、泌尿道、消化道及皮肤感染，一旦发现要积极治疗。原因不明的口渴增加（即多饮）、排尿增加（即多尿症）是DKA最常见的早期症状。身体不适、全身乏力、疲劳也可出现。恶心和呕吐也经常发生，可能与弥散性腹痛、食欲减退和厌食相关。

三、妊娠合并暴发性Ⅰ型糖尿病催引产流程

如图18所示。

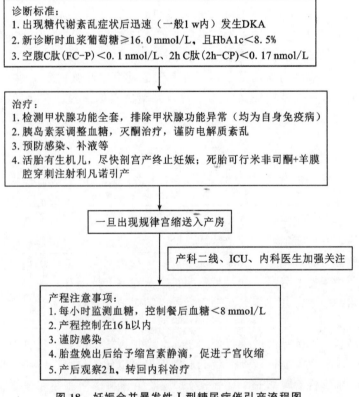

图18 妊娠合并暴发性Ⅰ型糖尿病催引产流程图

四、暴发性Ⅰ型糖尿病新进展

妊娠糖尿病酮症酸中毒是指在妊娠期间糖尿病患者胰岛素不足明显加重，升糖激素不适当升高，造成血糖、蛋白质、脂肪及水、电解质紊乱、代谢性酸中毒等主要表现的临床综合征。孕妇血糖控制欠佳，导致其死胎、巨大胎儿、胎儿智力障碍、新生儿呼吸窘迫综合征、新生儿低血糖等发生率明显高于正常人。死胎的原因在于高血糖导致氧离曲线左移，增加了红细胞和氧的亲和力，减少了红细胞在周围组织中的释放量；其次是由于患者子宫血流减少。由于多数妊娠期糖尿病孕妇无自觉症状，空腹血糖也正常。建议首次产前检查时，应对所有妊娠妇女进行妊娠期糖尿病发病风险评估。特别是对伴有明显肥胖、有妊娠期糖尿病病史、有糖尿病及明确的糖尿病家族史者，应于妊娠24~28 w进行妊娠期糖尿病的筛查。另外，平衡的孕期营养对降低妊娠糖尿病的发病率非常重要，合理的孕期营养是孕妇健康和胎儿正常发育的关键，是避免围生期妊娠糖尿病的重要措施，能有效控制妊娠糖尿病酮症酸中毒致宫内死胎的发生。

暴发型Ⅰ型糖尿病是2000年日本学者Imagawa等提出的免疫介异性Ⅰ型糖尿病（T1DM）新亚型，该病可发生于妊娠期或刚分娩后，称妊娠相关性暴发性T1DM，妊娠妇女是本病的高危人群，特别是妊娠后3个月及分娩后2 w内发病较多见。目前，该病发病机制并不清楚，可能与遗传因素、病毒感染、自身免疫及妊娠有关。大多数患者在起病前2 w内有前驱上呼吸道感染病史，提示病毒感染可能与发病有关。一些患者体内可检测到多种病毒抗体，如柯萨奇病毒、艾柯病毒、疱疹病毒等，说明这些病毒与此病发生有关。病毒直接感染易感个体的胰岛B细胞，并在细胞内自我复制导致细胞破坏，病毒感染激活固有免疫应答，通过巨噬细胞的作用清除病毒和受感染的胰岛B细胞，其中，细胞因子和一氧化氮途径可能起重要作用。国外有流感病毒和腮腺炎病毒感染后发生FT1D的报道。Shimizu等对比了妊娠期发生的与妊娠无关的FT1D酸中毒及孕期感染增加，与妊娠无关的FT1D患者相比表现出更高的胰酶水平，更低的HbA1c和动脉血pH值，死胎发生率更高。FT1D起病急骤，起病前常有上呼吸道或胃肠道感染史，在出现口渴、多饮、多尿、体重下降1 w内即发生DKA，部分患者可有恶心、呕吐、腹痛，以及化验血胰淀粉酶、转氨酶升高。国内有报道此病起病时高血糖、DKA和电解质紊乱比经典T1DM更严重，易合并肝、肾、心脏、横纹肌、胰腺外分泌等多脏器功能损害，表现为肝酶、胰酶（胰淀粉酶、脂肪酶、弹性蛋白酶等）和肌酶等升高，严重时可发生横纹肌溶解、急性肾功能衰竭甚至心搏骤停。本例患者急诊血生化、电解质异常，考虑与严重DKA有关。上腹部CT提示，胰腺大小形态正常，未见异常密度，周围脂肪层密度无增高。血淀粉酶升高，考虑存在胰腺外分泌损害，与淋巴细胞浸润。

目前，国际上尚无统一的诊断标准，多采用2005年日本糖尿病协会的标准：出现糖代谢紊乱症状后迅速（一般1 w内）发生DKA；新诊断时血浆葡萄糖≥16.0 mmol/L，且HbA1c<8.5%；FC-P<0.6 nmol/L、2 h-CP<0.17 nmol/L。符合诊断标准3条即可诊断为FT1D。如患者后两点符合但病程超过1 w，也应高度怀疑为此病。该患者系孕7个月，既往无糖尿病史，检查未发现血糖升高，胎动消失后2 d B超提示死胎，急诊查血浆葡萄

糖≥16.0 mmol/L，尿酮体+++，急诊动脉血气 pH 值<6.85，血钾低，HbA1c 正常，起病急骤，代谢异常严重，可诊断为 FT1D。本病的治疗原则是按照 DKA 治疗，严密监测血糖、血生化、尿酮体、肝肾功能、胰酶、血清肌酸激酶、心电图等，对于妊娠妇女，若已处于妊娠晚期应及时行剖宫产，若已造成胎死宫内，应及早行引产术。妊娠相关性 FT1D 一旦明确诊断，必须立即开始治疗，否则病情常迅速恶化，患者多在 24 h 内死亡。FT1D 患者由于胰岛素分泌能力几乎完全丧失，血糖一般很难控制，对孕妇而言，即使结束妊娠，仍持续 T1DM 的状态，胰岛功能难以恢复，需长期胰岛素替代治疗。

参考文献

[1] 杨慧霞.妊娠合并糖尿病实用手册[M].第 2 版.北京:人民卫生出版社,2018.

[2] 廖二元,超楚生,伍汉文,等.内分泌学[M].北京:人民卫生出版社,2001.

[3] 中华医学会妇产科学分会产科学组,中华医学会围产医学分会妊娠合并糖尿病协作组.妊娠合并糖尿病诊治指南[J].中华妇产科杂志,2014,49(8):561-569.

[4] Shimizu I,Makino H,Imagawa A,et al.Clinical and immunogenetic characteristics of fulminant type I diabetes associated with pregnancy[J].Clin Endocrinol Metab,2006,91:471-476.

[5] Sano H,Terasaki J,Tsutsumi C,et al.A case of fulminant type 1 diabetes mwllitus after influenza B infection[J].Diabetes Res Clinpract,2008,79:e8-e9.

[6] 陆再英,钟南山.内科学[M].第 7 版.北京:人民卫生出版社,2008.

妊娠合并癫痫剖宫产

一、孕妇病史及入院后处理

患者，30岁，因"孕38w+4d，要求入院待产"于2018年7月9日14：11住院。现病史：平素月经规则，末次月经在2017年10月12日，预产期在2018年7月19日。停经35d查尿HCG阳性，提示妊娠，孕早期有轻微恶心、呕吐等早孕反应，孕4月余感胎动。孕期未定期产检。孕4月曾癫痫发作1次，表现为意识丧失，全身抽搐，口吐白沫，2分钟后意识恢复，抽搐停止，未至医院就诊。孕期无其他特殊不适。2018年3月16日B超提示：单活胎，胎儿先天性膈疝，左侧膈疝。产前诊断中心多学科专家会诊后建议孕26w左右行胎儿MRI，但孕妇及家属拒绝MRI检查。2018年7月7日B超提示单活胎，胎儿先天性膈疝：左侧膈疝，左肾位置上移，胎儿三尖瓣反流、二尖瓣少许反流（胎儿偏左侧膈肌可见2.4cm回声连续性中断，可见胃泡、部分肝脏及部分肠管疝入左侧胸腔内，将心脏推向右侧胸腔），BPD 10.0cm，AFV 6.1cm，脐动脉S/D 2.65，胎儿估重3 308g。外科建议胎儿出生后行手术治疗（膈疝修补术）。现无腹痛及阴道出血、流水，自觉胎动正常。孕期以来，精神、饮食、睡眠正常，大小便无异常，体重随孕周逐渐增加。既往史：有癫痫病史10年，曾口服丙戊酸钠等抗癫痫药物3年（具体不详），怀孕2年曾癫痫小发作1次，孕期服用药物治疗。辅检：2018年3月9日染色体核型报告分析提示胎儿羊水细胞G显带染色体320条带水平未见异常。入院B超检查结果同前。入院诊断：①胎儿畸形：左侧膈疝；②孕1产0，孕38w+4d头位待产；③妊娠合并癫痫。

诊疗经过：入院后完善血、尿常规，凝血功能、生化等相关检查，因孕妇有10年癫痫病史，孕4月曾癫痫发作1次，充分向孕妇及家属告知病情后其签字要求2018年7月10日行子宫下段剖宫产术，孕妇本人入院后转成人ICU观察。入院后请外科医生会诊，建议新生儿出生后在新生儿科复苏，情况允许下转外科手术。患者2018年7月10日14：00在腰硬联合麻醉下行子宫下段剖宫产术，新生儿科医生复苏术前至手术室做好复苏及转运工作。14：06，以LOT位助娩一活女婴，出生后Apgar评分8分—1分钟（肤色、呼吸各减1分）、9分—5分钟（呼吸减1分），体重3 275g，身长50cm，脐带长50cm，羊水量约800ml，色清。新生儿断脐后立即交给助产士放入暖床，新生儿科医生、麻醉科医生、产科医生协作复苏。患儿出生时有哭声，自主呼吸存在，呼吸不规则，浅促，三凹征明显，心率120次/min，肤色发绀，肌张力正常，反应良好。因患儿宫内诊断先天性膈疝，立即予气管插管，人工正压通气给氧，患儿肤色迅速转红润。给予保暖及人工正压通气下立即转 NICU 继续治疗。胎盘自然娩出，完整，宫体注射催产素 20 U，静滴催产素 20 U、葡萄糖酸钙 1 g、地塞米松 10 mg、氨甲环酸 1 g 静滴。连续缝合子宫切口。探查子宫切口无渗血，双侧附件外观无明显异常，常规逐层关腹。术程顺利，术中出血约 400 ml。产妇术后转入成人 ICU 进一步治疗。产妇术后病情稳定。新生儿转入 NICU 后因抢救无效死亡。

二、临床处理所面临的难题及解决办法

1. 妊娠合并癫痫的处理

妊娠期 20%～30% 患者癫痫发作可能增加，20%～30% 有所减少，40%～50% 发作无变化。孕前有癫痫发作的患者妊娠期再发的风险升高 3.7 倍，多药治疗患者妊娠期癫痫再发的风险是单药治疗的 2.98 倍。影响妊娠期患者癫痫发作的因素很多，均可导致抗癫痫药物（anti-epileptic drugs，AEDs）血浓度降低。调整及优化 AEDs 应在孕前完成，尽可能使用单药、最小有效剂量；出现癫痫发作，应检测血药浓度，指导 AEDs 治疗；妊娠期应避免对 AEDs 作大的调整，因为调整药物往往需要数周或数月，更换药物的风险大于益处。有怀孕计划的癫痫患者，孕前进行咨询及评估，规范化 AEDs 治疗，妊娠期增加产检次数，多学科合作管理，可以降低母儿并发症，改善妊娠结局。产后继续 AEDs 治疗。由于母乳中 AEDs 浓度较血清中低，服用 AEDs 期间可以母乳喂养，但若发现新生儿嗜睡、肌张力降低、吸吮困难时，应考虑应用代乳品。

2. 胎儿膈疝肺功能监测

因为胎儿胸腔内含两大重要脏器，即肺和心脏，前者体积较后者大，所以，胎儿肺体积减小（肺发育不良）可引起胸围测量值减少，可以借此用超声参数来评估胎儿肺发育情况。在众多数据中，"肺头比"（lung-head ratio，LHR）是目前临床评估产前肺发育的主要参考指标之一。在先天性膈疝（CDH）病例中，一般妊娠 24～26 w 时如胎儿的 LHR>1.4 可能提示预后较好，LHR<1.0 预后较差，而 LHR<0.6 则病死率为 100%。一般将胎儿 LHR<1.0 或有肝脏嵌入胸腔者归为重症膈疝。CDH 患儿常常因为阻碍了胎儿膈疝侧肺的呼吸运动，导致肺发育进一步损伤，可以表现为肺泡数目减少，肺泡发育不良是继发于膈肌的缺损。膈肌缺损和肺发育不良是 2 个相互独立的因素导致产生的病理改变。目前出生后临床诊断 CDH 一般并不困难，重点主要还是集中在产前诊断、术前对预后的判断及治疗的选择方面，因此，如何早期发现、评估预后、把握合适的治疗时机与方法、提高围术期处理水平、处理肺发育不良是目前提高 LHR 诊治成功率的关键问题。

该例患者出现了肝脏嵌入胸腔，出生后双肺发育不良程度严重，经过 NICU 积极治疗仍无法缓解，后放弃治疗。

三、妊娠合并癫痫围产期处理流程

如图19所示。

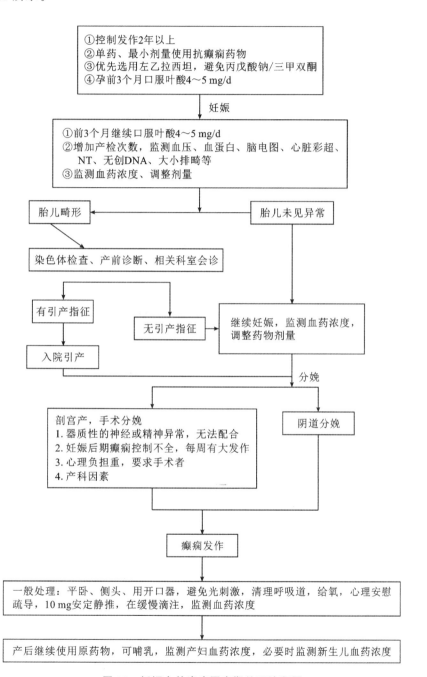

图19　妊娠合并癫痫围产期处理流程图

四、妊娠合并癫痫诊治进展

癫痫是多种原因导致的脑部神经元高度同步化异常放电的临床综合征,临床表现具有发作性、短暂性、重复性和刻板性的特点。异常放电神经元的位置不同及异常放电波及的范围差异,导致患者的发作形式不一,可表现为感觉、运动、意识、精神、行为、自主神经功能障碍或兼有之。临床上每次发作或每秒发作的过程称为痫性发作,一个患者可有一种或数种形式的痫性发作。癫痫分类非常复杂,常分类如下。①部分性发作:指源于大脑半球局部神经元的异常放电,包括单纯部分性、复杂部分性、部分性继发全面性发作。②全面性发作:最初的症状学和脑电图提示发作源于双侧脑部,多在发作初期就有意识丧失,包括全面强直-阵挛发作、强直性发作、阵挛性发作、失神发作、肌阵挛发作、失张力发作。癫痫是一种常见的神经系统疾病,患病率为0.4%~0.8%,其中生育期妇女占40%,长期以来,国内外学者均认为围产期因素是癫痫的主要危险因素,并观察和评定了癫痫对妊娠及子代畸形的影响,强调妊娠期间用药应尽量采用单药最小剂量治疗,加强血药浓度监测,以减少或避免发生胎儿畸形及孕期癫痫大发作,获得满意的妊娠结局。

妊娠期20%~30%患者癫痫发作可能增加,20%~30%有所减少,40%~50%发作无变化。孕前有癫痫发作的患者妊娠期再发的风险升高3.7倍,多药治疗患者妊娠期癫痫再发的风险是单药治疗的2.98倍。计划妊娠的癫痫妇女最好在控制发作2年以上且停药,对复发风险进行个体评估后,所有药物的调整应在妊娠前完成,并且有一段时间的观察期,以选用最低剂量的单药治疗为好。

患癫痫的孕妇面临着两大难处,一方面癫痫需要良好控制,另一方面尽量减少抗癫痫药对胎儿的影响。在妊娠的前3个月,最好保持尽可能低的剂量,以减少畸形的风险。癫痫患者的基因缺陷在特定的环境因素作用下,诱发癫痫的同时可能产生致畸作用,胎儿苯妥英综合征的某些典型表现,部分来自患病母亲的遗传。有报道表明妊娠期用药者胎儿畸形的发生率为正常人群的2~3倍,最常见的畸形为唇裂、腭裂、先天性心脏病或小头畸形等。抗癫痫药引起胚胎神经管缺陷、先天性心脏病的敏感时期为孕3~8w,而药物对胎儿生长和精神发育的影响可能贯穿整个妊娠期。与其他一些主要的抗癫痫药物相比,丙戊酸的致畸作用与剂量有关,大于1000 mg/d时,其风险性增加。三甲双酮可引起多发性畸形,且精神发育迟缓的发生率增高;苯巴比妥、苯妥英钠及卡马西平的致畸作用相对较轻,但亦可引起小头畸形、颅面畸形、肢体远端发育不良及轻中度精神发育迟缓等。孕期抗癫痫药物应用的注意事项:说服并监督患者按规定服药;不得任意变动原来的有效方案;酌情监测血药浓度,能测定游离药物的浓度更好,以维持最低有效剂量,预防发作;早孕反应严重者可于每晚用药,采用缓释胶囊,有助于维持血药浓度。长期服用酶诱导类抗癫痫药如苯巴比妥、苯妥英钠、卡马西平、扑米酮、奥卡西平者可致胎、婴儿体内维生素K依赖性的凝血因子缺乏,故应在妊娠34w始给予维生素K_1 10 mg/d,以防止新生儿出血。抗癫痫药剂量的调整应基于临床观察和血药浓度的监测,早孕期尽量降低抗癫痫药的剂量而在孕后期加大剂量,以防止分娩过程中出现发作。

癫痫发作风险在分娩过程中是最高的,有1%～2%的患者分娩过程中有全身强直发作。脱水、长时间的禁食或合并用药是产时癫痫发作危险性增加的因素。在分娩后短时间内还有1%～2%的患者会发作,这些大发作是孕期的9倍。癫痫发作时,首先要排除子痫;全面强直-阵挛发作时要防止外伤和舌咬伤,保持呼吸道通畅,首选安定静脉缓慢推注至抽搐停止,然后静滴维持,防止脑水肿,同时加强胎心监护。癫痫剖宫产指征:可适当放宽手术指征。在分娩时应该有预案,以处理全身性发作。如在分娩过程中发生全身性发作,可给予西地泮10 mg静脉注射,但有些患者因使用大量镇静剂,无法阴道分娩,需要剖宫产。如果出现新生儿窒息,应及时复苏,同时给予维生素K_1肌注,可减少新生儿出血性疾病发生的风险。一般情况下,大多数癫痫妇女可期待一个安全的分娩。

参考文献

[1] 刘文英.先天性膈疝的诊断与治疗[J].中华实用儿科临床杂志,2016,31(11):814-817.
[2] 白琳,张潇,路文革,等.妊娠合并癫痫患者的临床特征及处理对策[J].中国实用神经疾病杂志,2017,20(9):34-36.

妊娠合并急性脂肪肝引产

一、孕妇病史及入院后处理

患者，27岁，因"停经36 w+6 d，血压升高5 d，B超提示双胎死亡1 d"于2017年8月31日10：00入院。平素月经规律，末次月经在2016年12月15日，预产期在2017年9月22日。停经30+天查尿HCG阳性，提示妊娠，孕早期有轻微恶心、呕吐等早孕反应后逐渐缓解，孕4月余感胎动至今。孕期定期产检，产检11次，早期B超提示双胎，单绒双羊可能，孕期B超未见双胎发育不一致，未见羊水异常，2017年8月26日（36 w+1 d）B超提示一胎儿脐动脉S/D比值升高3.09，孕妇及家属未予以重视。5 d前产检发现血压升高，最高145/95 mmHg，无头晕眼花等症状，孕期无特殊不适。入院前1 d无明显诱因呕吐，无腹泻，入院当天自觉胎动消失，B超提示双胎死胎，孕妇心脏超声提示：心包积液。患者因"双胎、死胎"入院。孕期以来，精神、饮食、睡眠正常，大小便无异常，体重随孕周逐渐增加。既往史：体健。生育史：孕3产1，顺产1次，人流+清宫1次。辅助检查：2017年8月31日B超提示双胎，A胎儿BPD 9.1 cm，AFV 1.7 cm，胎儿估计体重2 338 g，胎儿腹腔积液；B胎儿BPD 8.5 cm，AFV 2.6 cm，胎儿估计体重2 292 g。腹部B超提示孕妇右侧输尿管上段扩张伴右肾积水。入院诊断：①死胎；②双胎妊娠；③孕3产1，孕36 w+6 d待产；④呕吐原因待产；⑤妊娠期高血压疾病。

诊疗经过：患者精神、饮食差，伴间断呕吐。入院完善相关检查，凝血功能+D-二聚体：D-二聚体27.94 μg/ml，纤维蛋白原含量0.44 g/L，凝血酶原时间19.8 s，凝血酶时间21.8 s，不排除自身凝血功能障碍性疾病及死胎所致凝血功能异常可能。患者因凝血功能异常转入成人ICU。床边查血气分析（静脉）：pH值7.32，PCO_2 32 mmHg，PO_2 37 mmHg，钠134 mmol/L，钾5.0 mmol/L，钙1.18 mmol/L，血糖（GLU）2.6 mmol/L，血乳酸（LAC）7.5 mmol/L，红细胞压积（HCT）45%。于成人ICU给予抗感染、保护肝肾功能、动态监测凝血功能、维持水电解质酸碱平衡等治疗。2017年9月1日（00：05）肝肾功能电解质提示：钾5.78 mmol/L，乳酸脱氢酶624.3 U/L，肌酸激酶同工酶26.0 U/L，肌酸激酶124.0 U/L，前白蛋白0.03 g/L，白蛋白37.3 g/L，总蛋白71.3 g/L，间接胆红素53.0 μmol/L，直接胆红素81.0 μmol/L，总胆红素134.0 μmol/L，总胆汁酸21.9 μmol/L，尿酸597.5 μmol/L，肌酐248.9 μmol/L，尿素氮8.9 mmol/L，谷草转氨酶166.8 U/L，谷丙转氨酶248.9 U/L。尿液分析：隐血+++，蛋白质阴性。血液分析：中性粒细胞数$12.58×10^9$/L，白细胞计数$18.10×10^9$/L，D-二聚体27.91 μg/ml，

妊娠合并急性脂肪肝引产

纤维蛋白原含量 0.44 g/L，凝血酶原时间 19.8 s，凝血酶时间 21.8 s。2017 年 9 月 1 日 (07：05) 复查肝肾功能＋凝血功能＋D-二聚体：肌酐 249.2 μmol/L，间接胆红素 39.1 μmol/L，直接胆红素 71.5 μmol/L，总胆红素 110.6 μmol/L，谷草转氨酶 102.4 U/L，谷丙转氨酶 170.7 U/L，D-二聚体 22.51 μg/ml，纤维蛋白原含量 0.51 g/L，凝血酶原时间 22.2 s，凝血酶时间 25.18 s，中性粒细胞数 $11.41×10^9$/L，白细胞计数 $15.73×10^9$/L。产前输入血浆 200 ml，冷沉淀 14.5 U。告知孕妇及家属：肝肾功能异常、凝血功能异常，以上器官功能异常，可能导致孕妇分娩过程中用药受到限制，产后出血风险增加。入院时内诊孕妇宫颈管 Bishop 6 分，拟行 0.5% 催产素催产。产妇于 2017 年 9 月 1 日 11：09 行穿颅毁胎术引产一死男婴，体重 1 780 g，身长 43 cm，无脐带缠绕，羊水清亮；11：16 分自然分娩另一死男婴，体重 2 000 g，身长 45 cm，有脐带绕颈一周，羊水成棕黑色，胎盘自然娩出，完整，未行清宫术，会阴一度裂伤，包埋缝合，分娩经过顺利，产时共出血 400 ml。为防止引产后出血，宫颈钳夹无齿卵圆钳 4 把，阴道填塞纱布 3 块。产后诊断：①死胎；②双胎；③孕 3 产 2，孕 36 w+6 d 引产两死男婴；④肝肾功能不全；⑤凝血功能异常；⑥宫内感染；⑦左肾结石；⑧右肾积水；⑨高乳酸血症；⑩代谢性酸中毒；⑪HELLP 综合征待排。产后诊疗计划：①抗感染（青霉素 800 万 U，静滴）；②动态监测凝血功能，必要时输注冷沉淀及血浆；③抗凝，患者血栓风险（caprini）评分 4 分，存在抗凝指征，但凝血功能异常，评估出血风险后，暂予以气压物理治疗，防止下肢深静脉血栓形成；④护肝降胆汁酸治疗；⑤患者代酸及高钾血症已纠正，乳酸仍偏高，肾功能相关指标较前好转，减少利尿剂用量，继续观察尿量变化，定期复查肝肾功能及电解质等指标变化。2017 年 9 月 5 日复查肝肾功能电解质提示：钾 3.8 mmol/L，乳酸脱氢酶 631.0 U/L，肌酸激酶同工酶 21.6 U/L，肌酸激酶 55.0 U/L，前白蛋白 0.03 g/L，白蛋白 27.5/L，总蛋白 48.3 g/L，间接胆红素 7.1 μmol/L，直接胆红素 87.2 μmol/L，总胆红素 94.3 μmol/L，总胆汁酸 46.7 μmol/L，尿酸 627.0 μmol/L，肌酐 208.0 μmol/L，尿素氮 18.7 mmol/L，谷草转氨酶 44.5 U/L，谷丙转氨酶 33.5 U/L。尿液分析：蛋白质阴性。血液分析：中性粒细胞数 $17.0×10^9$/L，白细胞计数 $23.54×10^9$/L。凝血功能＋D-二聚体：D-二聚体 7.56 μg/ml，纤维蛋白原含量 0.72 g/L，凝血酶原时间 17.8 s，凝血酶时间 23.9 s，空腹血糖 3.81 mmol/L。2017 年 9 月 5 日患者及家属要求出院，告知病情危重，随时可能因病情加重危及生命，患者及家属表示知情，办理出院，返回当地医院治疗，嘱回当地后继续上述治疗，必要时输注血浆纠正凝血功能、低蛋白血症及血浆置换清除血液中的代谢物。最终诊断：①妊娠期急性脂肪肝；②肝肾功能不全；③凝血功能异常；④高乳酸血症；⑤代谢性酸中毒；⑥电解质紊乱；⑦左肾结石、右肾积水；⑨宫内感染；⑩死胎；⑪双胎；⑫孕 3 产 2，孕 36 w+6 d 引产两死男婴。经过电话随访，患者回当地医院内科继续上述对症治疗 2 w，生化结果基本正常出院，住院期间间断少量输入血浆 600 ml。

二、临床处理所面临的难题及解决办法

1. 胎死宫内时间长短对孕妇的影响

胎死时间长者可全身疲乏、食欲不振、腹部下坠，产后大出血或弥散性血管内凝血。死胎在宫腔内停留过久能引起母体凝血功能障碍。胎儿死完后约 80% 在 2～3 w 内自然娩出，若死亡后 3 w 胎儿仍未排出，退行性变的胎盘组织释放凝血活酶进入母血循环，激活血管内凝血因子，引起弥散性血管内凝血，消耗血中纤维蛋白原及血小板等凝血因子。胎死宫内 4 w 以上，DIC 发生机会明显增多，可引起分娩时的严重出血。

2. 引产前凝血功能异常的处理

死胎如果在宫中滞留 4～5 w，可引起低纤维蛋白原血症。死胎漏诊引起孕妇凝血障碍，主要是胎盘与子宫界面纤维蛋白原和血小板消耗所致。当孕妇出现凝血障碍时，可给患者输注 FFP 或冷沉淀及血小板治疗。对于循环系统功能健全的孕妇，可给患者使用肝素治疗，持续用药 48 h，使纤维蛋白原水平回复到止血水平之后，再进行引产。

严重凝血障碍使凝血因子大量减少，及时补充是治疗关键。可输入新鲜的全血、冰冻鲜血浆、冷沉淀、血小板悬液、凝血因子复合物、纤维蛋白原等。在没有凝血因子复合物和纤维蛋白原的情况下，输入大量的冰冻鲜血浆是最好的选择，随着成分输血的开展，冰冻血浆非常容易得到，冰冻血浆除了没有血小板外含有各种凝血因子，其浓度和新鲜全血相似。

3. 正确认识妊娠期急性脂肪肝（acute fatty liver during pregnancy，AFLP）

关于 AFLP 的诊断，以 Swansea 为标准，使临床诊断更容易操作，其有 14 项临床特征：呕吐、腹痛、渴、多尿、脑病表现、高胆红素（>14 μmol/L）、低血糖（<4 mmol/L）、高尿酸（>340 μmol/L）、白细胞增多（>11×10^6/L）、腹水或肝脏超声检查呈"亮肝"特征、高 AST/ALT（>42 U/L）、高血氨（>47 μmol/L）、肾损害（肌酐>150 μmol/L）、凝血功能障碍［凝血酶原时间（PT）>14 s 或活化部分凝血活酶时间（APTT）>34 s］、肝活检病理为微泡性脂肪变性。孕妇在排除其他病因所致以上临床特征的情况下，有 6 项或 6 项以上符合可诊断为 AFLP，此标准可作为肝活检的替代来临床诊断 AFLP。AFLP 病情进展迅速，任何的漏诊、误诊和拖延治疗都会增加孕妇肝损害、严重的出血、低血糖、昏迷、酸中毒和肾衰竭的风险。所以，AFLP 临床处理的关键就在于早期诊断，一经诊断，应立即终止妊娠。因 AFLP 患者经阴道分娩过程中产程的时间和机体的消耗可能加重肝损害及增加出血风险使病情加重，所以终止方式首选剖宫产术，麻醉首选静脉全身麻醉或局部麻醉。本例入院后病情进展迅速，肝功能损害，血清胆红素升高，引产后出现黄疸。治疗过程中应积极采取多学科支持治疗。术中术后出现出血情况应积极纠正凝血障碍，保肝降酶治疗，积极抗感染治疗，纠正电解质紊乱及酸中毒治疗，预防肝性脑病发生。

三、死胎引产流程

如图 20 所示。

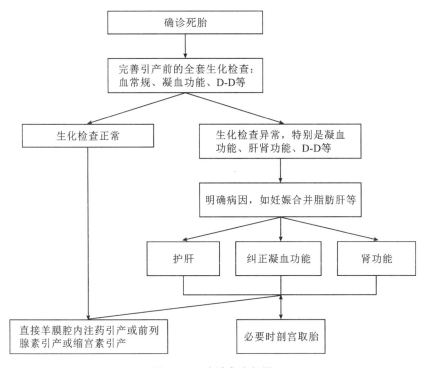

图 20 死胎引产流程图

四、妊娠急性脂肪肝

妊娠急性脂肪肝是出现于妊娠晚期的一种严重罕见的并发症，其病理改变是肝细胞脂肪变性，导致临床上出现肝功能衰竭和肝性脑病，常伴有多脏器损害，目前该病的发病机理尚不明确，至今仍无特效的治疗手段。

大多数研究认为初产妇、多胎妊娠、男胎和子痫前期是其高危因素，目前该病的病因及发病机制不详，可能与妊娠晚期体内激素水平变化、脂质代谢、蛋白质合成代谢障碍及胎儿方面等因素相关，也有研究认为与妊娠期高血压有关。但大多数的研究结果表明，AFLP 与线粒体脂肪酸氧化功能障碍密切相关，认为妊娠急性脂肪肝发病与长链 3-羟基辅酶 A 脱氢酶（LCHAD）缺乏有着密切关联。胎儿由于缺乏这种酶，生成的大量长链脂肪酸不能被有效地氧化，通过胎盘进入母体，如果母亲也是 LCHAD 缺陷，容易导致肝脏发生小脂滴脂肪变性而发病。

AFLP 主要表现为黄疸，凝血功能障碍，肝、肾功能急剧衰竭，常伴有多脏器损害。既往研究 80% 出现消化道症状，20% 孕晚期合并子痫前期。AFLP 主要并发症为肝性脑病、肾衰、DIC、内脏出血或产后出血，其中以重型肝炎的肝性脑病最为常见，病死率高。

辅助检查：如实验室检查。①血象：白细胞升高（WBC≥10.0×10⁹）、血小板减少，可见幼红细胞，其来源为肝内髓外造血，是诊断本病的敏感指标；②尿常规检查：尿蛋白可阳性，尿胆红素常阴性，是诊断本病的重要依据；③凝血改变：凝血酶原时间明显延长，纤维蛋白原减少，严重者出现弥散性血管内凝血（DIC）；④肝功能检查：血清总胆红素呈进行性加重，谷丙转氨酶（ALT）、谷草转氨酶（AST）升高，碱性磷酸酶升高；低蛋白血症，严重者出现酶胆分离；⑤随机及空腹血糖明显降低；⑥肾功能改变：尿素氮升高、肌酐及尿酸升高。尿酸升高可先于 AFLP 临床发作之前出现。

B超检查：B超如提示肝脏体积缩小，肝区弥散性密度增高，呈雪花状，称之为"亮肝"现象，可有助诊断。

肝组织活检：肝组织活检可明确诊断。但 AFLP 常伴有凝血功能异常，肝穿刺危险性较大，临床上应尽量避免使用。

诊断：多发生于妊娠晚期 30～38 w；既往无肝炎病史；主要表现为黄疸进行性加重，凝血功能障碍，肝肾功能急剧衰竭，并伴有多脏器损害；检查肝炎病毒标志物阴性、尿胆红素阴性，常伴有低血糖、凝血酶原时间延长、纤维蛋白原减少，严重者出现弥散性血管内凝血（DIC）等表现。

鉴别诊断：

（1）妊娠合并重型肝炎。特别是妊娠晚期合并急性暴发性病毒性肝炎，二者临床变下相类似；但检查血清病毒标志物阳性，早期血清转氨酶明显升高（ALT、AST≥1 000 U/L）。随着病情发展很快出现胆酶分离；血尿酸正常，白细胞正常；可出现肝肾综合征；体检可发现肝脏相对、绝对浊音界迅速缩小；必要时可行肝脏活检明确诊断；肝脏病理组织提示肝细胞广泛坏死，无肝脏急性脂肪变性依据。

（2）妊娠期肝内胆汁淤积症（ICP）。ICP 是妊娠中晚期特有的并发症，临床表现以全身瘙痒、黄疸为特征，但分娩后很快好转；消化道症状轻，大多数患者肝功能基本正常或转氨酶轻度升高，凝血机制基本正常，无多脏器损害等表现，患者预后良好。

（3）HELLP 综合征。是妊娠期高血压疾病的严重并发症，可出现溶血、血清转氨酶升高、乳酸脱氢酶升高，也可出现血小板减少，但很少出现 DIC，血糖亦基本正常。病理提示肝细胞局灶性坏死、出血、毛玻璃样变。

治疗：

（1）终止妊娠。由于只有终止妊娠才能控制病情进一步发展，因此，临床上一旦诊断为 AFLP，应尽早做好终止妊娠准备。终止妊娠尽量选择剖宫产为主，国内有学者通过回顾性分析发现剖宫产产妇及婴儿存活率高于阴道分娩者。

（2）纠正凝血功能障碍。大量输注新鲜全血及血浆，静脉输注凝血酶复合物、纤维蛋白原、血小板等，必要时可考虑应用肝素抗凝治疗。

（3）人工肝治疗。临床上应用较多的是血浆置换术。目前血浆置换技术成熟、效果显著,是普及面较广的一种人工肝常用治疗方法。血浆置换可显著改善患者的肝功能和肝性脑病。

参考文献

[1] 陈务卿,吴继周.妊娠急性脂肪肝研究新进展[J].内科,2011,6(6):583-585.

[2] 夏夷.妊娠期急性脂肪肝发病机制及治疗进展[J].中华全科医学,2016,14(11):1936-1938.

[3] 付丽华,张丽菊,伊诺,等.23例妊娠急性脂肪肝临床诊疗分析[J].中国肝病杂志(电子版),2015,2(2):40-44.

妊娠合并贫血羊水过多引产

一、孕妇病史及入院后处理

孕妇，25岁，因"孕28w+2d，发现胎儿心功能不全18d"于2017年5月16日16:37入院。现病史：平素月经规则，末次月经在2016年10月28日，预产期在2017年9月5日。停经30d查尿HCG阳性，提示妊娠，孕早期有轻微恶心、呕吐等早孕反应，孕4月余感胎动，定期产检，产检3次，2017年4月28日超声提示脐带插入处低回声胎盘绒毛膜血管瘤可能，胎儿心脏增大、反流，大中动脉流速高，肝静脉及脐静脉腹内段增宽（心功能不全）。于2017年5月16日要求引产入院。孕期经过顺利，无特殊不适。既往史：既往体健，否认特殊疾病史。2012年因"社会因素"行剖宫产一女，现体健。生育史：孕3产1，人工流产1次、剖宫产1次。产检：宫高39cm，腹围105cm，胎位LSA，宫缩无，先露头，先露浮，胎膜存，宫口未开。辅检：2017年4月28日B超提示单活胎，头位，BPD 7.7cm，AFV 13.2cm，AFI 40.5cm，胎儿估重1039g，脐带插入处低回声胎盘绒毛膜血管瘤可能，胎儿心脏增大，三尖瓣反流，大脑中动脉流速高，肝静脉及脐静脉腹内段增宽（心功能不全）。入院诊断：①胎盘绒毛膜血管瘤；②晚期妊娠（孕3产1，孕28w+2d）；③胎儿心功能不全；④前次剖宫产；⑤羊水过多；⑥妊娠合并贫血。

诊疗经过：入院后完善常规检查。Hb 76g/L，向孕妇及家属交代病情，小型绒毛膜血管瘤一般影响不大，大型血管瘤往往引起胎儿贫血。若胎儿贫血不严重，可严密监视下延长孕周。一旦怀疑胎儿有严重贫血，建议做脐带穿刺测定胎儿血红蛋白，并可进行胎儿输血。总之，应尽量延迟妊娠周数以提高新生儿存活率，若一旦胎儿心衰，则应尽早结束妊娠。此胎儿孕28w出现心衰，立即终止妊娠其预后也较差。孕妇及家属从优生优育角度出发，坚决放弃胎儿，要求引产。给予口服米非司酮（50mg，2次/d×3d）配伍依沙吖啶（100mg）羊膜腔穿刺引产。患者于2017年5月18日开始口服米非司酮，2017年5月21日行羊膜腔穿刺术注入依沙吖啶，于2017年5月23日10:10顺产一死男婴。体重1500g，身长40cm，羊水量5000ml，胎盘自然娩出完整，胎膜欠完整，未行清宫术。产时出血350ml，产妇因贫血产后输红细胞2U，产后2d治愈出院，复查Hb 70g/L，B超提示子宫及附件无异常。嘱出院后口服多糖铁复合物300mg，2次/d。产后1个月复查Hb 100g/L。

二、临床处理所面临的难题及解决办法

1. 胎盘绒毛膜血管瘤胎儿并发症

胎盘绒毛膜血管瘤的并发症与肿瘤血流多少有紧密关系，肿瘤内动、静脉吻合，可能破坏胎儿体内循环，导致胎儿生长发育受限（30%）。过多的血液循环可使胎儿心脏负加重，导致胎儿心脏、肝肥大，心衰及羊水过多（18%～35%），可使胎盘早剥、胎盘后血肿（4%～16%）、妊高征（16%～20%）、产后出血等机会增加；当脐动脉部分血液形成动静脉分流时，可引起胎儿－胎盘灌注的减少从而使血管瘤微循环缺血，形成栓塞，甚至DIC，则可能使胎儿出现全身凹陷性水肿、贫血性心脏病、低蛋白血症性肾衰而死亡（7.8%～15%）。因此，及时诊断肿瘤的部位，同时动态观察肿瘤的大小、胎儿心功能并及时终止妊娠对改善妊娠结局有明显意义。

2. 本病例引产如何预防产后出血

本例高危孕妇引产过程中最主要的危险是出血：孕妇有前次剖宫产史，此次妊娠为巨大绒毛膜血管瘤合并羊水过多，孕妇本人合并有贫血。这些都会导致产时产后大出血，若保守治疗无效必要时需要行子宫动脉介入栓塞甚至子宫切除。为防治产时产后出血我们采取的措施：①注意人工破膜过程中，羊水流出速度快，发生胎盘早剥可能性大，尽量自然破膜，人工破膜时注意小孔针眼缓慢流出羊水；②产妇胎儿娩出后立即输注同型红细胞（RBC）2 U，并随时追加输血量；③在胎儿娩出后预防性使用卡前列素氨丁三醇 250 μg；④若胎盘滞留不下，请二线及以上医生（副主任医师）人工剥离胎盘；⑤出血量多（>500 ml）尽早使用 Bakri 球囊压迫，球囊注水 500 ml；⑥宫腔填塞后仍有活动性出血，立即行子宫动脉介入栓塞。

三、妊娠合并贫血、羊水过多引产流程

如图 21 所示。

四、胎盘绒毛膜血管瘤治疗进展

临床上诊断胎盘绒毛膜血管瘤时，关键在于确定肿瘤的大小、部位及血供等。较小的胎盘绒毛膜血管瘤无须特别处理，适当增加产前检查次数。若彩超提示肿瘤直径 25 mm，须动态监测肿瘤生长、胎儿心功能及生长发育曲线，一旦出现胎儿心功能异常，则为终止妊娠的危急值，适时终止妊娠，可改善预后。

巨大胎盘绒毛膜血管瘤的治疗进展。虽然巨大的胎盘绒毛膜血管瘤的诊断并不困难，但是对其治疗目前还处于探索阶段。巨大胎盘绒毛膜血管瘤常常伴随严重的母胎并发症，尤其肿瘤位于脐带根部时，影响胎儿血液供应，增加了胎儿不良预后。针对这一情况，国外开展了宫内治疗，阻断肿瘤的血供。Nicolini 等于妊娠 27 w 时，在超声介导下，在胎盘绒毛膜血管瘤中最大的静脉内注入 1 ml 纯酒精后血管瘤血流明显减少，然后同样方法注

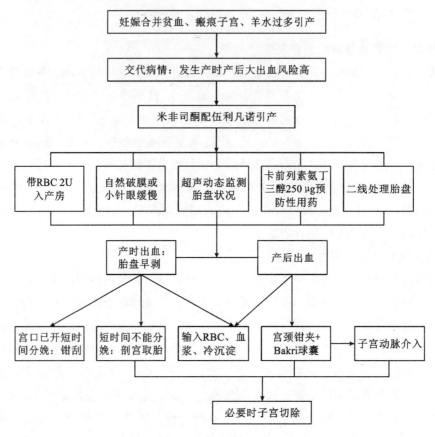

图 21 妊娠合并贫血、羊水过多引产流程图

射第二大静脉,血流完全停止。Quintero 等在 B 超确诊胎盘绒毛膜血管瘤合并胎儿水肿、心衰,脐带穿刺证实胎儿贫血及低蛋白血症后,行胎儿镜分离肿瘤的动脉并予以缝扎,术后 3 d 胎儿死亡,但这也为胎盘绒毛膜血管瘤胎儿宫内保守治疗做了尝试,2005 年 Quarella 采用同样的方法于妊娠 25 w 局麻下超声引导激光阻断绒毛膜血管瘤和脐带之间的主要血供(附着于胎盘胎儿面的两条供应血管,动脉和静脉的直径分别为 3 mm 和 5 mm,并放出羊水 1 500 ml,手术次日患者出院,术后 1 w 随访,肿瘤未见血流,于妊娠 39 w 因臀位选择性剖宫产分娩一健康婴儿,随访 9 个月,婴儿未见异常。胎儿镜、激光技术的发展都为胎儿宫内治疗创造了便利。

参考文献

赵蕾,肖梅.巨大胎盘绒毛膜血管瘤合并胎儿心功能异常——终止妊娠的信号[J].中国产前诊断杂志(电子版),2013,5(4):13-17.

妊娠期糖尿病伴死胎引产

一、孕妇现病史及入院后处理

1. 病例1

患者,30岁,因"孕足月,胎动消失2 d"于2013年5月20日10:00入院。现病史:平素月经规则,末次月经在2012年8月26日,预产期在2013年6月3日,停经30 d查HCG阳性,提示妊娠;孕早期有恶心、呕吐等早孕反应,孕4月开始感胎动,孕期未定期产检,2013年4月21日查空腹血糖10.7 mmol/L,2013年5月19日查空腹血糖12.3 mmol/L,未定期监测血糖,孕期未做任何治疗,饮食控制也不佳,仍坚持多饮多食。2013年4月20日产前检查提示胎心164次/min,未进行特殊诊治,因"孕37 w+5 d,死胎"入院,无下胀痛、阴道流血、阴道流水等产兆,自觉胎动失2 d,2013年5月19日超声示死胎,查尿糖+++,酮体+++。门诊B超提示:死胎,子宫前壁厚度0.11 cm、0.12 cm、0.08 cm(子宫前壁切口从左到右,左、中、右3个部位的厚度)。孕期以来,精神、饮食、睡眠正常,大小便无异常,体重随孕周逐渐增加。既往史:2005年停经30 w因外伤后胎心异常行剖宫产,新生儿重度窒息,抢救2 d后放弃治疗,2007年停经36 d后因"胎盘早剥"再次剖宫产,顺利手术产一男婴,现健在。婚育史:结婚年龄22岁,孕3产2。辅助检查:2013年5月19日B超提示死胎,头位。血压138/86 mmHg,心率100次/min,宫高38 cm,腹围108 cm,腹部可见长约12 cm横行切口,阴道检查:宫颈硬,宫颈管长3.5 cm。入院诊断:①死胎;②二次剖宫产;③孕3产2,孕37 w+5 d;④妊娠期糖尿病(GDM)。

诊疗经过:入院后完相关检查,监测空腹血糖13.8 mmol/L,予以胰岛素泵(50 ml生理盐水+50 U普通胰岛素)根据每隔30 min血糖情况调整用量来控制血糖,输注生理盐水2 000 ml,补充钾等来维持水、电解质平衡。待血糖控制在9.0~10.0 mmol/L于2013年5月20日14:30在腰硬外联合麻醉下"行子宫下段剖宫产术+双侧输卵管结扎术",手术产一死男婴,胎儿体重4.2 kg,羊水3度,量约500 ml,出血300 ml,手术过程顺利,术中血糖稳定。术后转入内科进一步治疗1 w,治疗期间使用诺和锐三餐前4 U:4 U:4 U,诺和灵N夜间4 U,血糖空腹控制在5.6 mmol/L左右,餐后2 h血糖7.0 mmol/L左右,术后7 d出院,出院后1个月停用胰岛素,改为饮食和运动控制血糖。

2. 病例2

患者,28岁,因"停经28 w+1 d,B超提示死胎1 d"于2017年1月17日10:00入院。患者平素月经规则,末次月经在2016年6月25日,预产期在2017年4月2日。停经40 d查尿HCG阳性,提示妊娠,孕早期有轻微恶心、呕吐等早孕反应,孕4月余感胎动。孕期未定期产检。2016年11月8日OGTT提示4.3 mmol/L、10.53 mmol/L、9.13 mmol/L，孕期自行在家予以饮食控制，未定期监测血糖。孕期无自觉不适。孕妇因孕28 w+1 d，入院3 d前自觉胎动减少，1 d前B超提示：死胎，入院。既往史：无特殊。生育史：孕1产0。辅检：①2017年1月16日B超提示死胎。②2016年11月8日OGTT提示4.3 mmol/L、10.53 mmol/L、9.13 mmol/L。入院诊断：①死胎；②晚期妊娠（孕1产0，孕28 w+1 d待产）；③妊娠期糖尿病。

诊疗经过：入院后完善相关检查无特殊，血糖餐前5.0～6.0 mmol/L，餐后6.0～7.2 mmol/L，指导饮食控制血糖。入院后拟定口服米非司酮（50 mg，2次/d）及羊膜腔注射依沙吖啶（100 mg）引产。2017年1月20日10：00超声监测下羊膜腔注射依沙吖啶100 mg，2017年1月21日10：00羊膜腔注射后24 h顺产一死女婴，产后2 d，复查B超后无异常，办理出院。出院诊断：①死胎；②孕1产1，孕28 w+4 d顺产一死婴；③妊娠期糖尿病。

二、临床处理所面临的难题及解决办法

妊娠期糖尿病的管理如下：

1. A级证据

（1）诊断为GDM的孕妇应当接受营养和运动指导，如果都不能使血糖达到理想水平，为了母儿健康，应当使用药物治疗。

（2）GDM需要启用药物治疗时，胰岛素列为一线用药。

2. B级证据

（1）所有孕妇均应当进行血糖水平检测，筛查GDM。

（2）如果孕妇拒绝使用胰岛素治疗，或医生认为患者无法正确掌握安全使用胰岛素的情形下，二甲双胍可以作为二线用药。

（3）因许多研究表明，格列本脲无法达到与胰岛素相同的治疗效果，故格列本脲不作为一线用药。

（4）医务人员给予孕妇口服降糖药物时，应充分告知药物安全性的数据是有限的。

（5）当预测胎儿体重≥4 500 g时，应当告知GDM孕妇择期剖宫产的利弊。

3. C级证据

（1）因缺乏明确证据支持餐后1 h血糖界值的选择（7.2、7.5或7.8 mmol/L），产科医生可以根据当地GDM的发病率，采取其中一个值作为诊断标准。

（2）因缺乏严格的对照研究，无法证明哪个OGTT血糖作为诊断界值更为合理。因此，医疗机构可选择Carpenter and Coustan（C&C）推荐标准或者美国国家糖尿病数据组（National Diabetes Data Group，NDDG）推荐标准，并在该医疗机构所服务的人群中使用统一的标准。

（3）一旦GDM患者开始营养（饮食）治疗，就应进行血糖监测，了解血糖控制水平。

（4）在实践中，通常建议3次正餐和2～3次加餐来合理分配碳水化合物的摄入，以

降低餐后血糖的波动。

(5) 对于 GDM 孕妇,每周应至少进行 5 d、每次 30 min 的中等强度有氧运动,或每周至少进行 150 min。

(6) 除非有其他指征,GDM A1 型孕妇应当在孕 39 w 后再考虑终止妊娠。在进行严密产前监测的情况下,可以期待至孕 40 w。

(7) 对于 GDM A2 型孕妇且血糖控制良好情况下,建议分娩时机为孕 38~39 w。

(8) 推荐对所有 GDM 妇女产后 4~12 w 进行筛查,以排除糖尿病、空腹血糖受损和糖耐量受损。确诊者应进行预防或药物治疗。对产后血糖检测结果正常的 GDM 女性,美国糖尿病协会(American Diabetes Association,ADA)和 ACOG 均推荐每 1~3 年重复 1 次血糖检查。

三、妊娠期糖尿病死胎管理流程

如图 22 所示。

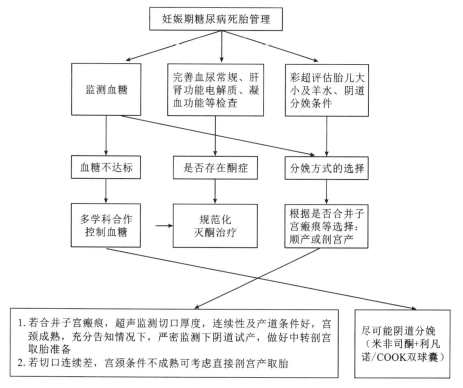

图 22 妊娠期糖尿病死胎管理流程图

四、妊娠期糖尿病

妊娠合并糖尿病包括孕前糖尿病(pregestational diabetes mellitus,PGDM)和妊娠期糖尿病(gestational diabetes mellitus,GDM)。PGDM 主要包括Ⅰ型糖尿病和Ⅱ型糖尿

病，GDM是孕期首次诊断的糖尿病，是妊娠期最常见的并发症之一。近年来随着二孩政策的开放、高龄和肥胖孕妇的增加及孕期糖尿病筛查策略的转变，PGDM及GDM的发生率显著升高，文献报道，我国GDM的发病率达17.5%。众所周知，GDM增加巨大儿、肩难产、剖宫产、远期Ⅱ型糖尿病及其他孕产期并发症、围产儿并发症及死胎等的发生风险研究发现，孕期未进行GDM筛查是足月不明原因死胎的三大常见原因之一。孕前糖尿病的死胎风险及总体围产儿死亡风险明显比普通人群高，其中Ⅰ型糖尿病合并妊娠死胎的风险是正常人群的3～5倍，Ⅱ型糖尿病与Ⅰ型糖尿病类似，死胎风险是正常人群的2～5倍，而GDM死胎的风险不如孕前糖尿病显著，其死胎的风险是正常人群的1.5～2.3倍，高血糖导致的死胎约占妊娠合并糖尿病死胎的一半。无论孕妇合并哪种糖尿病，高水平的血糖将通过胎盘直接进入胎儿体内，导致胎儿高血糖，继而诱发胎儿的高胰岛素血症。在未经合理治疗的高血糖孕妇中通常可观察到脐带血高胰岛素水平。高水平的胎儿胰岛素、血糖、氨基酸、脂肪浓度导致脂肪细胞有丝分裂，增加潜在的胎儿脂肪堆积。胎儿宫内的过度生长，使胎儿氧需求增加。胎儿氧需求和氧供应的不平衡导致胎儿、胎盘组织缺氧继而出现胎儿代谢性酸中毒。除了胎儿酸中毒外，胎儿窘迫可刺激血管内皮生长因子和纤维母细胞生长因子的分泌。当这些因子扩散通过胎盘时，导致胎盘血管的过度形成以增加母胎交换面积。妊娠合并糖尿病时，胎儿长期宫内缺氧的常见胎盘病理改变是胎盘绒毛的血管过度形成。胎儿窘迫调节一氧化氮的产生，导致绒毛血管的进一步扩张。有时，这些绒毛血管不成熟（结合孕龄的绒毛不成熟是糖尿病孕妇胎盘常见的组织学发现），不能支持快速生长胎儿需求。胎儿为适应宫内慢性缺氧的环境而继发骨髓外造血和促红细胞生成素明显升高，出现多血质和血液浓缩的现象。母亲严重高血糖伴发糖尿病酮症酸中毒时，可导致胎儿体内乳酸堆积，上述一种或多种因素相互作用，从而增加死胎的风险。

参考文献

[1] Obstet Gyneco. ACOG Practice Bulletin No.180：Gestational Diabetes Mellitus[J].Obstet Gynecol，2017,1 30(1)：e17-e37.

[2] 宋耕,杨慧霞."美国妇产科医师协会临床实践指南—妊娠期糖尿病"介绍[J].中华围产医学杂志，2017,20(11)：838.

[3] 王子莲,陈汉青.妊娠合并糖尿病与死胎[J].中国实用妇科与产科杂志,2017,11(33):1125-1126.

高危儿入院待产期间胎死宫内

一、孕妇病史及入院后处理

1. 病例 1

孕妇，22 岁，因"停经 30 w+2 d，双胎，发现其一胎死宫内 8 d"于 2017 年 7 月 4 日 17：58 入院。现病史：平素月经规则，末次月经在 2016 年 12 月 3 日，预产期在 2017 年 9 月 10 日。停经 30 d 查尿 HCG 阳性，提示妊娠，孕早期有轻微恶心、呕吐等早孕反应后逐渐缓解，孕 4 月余感胎动至今。孕期未定期产检，产检 4 次，2017 年 5 月 6 日彩超提示双胎，B 胎儿脐动脉未见舒张期反向血流号；2017 年 6 月 26 日彩超提示双胎，B 胎儿宫内停止发育（未见胎心，A 胎儿脐动脉血流阻力指数增高）。2017 年 7 月 1 日复查彩超提示双胎（A 胎存活，B 胎死胎，A 胎儿脐动脉间歇性舒张期血流缺失）。孕期无头晕、乏力、心慌、胸闷、偶有下腹胀痛、皮肤痒等不适。现孕 30 w+2 d，无下腹胀痛、无阴道流血、无阴道流水，自觉胎动增多。孕期体重随孕周逐渐增加。既往史：体健，否认特殊病史。生育史：孕 5 产 0，人流 4 次。产检：宫高 31 cm，腹围 94 cm，胎位 LOA，胎心率 130 次/min，无宫缩。先露头，先露浮，胎膜存，宫口未开。辅助检查：2017 年 7 月 4 日 B 超提示双胎。A 胎儿存活，位于孕妇左侧，头位，BPD 7.6 cm，AFV 5.9 cm，A 胎儿大脑中动脉 RI 0.68，静脉导管血流灌注指数（PI）0.56、胎儿估重 1 344 g；B 胎儿死胎，位于孕妇右侧，BPD 4.8 cm，AFV 4.1 cm、胎儿估重 480 g，A 胎儿脐动脉间歇性舒张期血流缺失，胎盘局限、增厚。2017 年 8 月 28 日查血型 B 型 RH 阳性。入院诊断：①孕 5 产 0，孕 30 w+2 d 头位待产；②双胎妊娠；③双胎之一胎儿死亡（B 胎儿）；④间歇性舒张期血流缺失（A 胎儿）。

诊疗经过：入院后完善相关检查，向孕妇及家属详细交代病情，B 超提示双胎之一死胎，现 B 超提示存活胎儿舒张期血流间歇性缺失，胎心监护Ⅲ型。现存活胎儿已经有严重宫内缺氧状态，可能随时胎死宫内。若要求保留胎儿，须立即剖宫产终止妊娠。孕妇孕早期 B 超提示单绒双羊，B 胎儿死亡后，由于血流再分配，存活的 A 胎儿可能存在神经损伤、肾损伤，且胎儿早产，现仅 30 w+2 d，胎儿体重仅 1 300 g 左右，胎儿娩出后其近远期预后有待观察，近期可出现新生儿窒息、颅内出血、呼吸窘迫综合征、肺炎、肺出血、心衰等；远期可能出现失明、脑瘫、缺血缺氧性脑病、神经智力及体格发育异常等，且不排除胎儿染色体异常及畸形可能。孕妇及家属表示理解，拒绝剖宫产手术，要求顺其自然观察。2017 年 7 月 5 日 18：47 孕妇胎膜自破，阴道流液，检查发现羊水 3 度。2017 年 7

月7日孕妇及家属反复商量后决定放弃胎儿，要求引产。拟给予口服米非司酮（50 mg，2次/d×3 d）配伍米索前列醇阴道上药（200 μg）引产，患者在口服米非司酮第3天，宫口开大3 cm，加用0.5％催产素催产，于2017年7月12日04：25顺产一死男婴，1 445 g；04：30顺产另一死男婴，400 g；胎盘人工剥离，并行清宫术，产时出血320 ml，产后3 d复查子宫附件B超无异常。产后5 d治愈出院。出院诊断：①孕5产2，孕30 w+6 d顺产两死婴；②双胎妊娠（单绒双羊）；③A胎儿间歇性舒张期血流缺失（A胎儿）。

2. 病例2

患者，32岁，因"停经34 w+3 d，B超提示胎儿舒张期血流缺失"于2014年1月25日10：30入院。现病史：平素月经规则，末次月经在2013年5月27日，预产期在2014年3月6日。停经40 d查尿HCG阳性，提示妊娠，孕早期无明显恶心、呕吐等早孕反应，孕4月余感胎动至今。孕期定期产检。孕28 w因胎儿脐动脉S/D值高，于住院治疗后未见明显好转，后坚持出院。孕期无头昏、乏力、心慌、胸闷、下腹胀痛、皮肤瘙痒等不适。2014年1月25日门诊B超提示：胎儿舒张期血流缺失，胎儿脐动脉S/D值高，胎儿估计体重1 382 g（相当于30.1 w）。同时孕妇出现不规则下腹胀痛，自觉胎动减少入院。孕期以来，精神、饮食、睡眠正常，大小便无异常，体重随孕周逐渐增加。既往史：体健。生育史：自然流产1次。辅检：2014年1月25日超声提示单活胎、头位，胎儿估计体重1 382 g，胎儿大脑中动脉流速RI偏低（0.65），胎儿脐动脉未见舒张期血流信号，羊水少，AFI 6.0 cm，胎儿心胸比横泾比3.7：5.3。入院诊断：①孕2产0，孕34 w+3 d头位待产；②胎儿生长受限；③胎盘脐动脉S/D值增高；④胎儿舒张期血流缺失；⑤先兆早产。

诊疗经过：入院后紧急完善相关检查。血压138/87 mmHg入院胎心监护平直、无变异，为Ⅲ类图形。提示胎儿出现缺氧表现，因入院时胎儿各器官发育不成熟，胎儿生长受限，若要抢救胎儿，须紧急行剖宫产术，但新生儿出生后其近远期预后不良的可能性大。同患者及家属详细交代病情后，患者及家属拒绝剖宫产，要求顺其自然，理解待产过程中胎死宫内。入院第2天（2014年1月26日），常规听诊胎心未闻及，急诊B超提示死胎。产妇有产兆，于2014年1月26日08：38分顺产一女死婴，产后1 h余，产妇无明显诱因出现视物模糊，间断恶心、呕吐等不适，血压145/95 mmHg。急请眼科会诊，诊断：右侧颞侧及黄斑部分视网膜脱离，未见明显裂孔，左侧未见异常，渗出性视网膜。追查相关化验结果，尿常规：尿蛋白＋＋＋＋。追加诊断：子痫前期重度。立即予以硫酸镁解痉，硝苯地平降压，安定20 mg肌注等。产后8 h，产妇出现全身水肿，仍诉视物模糊，间断呕吐。肝功能提示：白蛋白27.1 g/L。考虑低蛋白血症。予以甘露醇125 ml静滴减轻脑水肿，白蛋白10 g纠正低蛋白血症，呋塞米利尿消肿，继续硫酸镁解痉，补钙、补钾，维生素B_1、维生素B_{12}营养神经治疗，于产后第5天血压130/80 mmHg，全身水肿逐渐消退，子宫及附件未见异常，视物清晰，办理出院。嘱咐在眼科定期随访眼睛情况。出院诊断：①孕2产1，孕34 w+3 d顺产一死婴；②胎儿生长受限；③胎盘脐动脉S/D值增高;④胎儿舒张期血流缺失;⑤子痫前期重度;⑥右眼视网膜剥离。

3. 病例3

患者,30岁,因"孕34 w+5 d,阴道流水1 d"2018年7月1日11:00入院。现病史:平素月经规则,末次月经在2017年11月1日,预产期在2018年8月8日。停经40 d查尿HCG阳性,提示妊娠,孕早期有轻微恶心,呕吐等早孕反应,孕4月余开始感胎动。孕期未定期产检。无特殊不适。因"孕34 w+5 d,自述昨07:00起阴道流液,pH试纸未变色"入院。现少量阴道出血,无下腹痛。既往史:无特殊。生育史:孕3产1。2009年顺产一活男婴,3 250 g,现体健。2017年人流1次。辅检:2018年6月12日B超提示胎儿结肠内经宽1.7 cm。入院诊断:①胎膜早破;②孕3产1,孕34 w+5 d头位待产;③先兆早产。

诊疗经过:入院后内诊宫口未开,可触及羊膜囊。上推胎头未见羊水流出,pH试纸未变色,排除胎膜早破诊断。2017年7月2日B超提示:胎儿消化道梗阻可能(胎儿十二指肠扩张,与之相连的小肠上段连续扩张,似可见盲端,肠蠕动明显增强)。向孕妇及家属告知病情,交代畸形胎儿属于高危儿,随时可能发生胎死宫内,立即剖宫产,高危早产儿仍可能发生肺出血脑出血等近期并发症,远期可能发生行为智力障碍,并且出生后需要多次手术等可能,孕妇及家属拒绝剖宫产要求继续观察。2017年7月3日06:00胎心监护显示胎心持续70~75次/min,紧急向孕妇及家属交代病情:目前存在胎儿窘迫,随时可能胎死宫内。若要抢救胎儿,须立即剖宫产,但不排除手术准备过程中胎儿死亡,一旦术前发现死胎,则取消剖宫产手术。即使剖宫产新生儿存活,重度窒息的预后较差,加之B超提示可能合并畸形,后续新生儿抢救及手术治疗费用高,并可能留有后遗症。孕妇及家属拒绝剖宫产,要求顺其自然,如胎死宫内,要求引产。当日08:00 B超确认死胎。拟定口服米非司酮(50 mg,2次/d×3 d)及依沙吖啶(100 mg)羊膜腔穿刺引产。7月3日起口服米非司酮软化宫颈,口服米非司酮第2天(7月4日)自然临产,顺产一死女婴,胎儿体重2 000 g,胎盘胎膜自然娩出,羊水清亮,出血300 ml左右。产后3 d产妇复查B超子宫及附件未见异常,出院。住院诊断:①胎儿畸形(胎儿消化道梗阻);②孕3产2,孕35 w顺产一死女婴。

4. 病例4

患者,24岁,因"孕34 w+5 d,阴道流水9 h"于2016年2月3日07:22入院。现病史:平素月经规则,末次月经在2015年6月4日,预产期在2016年3月11日。停经30+d查尿HCG阳性,提示妊娠,孕早期有恶心、呕吐等早孕反应后逐渐缓解,孕4月余感胎动至今。孕期未定期产检,产检5次。孕期经过顺利,无头昏、乏力、心慌、胸闷、下腹胀痛、皮肤瘙痒等不适。现孕34 w+5 d,于2016年2月2日10:00无明显诱因阴道流水,量少、色清、无异味,伴不规则下腹胀痛、无阴道流血、自觉胎动正常,遂来入院。门诊B超提示:胎儿肠梗阻可能。孕期以来,精神、饮食、睡眠正常,大小便无异常,体重随孕周逐渐增加。既往史:无特殊。生育史:孕1产0。辅检:2016年2月2日

B超提示单活胎，头位，BPD 8.9 cm，AFI 10.2 cm，脐动脉 S/D 10.2，胎儿估重 2 462 g；胎儿上腹部"双泡征"（十二指肠梗阻、闭锁）。入院诊断：①孕1产0，孕 34 w+5 d 头位待产；②胎儿畸形（十二指肠闭锁）；③胎膜早破。

诊疗经过：入院查体：生命体征平稳，宫高 31 cm，腹围 90 cm，胎位 LOA，胎心率 138 次/min，宫缩不规则，先露头，先露半定，胎膜已破，羊水清，宫口未开。骨盆外测量：髂前上棘间径 24 cm，髂嵴间径 26 cm，骶耻外径 19 cm，坐骨结节间径 9 cm。入院 B 超提示单活胎头位，胎儿胃泡体积偏大，5.7 cm×2.5 cm，肠管扩张，羊水多，AFV 9.7 cm，AFI 33.0 cm，下消化道梗阻，孕妇宫颈管基本消失，仅长约 0.8 cm，胎儿体重 2 376±356 g。请外科会诊，交代胎儿预后，孕妇及家属要求观察，胎儿娩出后转外科治疗。入院第2天，2016年2月4日14：30腹痛加剧，内诊：宫口开大2 cm，阴道流出清亮羊水，可扪及羊膜囊，先露半定。胎心持续 80 次/min 不能恢复。再次告知孕妇及家属病情，胎儿情况危急，可考虑剖宫产挽救胎儿生命，但胎儿近远期预后有待观察。孕妇及家属表示理解，要求放弃胎儿，拒绝剖宫产，理解随时胎死宫内可能。14：40再次B超提示头位，单活胎，胎儿未见明显胎动，仅见微弱心管搏动，心率 50 次/min，胎盘基底部未见明显血流缺失。15：40多普勒未闻及胎心、B超未见心管搏动，考虑死胎。2016年2月4日14.30宫口开大3.0 cm，人工破膜，羊水血性，考虑胎盘早剥。行牵引毁胎术，同时做好输血准备，产妇于2月4日16：46在会阴侧切下毁胎手术产一死女婴，体重 2 100 g，身长 42 cm。无脐带缠绕。羊水色血性，2 500 ml，胎盘自然娩出，完整，胎膜完整，掏宫腔感蜕膜增厚，因出血稍多未行清宫术，胎盘边缘可见暗红色凝血压迹，胎盘母体面可见散在梗死灶，脐带静脉血管裸露，未见胶质包裹，可见血栓间断分布。产时共出血 600 ml。产后诊断：①孕1产1，孕 34 w+6 d 手术产一死女婴，LOA；②胎儿畸形；③胎膜早破；④死胎；⑤羊水过多；⑥胎盘早剥；⑦产后出血。产后3 d复查B超提示：宫腔宽 1.2 cm 左右，未见明显异常，出院。

二、临床处理所面临的难题及解决办法

1. 十二指肠肠梗阻新生儿预后

十二指肠梗阻是产前最常见的能诊断的胃肠道异常，通常在 24 w 后做出诊断。一个典型的诊断是超声显示"双泡征"。一半以上胎儿合并染色体异常及其他畸形。产前发现十二指肠梗阻或狭窄，建议行羊膜腔穿刺排除 21-三体（30%）及仔细的超声心动图检查，排除先天性心脏病（17%～33%）。近年来，先天性十二指肠梗阻患儿的术后早期生存率已从 60% 提高至 90%，本组 94.77%。死亡风险因素主要包括复杂心脏畸形、早产、肺炎、脓毒症及手术并发症，如短肠综合征、吻合口瘘及胃十二指肠功能紊乱等。

2. 中晚孕期胎儿畸形孕妇合并羊水过多如何安全引产

中晚孕期引产促宫颈成熟的方法主要有米索、羊膜腔穿刺依沙吖啶注射、催产素、地诺前列酮栓、宫颈球囊引产。但存在羊水过多时，以上方法均为相对禁忌证。羊水过多分

娩过程中存在胎盘早剥、产后出血等风险。可采取少量多次羊膜腔穿刺行羊水减量术后，将羊水过多变成正常羊水量，再行依沙吖啶引产。临产前少量多次行羊水减量术，每次放羊水 800～1 500 ml，既可以减轻由于子宫过度扩张而引起的呼吸系统和消化系统压迫，又可以引起产程的发动，减少待产时间，较高位破膜减缓羊水流出的速度，降低因羊水大量快速外溢造成的胎先下排后子宫面积减少发生大面积胎盘早剥的风险。降低子宫张力，增强子宫收缩，减少产后出血。但羊水减量术中，应控制放羊水的速度，术后注意监测宫缩情况，必要时复查 B 超，排除胎盘早剥，且应充分告知临产前胎盘早剥需中转剖宫取胎可能。

3. 死胎胎盘早剥治疗要点

胎儿死亡往往提示炎症的胎盘早剥，且多合并凝血功能异常，以往的处理是，一经确诊立即剖宫产终止妊娠。然而在临床工作中，严重的胎盘早剥发生后，宫腔内压力突然增高，可使宫口迅速开大，短时间可结束分娩。因此，在评价产妇生命体征的前提下首选阴道分娩，以减少凝血功能异常情况下的手术风险。

4. B 超提示胎儿脐动脉血流阻力升高的意义

脐动脉 S/D 值指的是脐动脉收缩期最大血流速度与舒张末期血流速度的比值，正常妊娠时胎儿的脐动脉血流速度峰谷比、脐动脉血流阻力指数值随着妊娠时间推移呈现出不同程度的降低趋势，其中脐动脉血流速度峰谷比的变化是掌握胎儿发育是否正常的重要指标，可判断胎盘的发育情况。S/D 值增高可反映胎儿宫内缺血、缺氧程度。脐血流 S/D 值增高治疗方法：积极寻找病因，补充营养，改善胎盘循环，加强监测，适时终止妊娠。

本组 2 例患者入院时自觉胎动减少，超声提示：未见脐动脉舒张期血流，同时出现胎心监护Ⅲ类图形，这些均是胎儿在宫内出现危急状况的征兆，是随时可能发生胎死宫内的表现。

5. 入院后发生胎死宫内的工作重点

入院后发生胎死宫内是医疗纠纷的重灾区，我们在临床工作中需要：①做好医患沟通，动态跟患者及家属分析胎儿宫内的安危、不同处理方式可能对胎儿导致的近远期并发症，让患者参与决策，达到临床处理共识；②对疾病的发生发展有预见性，这样可以增加医患之间的信任度；③积极寻找导致胎儿发生濒死的原因，如畸形、胎盘早剥、子痫前期重度等，避免因为产科并发症和并发症未及时处理导致孕产妇处于危险之中；④心理上的安抚，这个是工作中的重点，对于刚刚失去胎儿的家庭来说，及时的疏导是必要的。

三、入院高危儿处理流程

如图 23 所示。

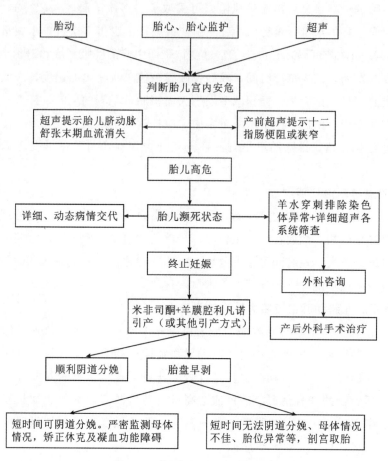

图23　入院高危儿处理流程图

四、濒死胎儿

1. 脐动脉舒张末期血流缺失与死胎

脐动脉舒张末期血流缺失（absent end diastolic velocity，AEDV）是胎儿-胎盘循环障碍的表现，与围产儿预后有密切关系。正常妊娠时，妊娠 8 w 脐血流显示无舒张期信号，妊娠 12 w 脐动脉开始出现舒张期的血流信号，随着孕周的增加，胎盘血管床不断增加，绒毛血管腔逐渐增大，绒毛血管及绒毛间隙内组织变薄，血流阻力下降，胎盘灌注量增加，脐动脉血流 S/D 值随孕周增加逐渐下降，均利于胎儿生长发育。在孕 28 w 以后尤其合并重度子痫前期、胎儿生长受限等高危妊娠时，可导致胎盘部分血管内皮细胞发生一定程度损伤，绒毛间质纤维化显著增加，纤维物质沉积，造成胎盘部分绒毛小动脉的痉挛、梗死、水肿、血管腔闭塞甚至消失，胎盘绒毛毛细血管的数目显著减少，整个胎盘床的血液灌注量明显减少，有效交换面积也随之减少；同时，如果再伴发子宫肌层和蜕膜层血管的急性动脉硬化及在此基础上发生血管栓塞，将会导致大范围发生胎盘小叶梗死及胎盘绒毛的水肿，最终结果不仅有子宫-胎盘循环的减少，还存在胎儿-胎盘的循环障碍，导致异常脐动脉血流速度，脐动脉 S/D 值增高，进一步恶化表现为脐动脉血流舒张末期缺失。AEDV 在妊娠中发生率为 0.7%～1%，在高危妊娠中发生率为 4%～7%。尤以胎儿生长受限、子痫前期、双胎多见。目前国内外众多学者认为一旦脐动脉出现 AEDV 表明，胎儿出现宫内窘迫，围产儿患病率和病死率均极高，在排除胎儿畸形后应尽快剖宫产结束妊娠。关于胎儿多普勒超声检查过程中发现 AEDV 须立即终止妊娠，有学者持不同观点，英豪等收集的 35 例 AEDV 患者中继续妊娠 15 例，其中 3 d 后仍有 10 例胎心良好，这说明出现 AEDV 时，并不是所有胎儿立即死亡，这在客观上为较小孕周出现 AEDV 的胎儿继续妊娠和促胎肺成熟创造了条件。张庆英等研究的 13 例发生脐动脉 AEDV 的子痫前期患者有 3 例期待 7～13 d 才发生死胎，10 例期待 2～42 d 均未发生胎死宫内。所以 AEDV 是否会发生死胎需要结合胎动、胎心监护、超声监测的其他指标（胎儿体重、大脑中动脉流速、羊水量等）等综合指标来进行评判。

2. 胎儿畸形与死胎

妊娠期间发生的死胎常见于胎儿畸形及胎盘与脐带因素，而分娩期间发生的死胎主要为胎盘和脐带因素。在发达国家，死胎最常见的危险因素是初产妇、高龄和肥胖。中国死胎主要原因为胎儿畸形。随着我国"全面二胎政策"的放开，高龄妊娠的发生率随之上升，死胎的风险是否随之升高、死胎原因的构成比是否发生变化，值得关注。虽然不明原因的死胎所占比例为 40%～60%。

但在已知导致死胎的原因中，先天性异常最为常见：包括染色体异常及胎儿先天性感染、羊膜带综合征和中枢神经系统缺陷等。依据孕妇情况个性化选择分娩方式、尽快终止死胎妊娠是临床共识。查找死胎病因是死胎管理的重要内容。死胎尸检可以识别其外观的异常、先天畸形、感染、贫血、胎儿生长受限及大脑肝脏比率异常，可以明确 40% 的死胎原因，是判断死胎原因的金标准，但目前死胎尸检率仅为 4.5%，影响了死胎病因的判断。为进一步明确死胎原因，胎儿组织染色体及基因分析、胎儿组织穿刺活检、胎盘活检及死胎 MRI 检查是推荐的检测内容，可以确定 5%～20% 的染色体及基因异常，对中枢神经系统异常诊断的特异度达 95%。对感染高危人群应复查胎儿梅毒及微小病毒 B19。其他检测还包括抗体筛查、母胎输血筛查及尿液的毒理学筛查，既往有血栓、胎盘不良或反复死胎病史者应加测狼疮抗凝物、抗心磷脂抗体、凝血因子 V 基因的 Leiden 突变和凝血酶原基因启动子 G20210A 突变。对于既往有不能解释的复发性流产、早产及胎膜早破病史的妇女，推荐行子宫影像学检查。

参考文献

[1] Diana W B.胎儿学诊断与治疗[M].2 版.北京:人民卫生出版社,2013.
[2] 王聪,张志波.171 例新生儿先天性十二指肠梗阻临床分析[J].国际儿科学杂志,2017,44(12):877-881.

[3] 中华医学会妇产科学分会产科学组.胎盘早剥的临床诊断与处理规范[J].中华妇产科杂志,2012,47(12):957-958.

[4] 吕成杰,胡东来.经脐单部位腹腔镜手术治疗新生儿先天性十二指肠梗阻的疗效和安全性观察[J].浙江大学学报,2018,47(3):261-265.

[5] 陈敦金,贺芳.产科医师需关注死胎问题[J].中国实用妇科与产科杂志,2017,33(11):1105-1108.

[6] 吴清明,周瑾.出生缺陷产前筛查及产前诊断研究进展[J].中国优生与遗传杂志,2011,19(1):129-131.

畸形引产合并急性上消化道出血

一、孕妇病史及入院后处理

患者，27岁，因"停经23 w+4 d，发现胎儿唇腭裂15 d"于2018年7月11日入院。末次月经在2018年1月21日。2018年6月25日B超提示：单活胎，胎儿上唇偏左侧唇裂、牙槽弓裂伴腭裂。来院要求终止妊娠。查体：体温36.5℃，脉搏110次/min，血压110/65 mmHg，心肺未闻及明显异常。产检：宫底平脐，未扪及宫缩。既往史：2014年胃镜提示十二指肠球部溃疡。入院诊断：①胎儿畸形（左侧唇腭裂）；②中期妊娠（孕1产0，孕23 w+4 d）。

诊疗经过：入院后完善相关检查，Hb 112 g/L；凝血功能、肝肾功能正常范围。2018年7月13日开始给予口服米非司酮（50 mg，2次/d×3 d）配伍羊膜腔注射依沙吖啶（100 mg）引产。2018年7月15日（口服米非司酮第3天），进食后出现呕吐胃内容物，伴少量鲜红色血液，查大便潜血（+）。内科及成人ICU医生会诊后追加诊断"十二指肠球部溃疡并出血"。予以奥美拉唑（40 mg静滴，1次/d）、铝碳酸镁（0.5 g口服，3次/d）治疗，仍有少许消化道出血。2018年7月16日09：00行依沙吖啶羊膜腔穿刺注射，2018年7月17日19：09顺娩一男死婴，阴道出血200 ml。引产过程中间断性呕吐少量鲜红色血液。产后2 h转ICU治疗：给予抗感染（青霉素800万U静脉点滴）、抑酸（奥美拉唑40 mg静滴）、护胃（铝碳酸镁0.5 g口服，3次/d）、维持容量及电解质平衡、退乳等治疗。复查Hb 107 g/L。产后复查子宫附件彩超未见异常，无明显呕血症状，2018年7月19日出院。出院诊断：①十二指肠球部溃疡伴出血；②胎儿畸形如唇腭裂；③中期妊娠引产。出院后内科继续随访，恶心、呕血等症状控制。

二、临床处理所面临的难题及解决办法

1. 常见引产药物的不良反应及用药禁忌证

米非司酮不良反应，可见恶心、呕吐、头晕、腹痛等。子宫痉挛所致疼痛，可用止痛药处理。用药禁忌：对本品过敏者；心、肝、肾疾病患者及肾上腺皮质功能不全者；有使用前列腺素类药物禁忌者，如青光眼、哮喘及对前列腺素类药物过敏等；带宫内节育器妊娠和怀疑宫外孕者；年龄超过35岁的吸烟妇女。

米索前列醇不良反应：以胃肠道反应最为常见，并与剂量有关，主要为稀便或腹泻，大多数不影响治疗，偶有较严重且持续时间长的情况，须停药。极个别妇女可出现皮疹、

面部潮红、手掌瘙痒、寒战、一过性发热甚至过敏性休克。用药禁忌：对前列腺素类过敏者禁用。有使用前列腺素类药物禁忌者，如青光眼、哮喘、过敏性结肠炎及过敏体质等应禁用。有心、肝、肾或肾上腺皮质功能不全者禁用。

依沙吖啶不良反应：中毒时表现为少尿、无尿及黄疸，肝肾功能严重损害。约有3‰～4‰孕妇发烧达38℃以上。依沙吖啶引产容易发生胎盘滞留或部分胎盘、胎膜残留而引起大量出血。软产道损伤发生率为0.5%～3%，常见为宫颈撕裂或宫颈管前壁或后壁穿孔。极个别孕妇有过敏反应。用药禁忌：有肝肾功能不全者禁用。羊膜腔内注药不良反应轻，但必须在妊娠16 w以后，经腹壁能注入羊膜腔内者才能使用此种给药途径。安全剂量为50～100 mg，极量120 mg，中毒剂量为500 mg，一般用量为100 mg以内。用本品引产同时，慎用其他引产药（如催产素静脉滴注），以免导致软产道损伤。如出现体温39℃以上应给予抗生素。

2. 引产过程中出现上消化道出血的处理

对症处理：①溃疡性出血。主要是胃酸过多，侵蚀、破坏溃疡基底血管所致，而质子泵抑制剂（PPI）能有效抑制胃酸分泌。首选药物为埃索美拉唑，推荐用法：负荷量80 mg静脉推注，维持量8 mg/h静脉泵入，持续72 h，奥美拉唑可作为替代药物。②食管胃底静脉曲张破裂出血，多因肝硬化门静脉高压所致，生长抑素可明显减少内脏器官的血流量，却又不引起体循环动脉血压的显著变化，故作为首选推荐药物，推荐用法：负荷量250 μg静脉推注，维持量250 μg/h静脉泵入，持续5 d。③静脉止血药物（如酚磺乙胺等）难以在上消化道出血处达到有效的治疗浓度，不作为经验性药物治疗推荐使用。此外，如高度怀疑静脉曲张性出血时，应在此基础上联用血管加压素＋抗生素治疗。④内镜联合治疗。针对上消化道出血的诊治，内镜是最为有效的检查及治疗手段：其一可有效鉴别是否为上消化道出血，并明确出血病因；其二内镜下可以通过药物、止血夹、结扎、电凝等方式迅速有效止血。

三、急性上消化道出血救治流程

如图24所示。

四、急性上消化道出血的专家共识

急性上消化道出血是急诊常见危重病之一，其主要病因涉及多学科领域，包括溃疡性出血（消化内科学）、食管胃底静脉曲张破裂出血（肝病学）、肿瘤性出血（肿瘤病学）、急性胃黏膜病变（急诊医学）和栓塞性出血（血管外科学）。2010年中国医师协会急诊医师分会首次在国际上填补了该项空白，颁布了《急性上消化道出血急诊诊治流程专家共识》，并于2011年进行了二次修订，形成了《急性上消化道出血急诊诊治流程专家共识（修订稿）》。治疗分为3个阶段：紧急治疗期、病因诊断期和加强治疗期。2011年《急性上消化道出血急诊诊治流程专家共识（修订稿）》提出的"3次评估，2次治疗"使诊治

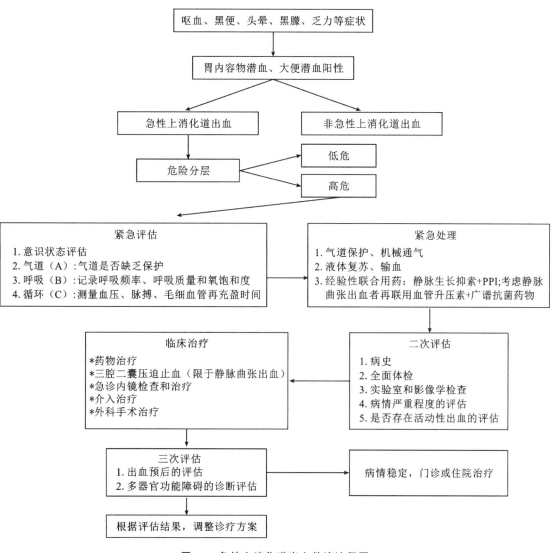

图 24 急性上消化道出血救治流程图

流程明确易懂。"3 次评估，2 次治疗"是指紧急评估及紧急处置、二次评估及药物＋内镜治疗、治疗后再评估。重点在于：

（1）对病情危重、病因短时间内无法明确者，应本着"先救命，后治病""先治标，后治本"的原则。首先进行紧急评估，包括意识状态评估＋ABC（A 为气管，B 为呼吸、C 为循环）生命体征评估，对丧失生命迹象者立即给予心肺复苏治疗，并采取常规 OMI（O 为吸氧、M 为监护、I 为建立静脉通路）紧急处置措施，使用液体复苏＋初始药物联合治疗，最大限度地挽救急性上消化道出血患者的生命。

（2）经验性药物治疗，首选治疗推荐静脉滴注生长抑素＋PPI，以迅速控制不同/不明病因引起的各类急性上消化道出血，其理论依据如下：①急性上消化道出血急诊科最常见的病因是溃疡性出血和食管胃底静脉曲张破裂出血；②溃疡性出血，主要是胃酸过多，侵蚀、破坏溃疡基底血管所致，而PPI能有效抑制胃酸分泌。针对病情严重者，推荐直接使用"80-8"强化抑酸方案，首选药物为埃索美拉唑，推荐用法：负荷量80 mg静脉推注，维持量8 mg/h静脉泵入，持续72 h，奥美拉唑可作为替代药物。③食管胃底静脉曲张破裂出血，多因肝硬化门静脉高压所致，生长抑素可明显减少内脏器官的血流量，却又不引起体循环动脉血压的显著变化，故作为首选推荐药物，推荐用法：负荷量250 μg静脉推注，维持量250 μg/h静脉泵入，持续5 d。④静脉滴注生长抑素+PPI对肿瘤性出血和急性胃黏膜损伤同样有效。⑤静脉止血药物（如酚磺乙胺等）难以在上消化道出血处达到有效的治疗浓度，且在急诊科存在栓塞性出血患者，基于以上原因不作为经验性药物治疗推荐使用。此外，如高度怀疑静脉曲张性出血时，应在此基础上联用血管加压素+抗生素治疗。

（3）内镜联合治疗针对上消化道出血的诊治，内镜是最为有效的检查及治疗手段，并为后期临床决策提供有效参考，故在共识中作为重点推荐，其理由如下：①内镜检查可有效鉴别是否为上消化道出血，并明确出血病因；②内镜下可以通过药物、止血夹、结扎、电凝等方式迅速有效止血；③我国绝大多数急诊科已具备气管插管术、深静脉穿刺术等抢救措施，可有效抢救患者在内镜检查中出现的窒息、休克等意外；④如内镜下因活动性出血量大等原因无法完成有效止血者，可参照内镜检查结果，早期决策是否行介入治疗或外科手术治疗。

参考文献

[1] 周荣斌,林霖.《急性上消化道出血急诊诊治流程专家共识》的阐释[J].中国全科医学,2015,18(33):4021-4024.

[2] 中国医师协会急诊医师分会.急性上消化道出血急诊诊治流程专家共识[J].中国急救医学,2015,35(10):865-873.

晚期妊娠死胎并发室上性心动过速

一、孕妇病史及入院后处理

患者，29岁，已婚，因"孕36 w+2 d，自觉胎动减少3 d"于2018年7月6日21：10入院。现病史：孕期定期产检，产检11次。入院当天B超提示：单活胎，头位，BPD 8.5 cm，AFI 15 cm，大脑中动脉RI 0.74，胎儿估重2 462 g，脐带绕颈两周，静脉导管A波反向，心脏四腔心可显示，右心稍饱满，卵圆孔开放，右冠状动脉扩张约0.55 cm，下腔静脉扩张约0.7 cm，胎儿心包腔可见前后径约0.7 cm的液性暗区，腹腔可见前后径约0.3 cm的液性暗区，羊水内可见浮游的光点回声。入院后NST Ⅲ类图形，并提示胎儿脐动脉舒张期血流缺失。入院诊断：①胎儿窘迫；②孕1产0，孕36 w+2 d头位待产；③脐带缠绕；④胎儿水肿；⑤胎儿静脉导管A波反向、脐动脉舒张期血流缺失。反复向孕妇及其家属交代病情，孕妇及其家属再三考虑后，决定拒绝剖宫产，要求顺其自然，于2018年7月7日签字出院。2018年7月8日17：49，患者因"孕36 w+3 d，B超提示死胎1 h余"再次入院。入院诊断：①死胎；②孕1产0，孕36 w+3 d头位待产；③胎儿畸形（胎儿水肿）。

诊疗经过：入院检查肝功能如下。谷草转氨酶59.5 U/L；谷丙转氨酶39.4 U/L，余项检查结果未见明显异常；因肝功能轻度异常，给予肌苷片口服护肝治疗。拟行口服米非司酮（25 mg，2次/d×3 d）配伍羊膜腔注射依沙吖啶（100 mg）引产，米非司酮口服（50 mg，2次/d）第2天，于2018年7月11日01：33分顺产一死男婴，体重2 500 g，身长48 cm，脐带缠绕颈两周。羊水色棕黄，胎盘自然娩出，完整，胎膜完整，未清宫，会阴Ⅰ度裂伤，包埋缝合，分娩经过顺利。产时共出血200 ml。产后诊断：①死胎；②孕1产1，孕36 w+6 d顺产一死男婴，LOA；③胎儿畸形（胎儿水肿）；④脐带缠绕；⑤肝功能异常。产后予以会阴常规护理，因羊水污染给予抗生素预防感染治疗及退奶处理。引产后第2天，夜晚睡眠时自觉心慌，测心率波动于190~211次/min，血压及体温正常。无其他不适主诉。急查床旁心电图：室上性心动过速，部分导联ST-T段改变（Ⅰ、aVL、Ⅱ、Ⅲ、aVF、V1~V6）急转ICU治疗。入成人ICU后完善相关检查：2018年7月13日超声心动图未见明显异常。给予抗心律失常（胺碘酮）治疗、维持酸碱平衡电解质平衡及对症治疗；2018年7月13日16：00，无不适，予以办理出院，嘱出院后若频发心慌、胸闷、晕厥、意识障碍、血流动力学不稳定等，及时于综合医院心内科就诊，嘱患者多活动，预防下肢深静脉血栓。

二、临床处理所面临的难题及解决办法

1. 对于孕产妇并发阵发性室性心动过速的防范措施

孕妇若是出现头晕、心悸、胸痛甚至憋喘，立即刺激迷走神经。这些举措包括如用指轻压眼球或颈动脉窦；用筷子或者将手伸入喉部，刺激咽部引发恶心；将脸没入冰水；深吸气然后憋住，再用力呼出。药物处理：腺苷或三磷腺苷（ATP），腺苷和ATP是终止PSVT的首选药物之一。维拉帕米（verapamil），又称异搏定，是钙离子通道阻滞剂的代表药物。普罗帕酮，即心律平，属于Ic类抗心律失常药物。胺碘酮，为Ⅲ类抗心律失常药物，对心脏有广泛的电生理作用，随着近年来对其再认识的提高，并未发现其存在更多的副作用。射频消融手术。

2. 本例孕妇发现胎儿濒临死亡为何等待胎死宫内后再处理

本例孕妇入院时候自觉胎动明显减少；胎心监护提示是无反应型的Ⅲ类图形；超声提示脐带绕颈两周，静脉导管A波反向，心脏胎儿心包腔可见前后径约0.7 cm的液性暗区，腹腔可见前后径约0.3 cm的液性暗区，羊水内可见浮游的光点回声，胎儿脐动脉舒张期血流缺失。这些都提示胎儿宫内处于极度危险的状况。处理的方式：其一，立即剖宫产终止妊娠，出生后近远期预后差；其二，行引产终止妊娠，孕妇及家属心理上难以接受，对孩子还有期望；其三，待胎死宫内引产，证实前面所有的预测判断是正确的，孕妇及家属更能接受胎死宫内后再引产这种方式。

三、胎儿濒死状态及出现阵发性室上性心动过速处理流程

如图25所示。

四、阵发性室上性心动过速（PSVT）的药物和手术治疗

1. 药物处理

（1）腺苷或三磷腺苷：腺苷和ATP是终止PSVT的首选药物之一。ATP的半衰期只有1～6 s。因此，药物进入人体后可一过性阻断房室结，而终止PSVT，并迅速代谢，间隔2 min后可重复用药。

（2）维拉帕米：又称异搏定，是钙离子通道阻滞剂的代表药物。其作用机制为阻滞心肌细胞的钙通道，抑制钙离子内流。对窦房结和房室结均有较强的抑制作用，而对房室旁路没有作用。维拉帕米对房室传导功能的影响主要表现在对房室结传导的抑制使房室结传导能力下降，传导速度减慢，引起冲动经过房室结的传导时间（AH间期）延长，延长房室结的有效不应期。口服后吸收完全，半衰期3～7 h，最大起效时间为30～45 min，不适宜PSVT的终止。静脉注射1～2 min起效，最强作用时间为给药后10 min。洋地黄类药

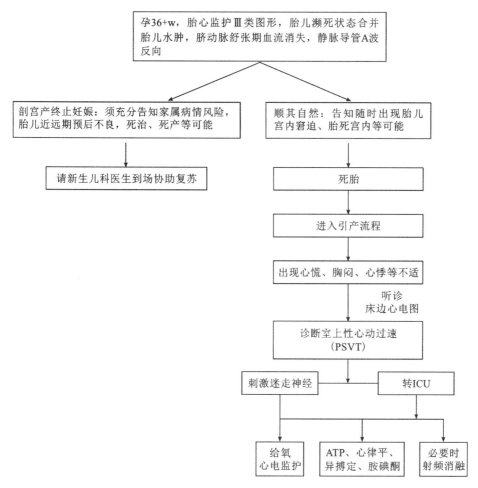

图 25　胎儿濒死状态及出现阵发性室上性心动过速处理流程图

物、β肾上腺受体阻滞剂和升压药物也可作为终止 PSVT 的用药，但其终止率低，终止时间长，均非首选用药。

（3）普罗帕酮：即心律平，属于 Ic 类抗心律失常药物。心肌细胞电生理作用：抑制细胞膜的钠通道，组织钠离子内流，是临床急诊终止 PSVT 的常用首选药物之一。静脉注射普罗帕酮 70 mg，终止率可高达 80%～90%，终止心动过速的时间为 5～15 min，平均 8 min。给药的方法：普罗帕酮 70 mg 经 5%～10% 葡萄糖 20 ml 稀释后，在心电图监测下缓慢静脉推注（5～10 min 注射完）。

（4）胺碘酮：为Ⅲ类抗心律失常药物，对心脏有广泛的电生理作用，随着近年来对其再认识的提高，并未发现其存在更多的副作用。一般常规剂量不宜超过 5 mg/kg，注射速度以 15～30 mg/min 缓慢注射。由于该药物的半衰期长，终止后常常为近期的射频消融术带来影响。建议胺碘酮仅仅适用于其他抗心律失常药物治疗无效的患者。

2. 射频消融手术

射频消融术是在 X 光血管造影机的监测下，通过穿刺股静脉、股动脉或锁骨下静脉，把电极导管插到心脏里面去，先检查确定引起心动过速的异常结构的位置，然后在该处局部释放高频电流，在很小的范围内产生很高的温度，通过热效能，使局部组织内水分蒸发、干燥坏死，无痛，不需要全麻，局部组织损伤均匀，范围小，边界清楚，容易控制，与药物治疗相比，射频消融不是暂时性预防或终止心动过速的发作，而是一次性根治，不再需要使用其他药物治疗。

射频消融在 Ensite Nav X 三维标测系统下进行，为零射线，完全杜绝了射线对胎儿可能产生的不良影响，使心脏射频消融术变得更为安全，为妊娠合并快速心律失常的孕妇提供了一种安全、有效的治疗方法。

射频消融的并发症：

（1）血管穿刺并发症，如局部出血、血肿、气胸、血栓形成、栓塞等。

（2）导管操作并发症，如心肌穿孔、心包填塞等，患者可表现为呼吸困难、脉搏细速、血压下降、烦躁、大汗、面色苍白、意识减退、血氧饱和度＜70%，甚至出现心脏停搏。

（3）放电消融并发症，如房室传导阻滞、心肌梗死等。

（4）迷走神经反射性低血压，表现为心率减慢、血压下降及恶心、呕吐、畏寒，严重影响母亲和胎儿的生命安全，甚至会导致母儿死亡，其中多数并发症是在临床经验少、手术操作不熟练的情况下发生的，因此，必须严格按照手术操作规范进行手术。

参考文献

[1] 李学斌.阵发性室上性心动过速的药物治疗[J].实用心脑肺血管病杂志,2006,14(2):87-88.

[2] 褚黎,张军,李燕娜,等.妊娠合并快速心律失常孕妇行心脏射频消融术治疗的临床分析[J].中华妇产科杂志,2016,51(10):759-764.

死胎引产羊水栓塞

一、孕妇病史及入院后处理

患者，28岁，因"孕31w+2d，发现死胎1d"于2018年7月22日17：29入院。平素月经规则，末次月经在2017年12月5日，根据早孕期超声核实预产期在2018年9月21日。停经40d查尿HCG阳性，提示妊娠，孕早期无明显恶心、呕吐等早孕反应，孕4月余感胎动。孕期产检8次，2017年4月30日因右脚踝肿胀、延及小腿，血管外科就诊，诊断右下肢静脉血栓可能，予以门诊肝素（速碧林4100U，隔天一次，肌注）治疗2w，自行停药。2018年7月8日测血压143/90 mmHg。2018年7月22日B超提示单胎，死胎，BPD 7.8cm，AFV 8.1cm，AFI 26.9cm，胎儿估重1380g；2018年7月22日下肢静脉超声示：下肢静脉超声未发现明显异常。孕期无头昏、乏力、心慌、胸闷、下腹胀痛、皮肤瘙痒等不适。入院诊断：①死胎；②晚期妊娠（孕1产0，孕31w+2d头位待产）；③羊水过多；④妊娠期高血压疾病；⑤肥胖症（体重105kg）。2018年7月22日17：29入院后予以口服米非司酮（50mg，2次/d×3d）配伍依沙吖啶（100mg）羊膜腔穿刺引产术。羊膜腔穿刺术后第1天（2018年7月26日），孕妇有规律腹痛，内诊宫口开大1cm，推送至产房，08：20行分娩镇痛。09：18自诉胎膜自破。立即查看，发现羊膜囊脱至阴道口、有流液，由镇痛室转入产房，于平车上孕妇突发意识丧失，双目紧闭，口唇发绀，面部青紫，唤之不醒，立即调整体位；面罩给氧，压舌板防止口舌咬伤，硫酸镁（20ml）静滴，安定10mg肌注、尿管、心电监护持续，产房麻醉医生、产科医生共同救治；09：23肾上腺素1ml静推，并气管插管。09：27孕妇仍无自主呼吸、面色青紫，双侧瞳孔对光反射存在、无明显散大，血压测不出，心电监护示：心率逐渐降至50次/min，嘱氢化可的松400mg静滴、再次肾上腺素1ml静推，同时持续心肺复苏。孕妇仍无意识，面部青紫加重，再次肾上腺素1ml静推。09：42心肺复苏同时，阴道钳夹胎头阴道助娩一死男婴，体重1400g，胎盘自然娩出，表浅粗糙，胎膜欠完整，未行清宫术。产妇仍无意识，双侧瞳孔对光反射存在，无明显散大。尿管通畅，半小时尿量10ml。09：50心电监护示：心率210~220次/min，出现室颤波形，血氧饱和度73%，立即除颤。09：51除颤一次（360J）。09：52心电监护示：恢复窦性心律121次/min，血压105/64 mmHg，血氧饱和度97%。09：55心电监护示：血压144/80 mmHg，脉搏138次/min，血氧饱和度97%。产妇面色渐好转，口唇无发绀，出现吞咽呛咳反射，阴道出血少，子宫收缩正常。给予甘露醇 200 ml 静滴，呋塞米 20 mg、地塞米松 5 mg 加管。产妇情况危重，快速经绿色通道由产房转运至 ICU。患者转入 ICU 后，按压宫底，见阴道出血约 1 000 ml，色暗，无明显凝血块。查凝血功能凝血酶原国际标准化比值（INR）3.16，纤维蛋白原（FIB）0.22 g/L，APTT 75.7 s，PT 35.4 s，凝血酶时间（TT）46.2 s。10：20 给予 Bakri 球囊宫腔填塞，球囊内充盈生理盐水 400 ml，卵圆钳 4 把钳夹宫颈，无菌纱布 3 块填塞阴道，卡贝缩宫素 100 mg、氨甲环酸 1.0 g、10％葡萄糖酸钙 10 mg、25％硫酸镁 60 ml 静滴，同时输入红细胞 4 U、冷沉淀 4 U 和血浆 600 ml。血压 162/104 mmHg、脉搏 151 次/min、血氧饱和度 96％。宫腔引流出暗红色血液 100 ml。尿管通畅，尿色清，量约 10 ml。后尿量增多，持续昏迷。2018 年 7 月 26 日诊断：①羊水栓塞；②心脏骤停后综合征，心肺复苏术后缺血缺氧性脑病；③感染性休克，低血容量性休克（已经纠正）；④肺部感染，如呼吸衰竭（胸片提示基本吸收）；⑤肝肾功能不全（恢复正常）；⑥心功能不全（恢复正常）；⑦凝血功能障碍（恢复正常）；⑧低蛋白血症（恢复正常）；⑨电解质紊乱，如低钠血症、低钾血症（恢复正常）；⑩酸碱平衡紊乱，如呼吸性酸中毒及代谢性酸中毒、高乳酸血症（恢复正常）；⑪肥胖症；⑫死胎引产术后；⑬右下肢深部静脉血栓；⑭泌尿系感染。目前处于植物人状态，仍在 ICU 治疗。

二、临床处理所面临的难题及解决办法

1. 羊水栓塞是否可以预防

目前一致的观点认为，羊水栓塞是以临床表现为基本诊断依据的。要做出羊水栓塞的诊断并不依赖于母体血液中是否存在羊水有形成分，而是根据产时产后发生无法用其他原因解释的肺动脉高压、低氧血症、低血压、凝血功能障碍等这几项典型症状的出现。该病起病急，病情凶险，难以预料。

2. 羊水栓塞的主要表现

羊水栓塞的临床表现存在很大的异质性，典型特征性的表现为产时突发的低氧血症、低血压、继发的凝血功能障碍三联征。不典型羊水栓塞：缺乏急性呼吸循环系统症状，或症状较轻，有些羊水破裂时突然一阵呛咳，之后缓解，也有仅分娩时一阵寒战，出现大量阴道出血，无血凝块，伤口渗血，酱油色血尿等，并出现休克症状。

3. 羊水栓塞产妇救治需注意的问题

单纯依赖母胎医学专家难以组织全程的有效救治，此时必须组织包括麻醉医师、呼吸、心血管、重症医学科等生命支持相关专业专家在内的多学科会诊，根据患者的病情制定适合的救治和监护方案。当出现肝脏损害、肾功能损害等情况时也要请相对应的专科医师协助处理。及时、有效的多学科合作对改善患者预后至关重要。

三、羊水栓塞抢救流程

如图 26 所示。

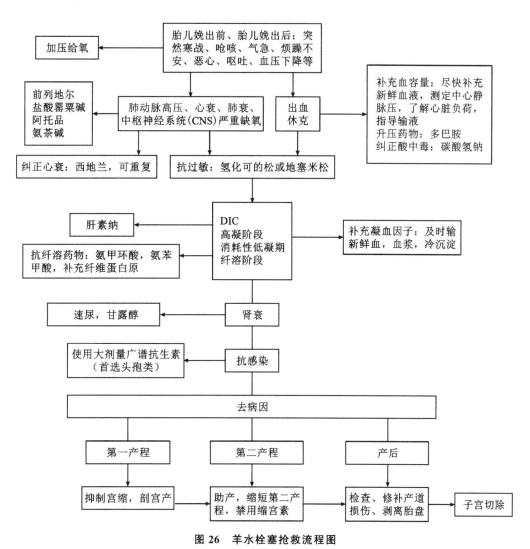

图 26 羊水栓塞抢救流程图

四、羊水栓塞历史及新进展

羊水栓塞（amniotic fluid embolism，AFE）是妊娠期特有的罕见并发症，可以导致母儿死亡等灾难性后果。由于病例散发、少发，目前对其诊断标准还缺乏确切的共识。因此，在全球范围内 AFE 的发病率、病死率统计存在很大差异。根据现有的报道，AFE 发病率为（1.9~6.1）/10 万，死亡率 19%~86%。AFE 的低发病率也使得临床医生很难通过实践积累足够丰富的经验来应对。

AFE 的临床表现存在很大的异质性，特征性的表现为产时突发的低氧血症、低血压、继发的凝血功能障碍三联征。但是在临床中发生的AFE，有相当一部分起病时机或临床表现并不是如此"典型"。针对资料研究分析显示，70%的AFE发生在第一、二产程中，11%发生在阴道分娩后，19%发生在剖宫产手术进行的过程中。也有极少部分发生在中孕引产和羊膜腔穿刺操作过程中。严重的AFE会因为心脏停搏、心室纤颤、无脉性电活动导致心脏搏出量骤降，如果在产前发生，胎儿会因为子宫平滑肌痉挛性高张、胎盘灌注消失而出现胎心减速、基线变异消失、心动过缓等一系列胎儿窘迫的表现。

随着对AFE发病机制的探讨，越来越多的临床研究和动物实验证据显示，是否在母体血循环中发现羊水有形成分与AFE的发病并没有直接的联系。Clark等提出用一个新名称代替AFE，即"妊娠类过敏样综合征"。此名称能较好地体现和解释目前广泛认同的AFE的发病机制和病理生理改变。胎儿的异体抗原激活敏感的母体致炎介质，发生炎症、免疫等瀑布样级联反应，补体系统的活化可能发挥着重要的致病作用。目前一致的观点认为，AFE是以临床表现为基本诊断依据的。要做出AFE的诊断并不依赖于母体血液中是否存在羊水有形成分，而是根据产时产后发生无法用其他原因解释的肺动脉高压、低氧血症、低血压、凝血功能障碍等这几项典型症状的出现。因此，AFE仍然是一项排除性诊断，需要与其他可能引起心脏搏出停止、氧饱和度下降、肺动脉高压、凝血功能障碍的围产期并发症相鉴别。

虽然AFE是一项排除性诊断，需要和产时诸多的突发疾病相鉴别，但是在突发心跳骤停这样的紧急情况下，鉴别是否因为AFE引起并不重要。无论原发疾病如何，一旦出现这种危急状况，首先应当予以最及时的、高质量的心肺复苏［包括标准的基本生命支持（BLS）和后续的高级心脏生命支持（ACLS）］。妊娠晚期的孕妇由于子宫压迫、膈肌上抬，对心肺不同程度地造成生理性压迫。在对未分娩的AFE患者进行胸外按压时，频率、深度均应该与普通患者相同，不能因为顾忌子宫、胎儿而降低按压幅度。同时应当请助手协助腹部左倾，缓解子宫对下腔静脉压迫影响回心血量。心脏电复律或除颤时要注意去除母体腹壁的胎儿监护探头，避免电弧损伤。

从现有的AFE病理生理研究结果来看，AFE通过免疫系统级联反应产生类似全身炎症反应综合征（SIRS）的一系列表现。除胎儿窘迫、产后出血等母胎疾病外，AFE会引起肺动脉高压、低氧血症、心跳骤停、循环衰竭等一系列近期反应，以及DIC、多器官功能衰竭等继发表现。单纯依赖母胎医学专家难以组织全程的有效救治，此时必须组织包括麻醉医师、呼吸、心血管、重症医学科等生命支持相关专业专家在内的多学科会诊，根据患者的病情制定适合的救治和监护方案。当出现肝脏损害、肾功能损害等情况时也要请相对应的专科医师协助处理。及时、有效的多学科合作对改善患者预后至关重要。

考虑到国内手术设施条件、早产新生儿救治水平、经济承受能力及人们传统的思想观念，在决定心跳骤停患者或死亡孕妇即刻剖宫产时，建议将孕龄推后到28w左右。

AFE治疗时适当地给氧和通气非常关键，当血流动力学发生改变时血管活性药物以及心脏正性肌力药物的使用；避免大量液体输注。

多数AFE患者都会出现DIC，部分病例甚至以独立发生的严重DIC为唯一临床表现。除了药物、手术方式止血外，凝血功能的正常维持是救治成功的关键。DIC会引起产后出血,而大量出血又导致凝血因子消耗加重 DIC 的程度。患者出现宫缩乏力表现时,要积极应用促宫缩制剂,特别是前列腺素、麦角新碱等强效宫缩剂的尽早或预防性使用对预防和减少出血量有很大帮助,药物加强宫缩在 AFE 患者并不是禁忌。药物治疗无效的难治性产后出血病例者则需要宫腔球囊填塞压迫、子宫动脉栓塞、子宫 B-Lynch 缝合甚至切除子宫等手段止血。阴道分娩者要注意是否存在宫颈和阴道裂伤。

AFE 引发的 DIC、产后出血往往比较严重,在救治时推荐尽早按照大量输血方案(即 1∶1∶1)予以红细胞、血小板、凝血因子的补充。要维持血小板 $>50\times10^9/L$,活化部分凝血酶时间在正常范围 1.5 倍以内。但一定要强调,血小板和凝血因子的补充要根据出血量、出血表现来决定,而不能因为等待实验室检查结果延误抢救时间。重组凝血Ⅶ因子已经应用于产后 DIC 的救治,不过可能会激活外源性凝血途径,引起严重的弥散性血栓形成和多器官衰竭,因此仅推荐用于药物和手术均不能有效止血的病例。

参考文献

[1] 周玮,漆洪波.美国母胎医学会羊水栓塞指南要点解读[J].中国实用妇科与产科杂志,2016,9(32):865-867.

[2] 沈铿,马丁.妇产科学[M].3 版.北京:人民卫生出版社,2015.

胎盘前置状态出血子宫动脉介入栓塞+钳刮畸形引产

一、孕妇病史及诊疗经过

1. 病例 1

患者，29 岁，已婚，因"停经 24 w+5 d，发现胎儿畸形 3 d"入院。患者平素月经规则，末次月经在 2016 年 10 月 29 日，预产期在 2017 年 8 月 5 日。停经 40 d 查尿 HCG 阳性，孕早期有轻微恶心、呕吐等早孕反应后逐渐缓解，孕 4 月余感胎动。孕期产检 5 次。2017 年 4 月 18 日 B 超提示：单活胎，胎盘下缘达宫颈内口，胎儿鼻骨因胎儿体位关系显示不满意，胎儿大脑中动脉最高流速 25.8 cm/s，RI 0.72，可见上下腔静脉回流到右心房，可见左右两支肺静脉回流到左心房。胎儿未见正常心脏十字交叉结构，左心室明显变小，房间隔下部、室间隔上部可见 0.58 cm 的回声连续性间断，中断处可见双向过隔血流信号。仅可见 1 组房室瓣回声，共同房室瓣可见反流血流信号 140 cm/s，主动脉与右心室相连，主动脉弓位于气管左侧，肺动脉及其左右支明显变窄，动脉导管可见反向血流信号，胎儿胸腺可显示。提示胎儿先天性心脏病，完全型心内膜垫缺损，肺动脉闭锁。经产前诊断专家会诊，要求引产。既往体健。孕 3 产 1，2010 年行剖宫产，人工流产 2 次。查体：体温 36.5℃，呼吸 90 次/min，脉搏 18 次/min，血压 133/71 mmHg，双肺呼吸音清晰，未闻及干湿性啰音，心率 90 次/min，律齐，无病理性杂音，腹隆，无压痛及反跳痛，双下肢无水肿。辅助检查：超声检查结果同前。孕期查其他检查正常。入院诊断：①胎儿畸形；②中期妊娠；③胎盘低置状态；④前次剖宫产。

诊疗经过：入院后完善相关检查，血常规（WBC 11.58×10^9/L）、凝血功能、尿常规、肝肾功能等检查未见明显异常，予以口服米非司酮（50 mg，2 次/d×3 d）配伍羊膜腔注射依沙吖啶（100 mg）引产术。羊膜腔穿刺术后 24 h，阴道出血量多于月经量，出血约 200 ml，内诊宫颈长 2 cm，质硬，胎膜自破，羊水黄染。立即行双侧子宫动脉介入栓塞术。介入术后予以青霉素 800 万 U 静脉点滴抗感染治疗，术后每天米索前列醇 200 μg，阴道上药，1 次/8 h。羊膜腔穿刺术后 4 d+介入术后 3 d，患者出现发热，体温最高达 38.7℃，予以头孢替唑钠（3.0 g，1 次/d）、左氧氟沙星（0.2 g）、奥硝唑（0.5 g）静脉点滴三联抗感染治疗，复查白细胞 21.29×10^9/L，中性粒细胞 90.1%，超敏 C 反应蛋白 137.44 mg/L。羊膜腔穿刺术后 6 d+介入术后 5 d，孕妇体温 38.1℃，下腹阵痛，宫口展平，即行超声监测下钳夹术，完整钳夹出一死婴，体重 600 g，身长 25 cm，羊水色棕黄，胎盘钳夹后基本完整,产时共出血 150 ml。钳夹时产妇体温达 39.1℃,心率 150 次/min,子宫收缩好,阴道出血少。产后观察 2 h 后转入成人 ICU 继续治疗。产后加强补液、纠正电解质失衡、降温等对症治疗。血培养提示大肠埃希菌,对左氧氟沙星耐药,即改用敏感抗生素舒普深(1.0,1 次/8 h)静脉点滴抗感染治疗。产后 3 d,体温逐渐恢复正常正常,复查白细胞 $9.77×10^9$/L,超敏 C 反应蛋白 95.45 mg/L,较前明显好转。患者及家属要求回当地医院治疗,钳刮后 3 d 出院,电话随访产妇回当地医院继续舒普深抗炎 11 d(1.0 g,3 次/d×4 d;1.0 g,2 次/d×7 d),停药,复查子宫及附件超声检查无异常,C 反应蛋白降至正常。

2. 病例 2

患者,25 岁,因"停经 29 w+2 d,无痛性阴道出血 2 h 余"于 2016 年 10 月 21 日入院。现病史:平素月经规则,末次月经在 2016 年 3 月 27 日,预产期在 2017 年 1 月 4 日。停经 30 d 查尿 HCG 阳性,提示妊娠,孕早期有轻微恶心、呕吐等早孕反应后逐渐缓解,孕 2 个多月无诱因出现阴道出血,量少,予以保胎治疗(黄体酮)治愈,孕 5 个多月感胎动至今。孕期定期产检,产检 8 次,孕期经过顺利,无特殊不适。2016 年 9 月 16 日彩超示:单活胎,胎儿小于孕周,相当于 20.0 w,脐动脉舒张期血流缺失,羊水少(考虑 FGR),胎儿大脑中动脉最高流速 30.0 cm/s,胎儿颈部可见 U 形压迹,胎盘下缘接近宫颈内口。2016 年 10 月 21 日门诊 B 超提示单活胎,臀位,胎儿孕周相当于 23.5 w,胎儿局部肠管回声增强,范围约 2.4 cm×2.2 cm,胎儿双肾回声增强,双肾大小 2.9 cm×1.5 cm、2.4 cm×1.2 cm,胎儿脐动脉舒张期血流缺失,胎儿大脑中动脉流速增高,40.0 cm/s,RI 偏高,结合既往超声结果考虑非匀称性 FGR,胎盘下缘越过宫颈内口。孕期唐氏筛查 21-三体、神经管缺陷检查大于截断值,行无创产前基因检测低风险。2016 年 10 月 21 日 17:00 无诱因出现阴道流血,量中等,似平素月经、无阴道流水,无下腹胀痛,自觉胎动正常。查体:体温 36.3℃,脉搏 94 次/min,呼吸 20 次/min,血压 113/84 mmHg。产检:宫高 22 cm,腹围 84 cm,胎位 LSA,胎心率 145 次/min,宫缩无,先露臀,先露浮,胎膜存,宫口未查,骨盆无明显异常。辅检:同前。既往:体健,孕 3 产 0,流产 1 次,引产 1 次。入院诊断:①孕 3 产 0,孕 29 w+2 d 臀位待产;②产前出血,中央型前置胎盘;③胎儿生长受限;④胎儿脐动脉舒张期血流缺失;⑤胎儿大脑中动脉流速增高;⑥不良孕产史。

诊疗经过:入院后告知相关风险,孕妇及家属拒绝剖宫产,要求期待治疗,顺其自然,严密监测胎心胎动、阴道出血,予以硫酸镁静滴,地塞米松促进胎肺成熟。2016 年 10 月 26 日 09:00 复查 B 超提示胎盘下缘越过宫颈内口约 1.35 cm,胎儿脐带动脉、大脑中动脉舒张期血流信号均倒置,胎儿心胸比 0.65 cm。再次交代病情,告知随时可能发生胎死宫内、阴道出血,胎儿预后差。2016 年 10 月 27 日 14:00 停经 30 w+1 d,常规听胎心时未闻及胎心,孕妇无下腹胀痛,阴道流血、无阴道流水,自觉胎动消失,未扪及宫缩,急诊彩超确诊胎死宫内。2016 年 10 月 27 日开始口服米非司酮(50 mg,2 次/d×

3 d）配伍羊膜腔注射依沙吖啶（50 mg）引产，2016年10月28日21：00口服米非司酮期间，患者阴道出血量多，色鲜红，量约200 ml。与孕妇及家属沟通后行双侧子宫动脉介入术。21：27到达介入室，介入过程顺利，22：13介入完毕，内诊宫口未开，返回产房ICU行特级护理，注意阴道出血及宫缩情况，给予抗生素预防感染治疗。2016年10月29日09：00在B超引导下行羊膜腔穿刺术。2016年10月30日04：31臀助产一死男婴，体重665 g，身长35 cm。胎儿娩出后30 min，胎盘未剥离，部分与子宫壁粘连紧密，行人工剥离胎盘，表面粗糙，行清宫术。分娩经过顺利，产时共出血400 ml。介入术后第5天，产妇一般情况可，产后子宫B超提示回声欠均匀，可见多个强光斑回声，未见血流信号，办理出院。产后诊断：①孕3产1，孕30 w+4 d臀助产一死男胎；②产前出血，中央型前置胎盘；③死胎；④胎盘粘连；⑤不良孕产史。产后15 d B超提示：子宫及附件未见异常。

二、临床处理所面临的难题

1. 胎盘前置状态引产出血行子宫动脉介入栓塞的利弊

子宫动脉栓塞术联合依沙吖啶引产有以下几个方面的优势：产前子宫动脉栓塞术可使胎盘局部血流减少甚至短时间内血流终止，从而有效控制产前出血；减少可能发生的产后出血或因此导致的剖宫取胎或子宫切除；对患者创伤小，避免了手术对患者的创伤，更主要的是避免了剖宫取胎术对以后妊娠及分娩的影响；子宫动脉栓塞术后2 w，栓塞剂逐渐被吸收，血管再通，对引产后的子宫及卵巢功能无明显影响。

弊端：子宫动脉栓塞术后，胎盘血流阻断、子宫平滑肌纤维缺血缺氧，滞留宫内的胎儿胎盘若不及时排除，容易导致感染的发生。本病例羊膜腔注射依沙吖啶后6 d、子宫动脉栓塞后5 d，孕妇败血症症状明显，体温高达39℃，血培养提示大肠埃希菌感染。

这些提示我们子宫动脉介入栓塞后需要尽快排出胎儿胎盘，如后面病例介绍，介入完毕的即刻行宫颈COOK双球囊填塞，促进中晚期妊娠不成熟宫颈的扩张，联合米索前列醇阴道上药、钳夹等多重灵活处理的方式，可尽量减少介入后宫腔感染、败血症等发生。

2. 胎盘前置状态或前置胎盘引产方式的选择

胎盘前置状态或前置胎盘可引起妊娠中晚期反复阴道出血，严重时可导致生命危险。如果需要引产终止妊娠，分娩方式的选择较为棘手，传统治疗方法中，对于较小孕周的完全性前置胎盘患者，多选择药物引产经阴道分娩；较大孕周患者多选择剖宫取胎，但上述两种方法均存在大出血的风险，严重时危及生命，需要切除子宫。胎盘前置状态阴道分娩过程中仍有可能中转为剖宫取胎，所以分娩前医患之间谈话要透彻。近年来，子宫动脉介入栓塞术已经广泛用于治疗产后出血、宫颈妊娠、瘢痕妊娠等产科出血性疾病，其在减少产科出血方面的效果是肯定的，可以首选用于中晚期妊娠引产分娩前后的出血。

三、胎盘前置状态引产流程

如图 27 所示。

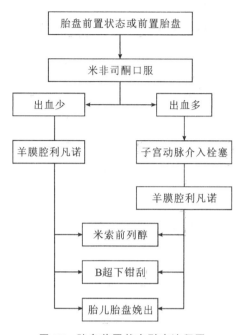

图 27 胎盘前置状态引产流程图

四、解决办法和新进展

中期妊娠胎盘下缘达到或覆盖宫颈内口为胎盘前置状态。因严重胎儿畸形不能继续妊娠而引产时，产前、产时及产后大出血风险增高。Osmund SS 等研究认为中期妊娠合并胎盘前置状态是产后出血的高危因素。临床处理非常棘手，因此选择合适的引产方法改善引产结局尤为重要。目前引产方式有以下 3 种：①剖宫取胎术，优点是可以直视下明确胎盘状态，更直接快速地处理子宫出血；缺点是中期妊娠剖宫取胎术对孕妇的创伤大，且对孕妇的生育功能可能造成损害。②依沙吖啶引产，优点是可以经阴道分娩；缺点是在经阴道分娩时，此类患者发生阴道大流血、剖宫取胎甚至切除子宫的风险高。③依沙吖啶引产联合子宫动脉栓塞术，具有引产成功率高、失血量少、剖宫取胎率低等优点，减少了对患者的损伤，最大限度地保留了患者的生育功能；缺点是费用较高，有疼痛、发热等并发症。

在该例患者中因胎盘未完全覆盖宫颈内口，先行依沙吖啶引产，引产过程中出现大出血急诊行介入栓塞术，后出现发热，炎性指标升高，考虑胎膜早破所致绒毛膜羊膜炎、败血症。绒毛膜羊膜炎的处理包括抗感染治疗、解热治疗和终止妊娠，最好是经阴道分娩。在本病例中未等其自然临产分娩，而在宫颈条件改善后及时采用钳夹术娩出胎儿及附属物，术中顺利，出血少，胎儿娩出后患者情况也随之改善。林清兰等也探讨了胎盘钳夹术在中期妊娠胎盘前置状态引产中使用的临床价值,在胎儿排出前清除胎盘,关闭血窦,促使宫腔容积变小,牵引胎儿先露部压迫子宫下段,迅速减少出血。认为使用胎盘钳夹术可以显著减少中期妊娠胎盘前置状态引产中产后出血和剖宫取胎的风险。

随着新的诊疗技术的出现和相关临床经验的积累,考虑对母体影响最小化的原则,目前对于中期妊娠合并胎盘前置状态患者,做好应急处理产后出血和剖宫取胎的准备,术前充分告知患者风险及各种引产方式的利弊,个体化选择引产方法,并根据病情变化及时调整诊疗方案,减少了剖宫取胎及子宫切除对母体的损害。

参考文献

[1] 刘尧芳,付晓冬.子宫动脉栓塞术在胎盘前置状态引产中的应用[J].实用妇产科杂志,2012,28(10):891-892.

[2] 林清兰,曾淑梅.胎盘钳夹术在中期妊娠胎盘前置状态引产中的应用[J].中国计划生育和妇产科,2015,7(1):47-49.

[3] 龚晓明,边旭明.威廉姆斯产科手册[M].北京:人民卫生出版社,2013.

[4] 崔红梅,马晓丽,左坤,等.子宫动脉栓塞术在妊娠中晚期完全性前置胎盘引产中的应用[J].中华围产医学杂志,2016,19(6):465-466.

引产后胎盘完全滞留

一、孕妇病史及入院后处理

1. 病例 1

患者,26 岁,已婚,因"停经 28 w+3 d,发现胎儿畸形 10 d"于 2013 年 1 月 30 日 12:14 入院。现病史:孕期定期产检,孕 1 月余曾有少许阴道出血,予以黄体酮口服好转。孕期无头昏、乏力、心慌、胸闷、下腹胀痛、皮肤瘙痒等不适。孕期以来,精神、饮食、睡眠正常,大小便无异常,体重随孕周逐渐增加。既往体健。生育史:孕 2 产 0,人工流产 1 次。查体:体温 36.9℃,脉搏 90 次/min,呼吸 20 次/min,血压 133/78 mmHg,双肺呼吸音清晰,未闻及干湿啰音,心率 90 次/min,律齐,无病理性杂音,腹隆,无压痛及反跳痛,双下肢无水肿。产检:腹围 79 cm,宫高 21 cm,宫口未开,骨盆内外测量无异常。辅助检查:2012 年 12 月 2 日唐氏筛查为低风险;2013 年 1 月 20 日 B 超提示单活胎,头位,BPD 6.3 cm,AFV 3.8 cm,AFI 8.2 cm,脐动脉 S/D 4.1,胎儿估重 685 g;胎儿小于孕周,相当于 24.5 w,单脐动脉(右侧缺如),羊水少,胎儿先天性心脏病,室间隔缺损,主动脉骑跨,肺动脉狭窄,左位上腔静脉;孕期常规检查正常。产前诊断会诊意见:胎儿若为单纯肺动脉狭窄,无医学引产指征,但此胎儿合并 FGR,同时合并肺动脉狭窄较明显,若 B 超无误,有相对医学引产指征;但产前诊断具有高风险性,不排除胎儿实际情况与超声报告不符等可能。引产具有高风险,可能发生继发性不孕或难治性出血切除子宫永久丧失生育能力。孕妇及家属从优生优育角度出发,坚决放弃胎儿,要求入院引产。

诊疗经过:患者入院血常规、肝肾功能、凝血功能、心电图等检查正常,予以口服米非司酮(50 mg,2 次/d)配伍依沙吖啶(100 mg)羊膜腔穿刺引产术。2013 年 2 月 1 日 09:00 行羊膜腔依沙吖啶穿刺术。产妇于 2013 年 2 月 3 日 01:05 分以 LSA 位臀助产一死女婴,体重 850 g,身长 30 cm。羊水色棕黄,胎儿娩出后胎盘无明显剥离征象,人工剥离感粘连紧密,无法剥离,因阴道出血较多,暂停操作,两把无齿卵圆钳钳夹宫颈,阴道填塞 2 块纱布,产时共出血 210 ml。产后诊断:①孕 2 产 1,孕 29 w 臀位助产一死女婴,LSA;②胎儿畸形;③胎儿单脐动脉;④胎盘粘连;⑤胎盘粘连、植入;⑥胎盘残留。产后 6 h,产妇诉子宫收缩痛,感心慌,偶有恶心,有排便感。无头晕、黑矇、胸闷等不适。查体:呼吸 135 次/min,脉搏 21 次/min,血压 136/91 mmHg,神清,眼睑、口唇及四肢末梢尚红润,皮肤干燥,腹软,宫底脐下两指,轮廓清,质硬,阴道流血间断少量,色暗红,半小时尿量约 50 ml。估计产后共计出血约 1 000 ml。在对症处理的同时,因胎盘植入立即行子宫动脉介入栓塞术,术后阴道出血停止。产后及子宫动脉介入术后 2 d,行清宫术,钳夹出胎盘组织约 200 g,左侧宫壁近宫角处仍有少许组织与宫腔粘连紧密,无法刮出。清宫术后 2 d，复查 B 超提示：宫腔内回声杂乱，可见多个点线样强回声及不规则液性暗区，左前壁见 4.6 cm×2.4 cm×1.6 cm 稍高回声，边界不清，未见明显血流信号。血 β-HCG 由 2013 年 2 月 4 日的 1 538 mIU/ml 降至 2013 年 2 月 7 日的 157.36 mIU/ml，产后 4 d 出院，口服中药促进子宫收缩及活血化瘀治疗 1 w。产后随访。

2. 病例 2

患者，27 岁，因"引产后 6 h，胎盘残留 5+h"于 2018 年 9 月 1 日 08：00 入院。现病史：平素月经规则，末次月经在 2018 年 2 月 4 日，预产期在 2018 年 11 月 11 日。2018 年 8 月 30 日因胎儿先心病行口服米非司酮（50 mg，2 次/d）配伍羊膜腔注射依沙吖啶（100 mg）引产；2018 年 8 月 30 日 16：00 行羊膜腔穿刺注射依沙吖啶引产术；2018 年 9 月 1 日 4：40 顺娩一死女婴，胎儿娩出后 30 min 胎盘、胎膜未娩出，感胎盘与子宫壁粘连紧密，牵拉脐带及按摩子宫，胎盘仍未娩出，产时出血 200 ml，产后出血无活动性大出血。产妇贫血貌，2018 年 2 月 4 日 10：30 因"胎盘粘连"转院。查体：体温 36.5℃，脉搏 102 次/min，呼吸 20 次/min，血压 99/63 mmHg，双肺呼吸音清晰，未闻及干湿啰音，心率 102 次/min，律齐，无病理性杂音，腹隆，无压痛及反跳痛，双下肢无水肿。既往史：既往体健，否认乙肝病史，否认心肺肝肾病史，否认高血压、糖尿病史等，否认药物过敏史，否认外伤史，否认手术史。婚育史：结婚年龄 26 岁，孕 2 次，人工流产 1 次。辅助检查：B 超提示胎盘植入。入院诊断：①胎盘残留；②胎盘植入；③畸形引产后。

诊疗经过：入院后立即完善相关检查，建立静脉通道，备血，内诊取出阴道填塞有尾纱一块，检查宫口松，可容 2 指，可触及游离的胎盘边缘。急症床边彩超，在 B 超指导下行人工剥离胎盘，胎盘人工剥离基本完整，胎膜缺；行清宫术，清出胎盘组织约 20 g，感宫腔粗糙，操作顺利。术后合计输入 O 型/Rh 阳性红细胞 2 U、冷沉淀 1.5 U、血浆 200 ml。B 超提示：宫腔上段宽 1.5 cm，其内回声不均，宫腔底部偏右侧近角部可见 2.2 cm×2.1 cm 的稍高回声，略向外突，其内未见明显异常血流信号。术后转 ICU 进一步抗炎（青霉素 800 万 U）及退奶等治疗。2018 年 9 月 3 日复查彩超报：宫腔宽 1.12 cm，其内回声不均匀，未见明显血流信号。2018 年 9 月 4 日血液分析示：超敏 C 反应蛋白 20.33 mg/L；中性粒细胞比率 69.0%；血小板计数 $246×10^9$/L；血红蛋白 93 g/L；白细胞 $5.90×10^9$/L；血清 β-HCG 示：人绒毛膜促性腺激素 β-HCG 720.90 mIU/ml，办理出院。产后 1 个月复查：子宫及附件未见异常。

二、临床处理所面临的难题及解决办法

1. 胎盘植入超声表现

胎盘植入的超声表现包括：①胎盘后间隙消失。胎盘后间隙由子宫蜕膜基底层的血管扩张而形成，胎盘植入时此无回声区部分或完全消失。②胎盘内漩涡形成。胎盘正常附着时，血管扩张仅限于子宫螺旋小动脉，而胎盘植入时，高脉压的弓形动脉及宫旁血管扩张产生了超声可观察到的胎盘内腔隙状结构，内见漩涡状血流。③子宫肌层菲薄，植入胎盘部分使局部正常肌层结构消失。胎盘核磁共振成像是一个准确的局部解剖层次，使其能够确定解剖，提供手术路径，为考虑其他治疗提供影像学依据。但胎盘植入膀胱诊断较困难，彩超可显示子宫浆膜层与膀胱血流丰富等。

2. 胎盘植入的保守治疗

胎盘植入的保守方法：①介入治疗选择性子宫动脉灌注甲氨蝶呤及子宫动脉栓塞。②胎盘局部注射，其方法是在B超引导下用穿刺针经腹穿刺至胎盘组织，向多个方向注射甲氨蝶呤。③米非司酮、甲氨蝶呤配伍中药治疗胎盘植入，米非司酮为孕激素受体拮抗剂，阻断孕酮作用后可导致富含孕酮受体的蜕膜组织变性、水肿、出血、坏死，引起蜕膜与绒毛膜板的分离，使植入胎盘组织与子宫肌壁分离，效果较好，胎盘植入的中药组方以丹参、赤芍、桃仁等活血化瘀药组成，配以三棱、莪术、浙贝、苡仁消癥散结，蜈蚣、山甲粉、天花粉等有破血消癥、杀胚的作用。胎盘完全滞留也有不出血留置宫腔观察121 d、96 d 自然娩出的例子，但观察过程中阴道出血稍多、体温稍高，医生及患者心理负担均较重。介入后在侧支循环还未完全建立、胎盘血供还不是特别丰富的情况下清宫，出血的风险稍少。

三、引产胎盘植入流程

如图28所示。

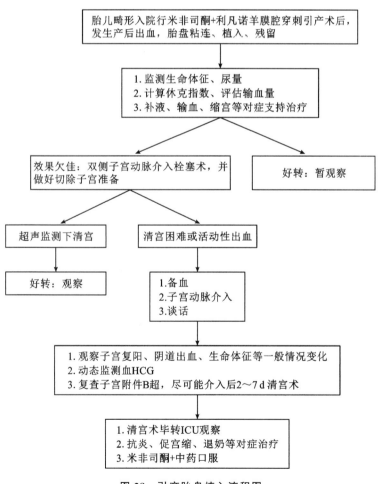

图28 引产胎盘植入流程图

四、胎盘滞留的处理

胎盘滞留容易导致产后出血,产后 2 h 出血量达 500 ml 且出血尚未控制者为预警线,应迅速建立两条畅通的静脉通道、吸氧、监测生命体征和尿量、向上级医护人员求助、交叉配血,同时积极寻找出血原因并进行处理。病因治疗是产后出血的最重要的治疗,同时应抗休克治疗,并求助麻醉科、ICU、血液科医师等协助抢救。在抢救产后大出血时,团体协作十分重要。

胎盘植入伴活动性出血,若为剖宫产可先采用保守治疗方法,如盆腔血管结扎、子宫局部楔形切除、介入治疗等;若为阴道分娩应在输液和(或)输血的前提下,进行介入治疗或其他保守性手术治疗。如果保守治疗方法不能有效止血,则应考虑及时行子宫切除术。

对于清宫术最佳的时机是在栓塞后 24～72 h。但胎盘植入不同,需要根据胎盘植入类型、超声监测血供情况而定,一般选择血供明显减少或阻断,且在 3～10 d 内未见胎盘娩出时,尝试清宫术。需做到清宫方案个体化。

参考文献

[1] 中华医学会妇产科学分会产科学组.产后出血预防与处理指南[J].中华妇产科杂志,2014,49(9):641-646.

[2] 张国福,尚鸣昇,韩志刚,等.子宫动脉化疗栓塞联合清宫术在胎盘植入保守治疗中的应用[J].介入放射学杂志,2010,19(12):947-950.

[3] Winograd RH.Uterine arteryembolization for postpartum hemorrhage[J].Best Pract Res Clin Obstet Gynaecol,2008,22:1119-1132.

[4] 连华敏.从临床看傅山运用补中益气汤的经验[J].河南中医,2003,23(8):16-17.

死胎引产胎盘早剥术后切口血肿

一、孕妇病史及入院后处理

患者，20 岁，因"停经 32 w+1 d，持续性下腹胀痛 17 h，B 超提示死胎 30 min"于 2018 年 8 月 23 日 8：00 入院。患者孕期未见明显异常，2018 年 8 月 22 日 15：00 左右突感下腹胀痛，无恶心、呕吐，无阴道出血及流液，未及时到医院就诊，2018 年 8 月 23 日 08：00 来门诊产检，未闻及胎心音，B 超提示：单胎、死胎，胎盘局限性增大，回声不均，范围约 15.7 cm×8.6 cm×9.4 cm。遂以"死胎"入住产科。现下腹部坠胀痛，无阴道流血、阴道流水等不适。患者孕期无特殊不适。辅检：B 超结果同前，既往无特殊病史，第一胎，否认引产及流产史。入院诊断：①胎盘早剥；②死胎；③孕 1 产 0，孕 32 w+1 d 头位待产；④妊娠期高血压。

诊治经过：入院查体，体温 36.0℃，脉搏 98 次/min，呼吸 20 次/min，血压 134/98 mmHg，因为怀疑胎盘早剥，入院后在腰硬外麻醉下行子宫下段剖宫取胎术。患者于 2018 年 8 月 23 日 10：25，以 LOT 位助娩一死男婴，体重 1750 g，身长 40 cm，胎盘人工娩出，完整，表面可见大面积暗红色压迹（约占胎盘面积的 2/3），胎盘大小：15 cm×14 cm×3 cm，重量 350 g。脐带长 50 cm。羊水量约 400 ml，血性羊水，宫体注射催产素 20 U、卡前列素氨丁三醇 250 μg，静滴催产素 20 U，葡萄糖酸钙 1 g、地塞米松 5 mg。术中掏出暗红色凝血块及陈旧性出血约 500 ml，子宫大面积卒中，子宫前壁及两侧输卵管可见散在蓝紫色小瘀斑，子宫后壁可见大面积蓝紫色瘀斑。手术经过顺利，术中出血 300 ml，麻醉满意，术后转成人 ICU。术后当天，血液分析：血小板计数 94×10^9/L；红细胞压积 0.18；血红蛋白 60 g/L（术前 90 g/L）；红细胞 2.08×10^{12}/L；白细胞 15.16×10^9/L，给予输注同型红细胞 3 U；给予抗感染（注射用头孢哌酮钠他唑巴坦钠 2 g，2 次/d+奥硝唑氯化钠注射液 0.5 g，2 次/d）治疗，因 D-D 高（6 μg/L）行低分子肝素抗凝，每日 4 100 U，肌注；术后第 2 天，肝功能：白蛋白 25.4 g/L；总蛋白 54.5 g/L。患者间断发热，最高体温达 40℃，抗生素改为美罗培南（1.0 g，1 次/8 h），留血培养，给予补铁治疗。术后第 7 天，血培养结果提示阴性。术后第 9 天：血液分析：超敏 C 反应蛋白 64.91 mg/L；中性粒细胞数 10.30×10^9/L；中性粒细胞比率 86.7%；血小板计数 258×10^9/L；血红蛋白 75 g/L；红细胞 2.62×10^{12}/L；白细胞 11.87×10^9/L；降钙素原 0.498 ng/ml。分析患者血象、炎性指标及体温较前明显下降，无其他特殊不适，办理出院。

出院后第 3 天（术后 12 d），患者因受凉而出现畏寒、发热，测其最高体温为 38.5℃，并伴有流涕、鼻塞、咽痛、咳嗽等不适；咳嗽程度较轻，无咳痰。同时还伴有头昏、全身乏力。无其他特殊不适。出院后第 5 天（术后 14 d）就诊，查血常规：白细胞 13.27×10^9/L、红细胞 2.98×10^{12}/L、Hb 83 g/L、红细胞压积 0.27、血小板计数 333×10^9/L、中性粒细胞比 84.5%、淋巴细胞百分数 6.9%、CRP 39.39 mg/L，患者以"发热、咽痛 2 d"收治入内科。入院当天腹部 B 超示：子宫切面形态欠正常，边界清，肌层光点分布不均匀。子宫下段前壁切口处可见 1.6 cm×6.6 cm×1.6 cm 的混合回声区，边界欠清，内部回声不均，与宫腔相通。子宫下段切口前方可见 3.6 cm×7.3 cm×3.3 cm 的囊性病灶，与前壁下段切口关系密切，沿切口横向走形，似可见与切口相通，内可见滚动的光点及絮状光团回声，囊壁可见血流信号，最高流速18.7 cm/s，测得 RI 0.45，提示：子宫下段切口前方囊性病灶，与切口关系密切。入院胸部正位 X 线示：心肺未见异常。遂给予头孢曲松（1.0，2 次/d，静脉给药）抗感染治疗。再次入院后第 2 天（术后 15 d）在 B 超引导下，行子宫切口处抽液，抽出灰白色液体，考虑血肿变性，继续给予抗感染（注射用头孢哌酮钠他唑巴坦钠，2.0，2 次/d，静脉点滴）、止咳、维持水、电解质平衡等对症治疗，定期腹部伤口处换药。内科住院 7 d 出院，出院 21 d 随访 B 超：子宫切口处包块消失。出院诊断：①上呼吸道感染；②腹部切口血肿、感染；③胎盘早剥；④死胎；⑤孕 1 产 1，孕 32 w+1 d 手术产一死男婴；⑥妊娠期高血压。

二、临床处理所面临的难题及解决办法

1. 胎盘早剥的病因

胎盘早剥是妊娠晚期严重的并发症，具有起病急、发展快等特点，若处理不及时可危及母儿生命，此病在我国发病率为 0.46%～2.10%，欧美、东南亚等国家发病率为 0.5%～1.0%。目前胎盘早剥的发病诱因和机制尚未明确，国内外研究表明，孕妇出现血管病变、机械性因素、宫内压力降低等均可引起胎盘早剥发生，分析其原因在于：①血管病变，包括妊娠期高血压疾病、妊娠期糖尿病等，妊娠期合并上述疾病时，子底蜕膜螺旋小动脉出现痉挛或硬化，引起远端毛细血管变性坏死甚至破裂出血，血液流至底蜕膜层与胎盘之间形成胎盘后血肿，致使子宫壁与胎盘分离。②机械性因素，包括腹部外伤、脐带过短（<30 cm）或脐带绕颈等，当腹部受到直接撞击或挤压时，可造成胎盘与子宫壁分离；脐带过短或脐带绕颈可导致分娩过程中胎儿下降牵拉脐带造成胎盘剥离；另外，羊膜穿刺时刺破前壁胎盘附着处，血管破裂出血引起胎盘剥离。③宫内压力骤然降低，当羊水过多人工破膜后羊水流出过快，或者双胎妊娠，第一胎娩出过速时，可引起子宫骤然收缩，胎盘与子宫壁错位剥离。④另外，高龄孕妇、吸烟、孕妇代谢异常、机体凝血功能异常均可增加胎盘早剥的发生率；有报道显示，既往存在胎盘早剥史的孕妇再次妊娠时胎盘早剥发生率比无胎盘早剥史者高 10 倍。妊娠期高血压疾病和脐带因素占胎盘早剥诱因的 56.25%，与国外报道结果一致。不明原因的胎盘早剥占 20.83%，胎盘早剥具有难以预测性。

2. 胎盘早剥的处理

胎盘早剥是产科的急危重症，重度胎盘早剥和临床处理时限滞后是导致妊娠不良结局和围生儿窒息、死亡的独立危险因素，由于彩超检出率较低，因此，对于存在胎盘早剥诱发因素的孕产妇要全面采集病史、体征，结合辅助检查及早做出正确的判断，保障产妇和

新生儿安全。

为提高妊娠结局就必须缩短胎盘早剥临床处理时间。产后出血、死胎均是胎盘早剥的主要不良妊娠结局,因此,在产妇出现相关妊娠症状后及早进行临床处理意义十分重大。医护人员在临床处理工作中,应加强对具有胎盘早剥诱发因素患者的母婴监测,高度警惕胎盘早剥的发生,在发生胎盘早剥后,缩短临床处理时限,进行果断正确处理,从而减少并发症,降低围产儿死亡率。综上所述,胎盘早剥的临床处理时限直接影响产妇妊娠结局,临床处理时间越短越有利于改善产妇的妊娠结局;因此,应当加强对产妇的监测,及时对产妇进行分娩干预,提高母婴安全。

由于胎盘早剥症状在产后才比较明显,产前诊断较为困难,胎盘早剥会出现腹痛、阴道流血、胎监异常等,处于早剥初期,胎心率和宫缩间歇放松程度不良,程度较为严重时呈持续性及宫腔压力高、胎心消失等临床症状。其中Ⅲ度评为疾病最高级别,产妇出现凝血功能障碍,引起多器官损害。

如果早剥出现在后壁胎盘,主要临床症状为腰背疼痛,但部分产妇无明显不适感,为了在产前、产后确诊胎盘早剥,一般采取超声检查、胎心监护和实验室检查等检查方式,以此确保可以及时发现胎盘异常,而在产后能及时监测到异常情况,并在第一时间为产妇做针对性治疗,避免出现新生儿窒息、产后出血等不良妊娠结局,减低产后出血、失血性休克、子宫胎盘卒中、早产等不良妊娠结局的出现。而胎盘早剥临床处理时机对妊娠结局的影响分析提示,胎盘早剥在胎儿分娩前出现胎盘剥离的情况,引发大出血等,出血时间越长,产妇的情况就越危急,增加子宫胎盘卒中、凝血功能障碍或者是胎儿窘迫的概率。面对该情况,终止妊娠是治疗胎盘早剥的主要方式,胎盘早剥的围产儿结局与胎盘早剥严重程度及临床处理密切相关。一旦产妇评估为Ⅱ~Ⅲ度胎盘早剥,这时一定要采取终止妊娠措施。如果产妇还不具备分娩条件,可通过剖宫产措施救治。当全部救治方式均无效,大量出血,出现严重并发症,这时就要依照情况考虑是否要切除子宫保全产妇生命。综上所述,要预防和降低胎盘早剥就要强化胎心、胎动监测,详细记录孕产妇主诉症状,并加强产前宣教,针对有疑似胎盘早剥的孕产妇给予高度关注,做好预防工作,尽早做出诊断;一旦出现胎盘早剥的情况就要结合产妇实际情况分析病情,及时采取针对性措施治疗,最大限度保护母婴安全,改善妊娠结局,降低不良妊娠结局发生率,减少母婴死亡率。

3. 子宫切口的血肿处理方式

产后血肿形成是分娩后一种少见并发症,常见腹壁切口处、盆腹腔(剖宫产)及外阴血肿、腹膜后血肿(阴道分娩)形成。血肿形成可能与手术操作相关,也可能与产妇原发疾病相关,如妊娠合并血小板减少症等可以引起凝血机制异常的并发症或者妊娠并发症或者使用了抗凝药物,如肝素等。剖宫产后常见血肿原因:术中损伤的血管在肌层中如未被立即发现,常很快回缩,术毕不易被发现;关腹时一些细小的出血点未发现,术后血压回升血管重新开放,可形成血肿。另外,蛛网膜下腔麻醉时由于交感神经被阻滞,常伴有血压下降,在低血压时血管痉挛,切口在关腹时看似干净,而关腹后数小时血压恢复正常后断裂的血管出血可出现血肿。患者一般可表现出低热,切口周围出现肿胀并存在明显的压痛感等临床症状,甚至切口渗血,有些血肿可能症状隐匿不容易发现,可辅助 B 超、CT 检查或者采取局部穿刺抽取血液进行诊断。实验室检查:可出现血红蛋白进行性下降、凝血功能障碍,甚至出现 DIC。处理:积极治疗原发病,同时必须加强全身支持营养,纠正贫血、低蛋白血症,抗感染及纠正凝血功能异常等综合治疗。应用超声监测下抽吸血肿内液体并注射抗生素及活血化瘀中药等促进其吸收。

总之,高危孕期手术注意术中彻底止血,回病房后 3 d 内慎用抗凝药物,有血栓前状态的产妇,使用机械性抗凝方法。

三、剖宫取胎后切口血肿的处理流程

如图 29 所示。

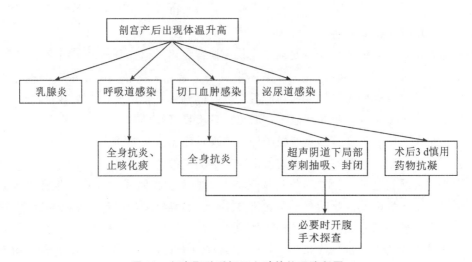

图 29　剖宫取胎后切口血肿的处理流程图

四、子宫切口血肿感染

子宫切口血肿、感染是一个多环节综合因素的结果,除了与手术操作有关,临床上引起感染的主要原因多见于:①因胎膜破裂时间过长,催产素引产失败;或因胎位异常,经徒手转胎位失败而致产程停滞,最后仍未能经阴道分娩而行剖宫产;或是由于产程中过多肛查及阴道检查,破坏了生殖道的自然防御机制,一些条件致病菌成为致病优势菌进入切口处,引起感染。②阴道试产时间较长,先露部长时间压迫,使得子宫下段拉长且很薄,组织水肿,容易撕裂。尤其是胎头下降很深者,娩头困难,经阴道向上协助推头,造成切口撕裂,撕裂处对合欠佳,常易引起感染。同时,经阴道协助上推胎头亦增加了感染机会。③择期剖宫产有时下段形成欠佳,尤其是臀位、横位,容易造成子宫下段切口过高。当胎儿娩出后,切口上缘缩短变厚,而切口下缘为子宫下段,收缩及缩复作用差,下段切口薄而且拉长,造成切口上下缘厚度相差太大,难按解剖层次对齐,而使创面接触不良,造成切口愈合不佳。而切口位置过低,选择接近宫颈或宫颈处,则由于其愈合能力较差,易致局部缺血、组织坏死感染和切口裂开。再次剖宫产者,术时未避开原子宫瘢痕,由于

瘢痕组织增生、脆硬，有时很薄，易向两侧撕裂，缝合时对合差，为止血缝合过紧过密，造成局部缺血、坏死，引起感染。故剖宫产手术切口过高与过低，切口对合差都不利于切口愈合。④产妇全身情况差、严重水肿、肾病综合征常伴有严重的低蛋白血症；糖尿病、重度营养不良、贫血等，都易发生切口感染。

宋敏等报道1例产妇产后血肿再次开腹，分析原因可能为Corona Mortis血管断裂。出血原因考虑如下：一是患者合并子痫前期（重度），全身炎性反应导致组织脆弱，全身小血管痉挛，部分血管痉挛出血（眼底有活动性出血），术中受到血流动力学变化影响，小的血管出血不易被发现；二是患者剖宫产时麻醉效果欠佳可能致多处肌肉紧张，肌肉牵拉时加重血管损伤，术中直接或者间接原因致此血管断裂；三是腹壁手术切口影响，本例剖宫产术横切口暴露视野小，因麻醉效果不理想，腹直肌紧张不易拉伸，可能累及附近血管被牵拉损伤。因为Corona Mortis血管隐匿，平时又少见这种出血，故延误发现和处理这种血管断裂出血，导致二次开腹探查。

本例患者出现死胎、胎盘早剥、妊娠期高血压、术后使用抗凝药物均为切口血肿的高危因素，经过全身抗感染、营养支持治疗和局部抽吸血肿液体、注射抗炎药物（庆大霉素＋地塞米松等）处理治愈，提示对于术后发生持续发热等患者，需要排查是否存在子宫切口、腹壁切口、盆腔后腹膜血肿继发吸收热或感染所致，对于血肿范围局限，须在严密监测下保守治疗，必要时开腹处理；也提示对于孕产妇抗凝药物的使用须谨慎。

参考文献

[1] 吴丽萍.剖宫产术后子宫切口感染54例分析[J].浙江预防医学,2003,15(8):43-44.
[2] 宋敏,吴向华,杨秋红,等.剖宫产术并发Corona Mortis血管破裂一例[J].中华围产医学.2018,21(3):206-207.

胎盘早剥死胎引产

一、孕妇病史及入院后处理

1. 病例1

患者，39岁，因"停经32 w+2 d，下胀痛、头晕4 h余"入院。患者平素月经规则，末次月经在2011年11月8日，预产期在2012年8月15日。停经35 d查查尿HCG阳性，提示妊娠，孕早期有轻微恶心、呕吐等早孕反应后逐渐缓解，孕4月余开始自感胎动。孕期定期产检，产检血压均高，波动于144～169/71～104 mmHg，尿蛋白（＋）未予特殊处理。孕期经过尚顺利，有特殊不适。孕29 w因"前置胎盘、阴道出血"入产科保胎治疗2 d，予以硝苯地平（20 mg，2次/d）口服降压治疗，出院当地随访治疗。2012年6月22日19：00，停经32 w+2 d，出现下腹胀痛无法缓解，同时伴有头昏，呕吐1次，入院血压139/96 mmHg。查体感腹部张力大，板状，听胎心极其微弱，约30次/min，考虑胎盘早剥，胎儿窘迫，立即收入院。孕期以来，精神、饮食、睡眠正常，大小便无异常，体重随孕周逐渐增加。既往体健，否认乙肝病史，否认心肺肝肾病史，4年前发现血压升高，未予特殊处理。孕28 w后血压升高口服硝苯地平药物治疗，否认糖尿病史，否认药物过敏史，否认手术、外伤史。辅助检查：2012年5月28日B超提示，胎盘下缘距宫内口4.5 cm。入院诊断：①孕1产0，孕32 w+2 d待产；②胎盘早剥；③慢性高血压并发子痫前期重度；④胎儿窘迫。

诊疗经过：完善术前准备，尿蛋白＋＋＋，血压139/96 mmHg，考虑胎盘早剥，入院后立即行子宫下段宫产术，术前常规听胎心，未闻及胎心。于2013年6月22日22：56，以LSA位助娩一死女婴，出生后Apgar评分0分－1分钟、0分－5分钟，体重1 800 g，身长45 cm，连续缝合子宫切口。探查子宫切口无出血，双侧附件外观无明显异常，常规逐层关腹。术中病理所见，腹壁水肿明显，切开皮肤后可见大量液体：腹腔内可见清亮腹水约1 000 ml，子宫表面呈广泛紫蓝色改变。羊水血性，宫腔内凝血块约1 200 ml，脐带绕颈两周。检查胎盘母体面有3/4凝血块压迹。术中出血约300 ml，术后测血压141/87 mmHg，脉搏85次/min。术中术后共输同型红细胞4 U及血浆200 ml，无输血反应。出院诊断：①胎盘早剥；②慢性高血压并发子痫前期重度；③孕1产1，孕32 w+2 d手术产一死女婴，LSA；④死胎；⑤脐带缠绕。术前Hb 118 g/L，术后3 d Hb 79 g/L。

2. 病例2

患者，35岁，因"停经26 w+1 d，死胎，下腹痛5 h"于2017年6月17日17：57入院。现病史：平素月经规则，末次月经在2016年12月15日，预产期在2017年9月22日。停经40 d查尿HCG阳性，提示妊娠，孕早期有轻微恶心、呕吐等早孕反应后逐渐缓解,孕4月余感胎动至今。孕期未定期产检,产检1次,孕期经过顺利,无特殊不适。现孕26 w+1 d,有下腹胀持续疼痛,无阴道流血、阴道流水,自觉入院前10 h余可感胎动正常,B超提示单胎死胎。既往史:2007年因"社会因素"行剖宫产。生育史:孕3产2,2005年4月顺产1女,体重3 000 g,体健;2007年4月剖宫产1男,3 500 g,体健。查体:体温36.5℃,脉搏97次/min,呼吸20次/min,血压123/73 mmHg。产检:宫高28 cm,腹围101 cm,宫缩不规则,胎膜存,宫口未开,骨盆无明显异常。辅检:2017年6月17日B超提示单胎,死胎,BPD 7.0 cm,AFV 5.5 cm,胎儿估重1 099 g,胎盘局限增厚范围约14.5 cm×7.0 cm。入院诊断:①死胎;②中期妊娠(孕3产2,孕26 w+1 d待产);③前次剖宫产。

诊疗经过:入院检查血型B型RH阳性。血液分析:血红蛋白89 g/L;血小板计数69×10^9/L。凝血常规:凝血酶时间>100.0 s;凝血酶原时间16.1 s;纤维蛋白原含量0.38 g/L。患者于2018年6月17日23:40(入院后6 h)左右突然阴道出血伴下腹胀痛,阴道出血量多于月经量,色鲜红,急诊超声提示:胎盘局限增厚18.1 cm×8.6 cm,基底部部分血流信号缺失,胎盘下缘积液,9.1 cm×4.6 cm液性暗区。内诊:宫口未开,阴道内有积血,估计出血量约200 ml。追加诊断"胎盘早剥",预计孕妇短时间难以经阴道分娩,遂在全麻下行子宫下段剖宫取胎术。术中见子宫胎盘卒中,子宫及宫旁大面积紫蓝色,切开子宫,见宫腔大量积血及凝血块,约2 000 ml,手术产娩出一死婴,羊水量约400 ml,色血性,宫体注射催产素20 U、卡前列素氨丁三醇250 μg,静滴催产素20 U、葡萄糖酸钙2 g、地塞米松20 mg等处理。子宫收缩差,子宫质软,予以多个8字捆绑缝扎。针眼处渗血,出血不凝。反复缝合止血,同时给予双侧子宫动脉结扎术。子宫组织质脆,连续缝合子宫切口。探查双侧附件表面呈紫蓝色,腹腔内反复可见少量暗红色不凝血,予以氨甲环酸1 g止血,放置引流管。纱布压迫10 min,子宫及腹壁渗血明显好转,遂常规逐层关腹。手术经过困难,麻醉满意,术中补液4 000 ml,血压波动在113/72 mmHg左右,术中患者生命体征正常平稳,术中术后出血约2 500 ml,尿量400 ml,色清。输红细胞10 U,血浆1 000 ml,冷沉淀10 U。术后测血压117/80 mmHg,脉搏83次/min。留手术室观察输血。术后处理措施:术后给予心电监护,抗感染,营养支持治疗。手术室观察4 h后转成人ICU。继续给予预防感染、抗过敏、抑酸、镇痛、必要时镇静、维持容量酸碱平衡电解质平衡及对症治疗,10 d后拆线出院。术前Hb 78 g/L,术后第1天82 g/L。出院诊断:①胎盘早剥(Ⅲb型);②产后出血;③死胎;④中期妊娠(孕3产2,孕26 w+1 d手术产一死婴);⑤再次剖宫产;⑥凝血功能障碍;⑦子宫胎盘卒中;⑧双侧子宫动脉结扎。

3. 病例3

患者,28岁,因"孕32 w+5 d,持续下腹痛2 h"于2017年3月25日05:00时急诊入院。现病史:平素月经规则,末次月经在2016年8月8日,预产期在2017年5月15日。停经40 d查尿HCG阳性,提示妊娠,孕早期无恶心、呕吐等早孕反应,孕5月余感胎动。孕期未定期产检,产检2次。孕15 w+6 d产检血压139/90 mmHg,孕31 w+3 d血压136/97 mmHg。孕期无头昏、乏力、心慌、胸闷、下腹胀痛、皮肤瘙痒等不适。入院前3h自觉下腹持续腹痛,入院前2h出现阴道出血大于月经量,色暗红;呕吐2次,为胃内容物。急诊入院血压110/80 mmHg,持续心电监护血压波动在120～150/80～100 mmHg。孕期以来,精神、饮食、睡眠正常,大小便无异常,体重随孕周逐渐增加。查体:体温36.5℃,脉搏80次/min,呼吸20次/min,血压110/80 mmHg。产检:宫高31 cm,腹围96 cm,胎位LOA,胎心无,板状腹,持续腹痛,先露头,先露定,胎膜存,宫口未开,骨盆外测量无明显异常。辅检:2017年3月25日B超提示单胎,死胎,头位,BPD 8.3 cm,AFV 5.1 cm,胎儿估重1 975 g,胎盘局限增厚,其内回声不均,范围约13.5 cm×7.9 cm。既往:无异常病史。入院诊断:①孕1产0,孕32 w+5 d头位待产;②死胎;③胎盘早剥;④妊娠期高血压疾病。

诊疗经过:完善相关检查,2017年3月25日急诊B超提示单胎死胎,头位,BPD 8.3 cm,AFV 5.1 cm,胎儿估重1 975 g,胎盘局限增厚,其内回声不均,范围约13.5 cm×7.9 cm,孕妇持续腹痛,阴道出血大于月经量,自觉胎动消失,孕期血压临界值,考虑胎盘早剥可能,急诊在腰硬联合麻醉下行子宫下段剖宫产术。术中见血性腹水约50 ml,子宫前壁表面呈紫蓝色,切开子宫见大量凝血块涌出约800 ml,于2017年3月25日06:15,以LOT位助娩一死男婴,胎盘已完全剥离,游离于宫腔;羊水量约800 ml,血性。子宫切口渗血明显,予以血凝酶、卡贝缩宫素等药物治疗,术后掏阴道出血约100 ml,总出血量约1 200 ml,给予输同型红细胞5.5 U、冷沉淀8 U、血浆400 ml,术毕盐水袋按压沙袋约1 h,腹部伤口针眼渗血明显,加缝数针。术后血压波动在120～177/60～110 mmHg,予以硝酸甘油、硫酸镁等降压治疗,因病情危重转成人ICU,给予持续心电监护、预防子痫(硫酸镁0.5 g/h维持)、降压(尼卡地平针泵入,泵速为1 mg/h+尼卡地平缓释胶囊40 mg,2次/d)、镇痛(舒芬太尼3 μg/h)、预防感染(舒普深3.0 g,2次/d)、保护胃黏膜等对症治疗。患者术后一般情况好,正常拆线出院。

4. 病例4

患者,28岁,因"孕35 w+3 d,提示胎儿窘迫3 h"入院。平素月经规则,末次月经2018年1月30日,预产期2018年11月6日。停经30+天查尿HCG阳性,提示妊娠,孕早期有明显恶心、呕吐等早孕反应后逐渐缓解,孕5月余感胎动至今。孕期未定期在产检。孕期经过顺利,无头昏、乏力、心慌、胸闷、下腹胀痛、皮肤瘙痒等不适。2018年10月5日22:00无明显诱因开始出现不规则下腹胀痛,无阴道流水、阴道流血,诉自觉胎动正常。B超提示:头位,单活胎,羊水指数5.5 cm,胎儿超声孕周31 w(较临床孕周偏小4 w),胎心98次/min,建议上级医院就诊。遂来门诊就诊,门诊以胎儿窘迫转入产房,内诊见阴道少量流血,少于月经量,拟行急诊B超并收入院。孕期以来,精神、饮食、睡眠正常,大小便无异常,体重随孕周逐渐增加。既往无特殊病史,孕1产0。查体:体温36.5℃,脉搏84次/min,呼吸20次/min,血压129/86 mmHg,双肺呼吸音清晰,未闻及干湿啰音,心率84次/min,律齐,无病理性杂音,腹隆,无压痛及反跳痛,双下肢无水肿。产检:宫高32 cm,腹围90 cm,胎方位LOA,胎心率90次/min,宫缩不规则,先露头,先露浮,胎膜存,宫口未开。辅检:2018年10月6日B超提示单活胎,头位,BPD 8.1 cm,AFI 5.5 cm,脐动脉S/D 2.2,胎儿估重1 600 g,胎儿胎心慢,羊水指数

5.5 cm。入院诊断：①胎儿窘迫；②先兆早产；③胎儿宫内生长受限；④羊水过少；⑤产前出血；⑥孕1产0，孕35w+3d头位待产。

诊疗经过：入院紧急行B超。提示：单活胎，头位，胎盘早剥（待排）。紧急完善术前准备，送往手术室。于2018年10月6日11：45，以LOT位助娩一濒死男婴，出生后Apgar评分0分-1分钟、0分-5分钟、0分-10分钟，12 min心跳微弱，肤色好转，呼吸微弱，评5分，体重1 600 g，身长42 cm，胎盘自然娩出，完整，大小15 cm×13 cm×2 cm，重量400 g，见胎盘早剥面积约1/3，宫腔内凝血块约400 ml。脐带长60 cm。见血性腹水约300 ml，羊水量约300 ml，色血性，左侧输卵管及子宫左侧宫角部充血水肿，血液浸润，呈紫蓝色，考虑子宫胎盘卒中。常规逐层关腹，留置腹腔引流管一根。手术经过顺利，出血约300 ml，术前术后共出血700 ml，尿量约200 ml，色清。术后掏阴道感宫颈收缩欠佳，再次予卡前列素氨丁三醇肌注，宫颈钳夹两把卵圆钳，阴道内置有尾纱半块。术毕脉搏99次/min，血压90/55 mmHg，术前Hb 98 g/L，提示轻度贫血，术前术后出血约700～800 ml，拟输注红细胞2 U，带入ICU输注。术后诊断：①胎盘早剥；②孕1产1，孕35w+3d手术产一濒死男婴，LOT；③子宫胎盘卒中；④新生儿重度窒息；⑤小于胎龄儿；⑥早产。新生儿经过积极抢救，Apgar评分0分-1分钟、0分-5分钟、0分-10分钟、5分-15分钟（心率得2分，肤色得2分，呼吸得1分），告知家属病情危重，随时死亡，幸存后可能遗留严重神经系统后遗症，家属要求继续抢救，遂携氧、人工IPPV下转至新生儿科继续抢救。于新生儿科住院当日因抽搐放弃治疗。

5. 病例5

患者，22岁，因"孕35w+5d，阴道大量出血1h"入院。平素月经规则，末次月经在2018年1月28日，预产期在2018年11月4日。停经40 d查尿HCG阳性，提示妊娠，孕早期有明显恶心、呕吐等早孕反应，孕5月余感胎动至今。孕期未定期产检。2018年8月19日无明显诱因出现阴道出血，量大于月经量，无下腹胀痛，B超提示胎盘位于前壁，中央型前置胎盘，胎盘下缘完全覆盖宫颈内口，孕妇未住院治疗，后出血自行停止。2018年8月21日无明显诱因再次出现阴道出血，色鲜红，量大于月经量，于住院保胎治疗10 d后出院，孕期无特殊不适。孕妇停经35w+5d，前1h无明显诱因再次出现阴道出血，色鲜红，量大于月经量，听诊胎心未闻及，腹部紧张，产妇呈失血性休克状态，走急诊通道，急诊送往手术室。2018年8月19日B超提示，单活胎，头位，BPD 6.9 cm，AFV 4.3 cm，脐动脉S/D 2.45，胎儿估重1 194 g，胎盘局限性增厚约6.8 cm，胎盘基底部血流未见明显缺失，宫颈管长4 cm，内外口未见明显扩张。手术麻醉前急诊B超：未闻及胎心。入院诊断：①产前出血（中央型前置胎盘，胎盘早剥）；②孕1产0，孕35w+5d头位待产；③失血性休克；④死胎。

诊疗经过：入院后患者呈失血性休克状态，紧急建立静脉通道，申请红细胞4 U、血浆400 ml，冷沉淀4 U。根据产妇阴道出血情况及患者目前状态，且家属诉患者既往因中央型前置胎盘住院保胎治疗，目前阴道大量出血不除外：产前出血（中央型前置胎盘，胎盘早剥）。急诊绿色通道送入手术室。于2018年10月5日06：13在全麻下行子宫下段剖宫产术。出生后Apgar评分0分-1分钟、1分-5分钟、2分-12分钟，体重1 880 g，身长40 cm，胎盘自然娩出，完整，胎盘母体面可见暗红色凝血块约130 g，胎盘边缘附着于宫颈内口，大小15 cm×13 cm×2 cm，重量300 g。脐带长50 cm，重度扭转。羊水量约500 ml，色暗红。手术经过顺利，麻醉满意，输注O型RH阳性浓缩红细胞2 U；血压波动在105～125/55～70 mmHg，术中出血约300 ml，尿量150 ml，色清。术后测血压120/70 mmHg，脉搏80次/min。术后转成人ICU进一步治疗。术中诊断：①胎盘早剥；②孕1产1，孕35 w+5 d手术产一濒死女婴，右肩前位（RScA）；③边缘性前置胎盘；④失血性休克；⑤早产；⑥脐带扭转。术后新生儿经过抢救，后因抽搐放弃治疗。

6. 病例6

患者，36岁，因"孕29 w+5 d，发现胎儿畸形1+月余"于2017年1月9日14：24入院。现病史：平素月经规则，末次月经在2016年6月14日，预产期在2017年3月21日。停经40+天查尿HCG阳性，提示妊娠，孕早期有明显恶心、呕吐等早孕反应后逐渐缓解，孕4月余感胎动至今。B超：胎儿胃泡似可见，大小约0.7 cm×0.4 cm，胎儿胆囊大小约1.4 cm×0.5 cm，鼻前皮肤厚约0.63 cm，胎儿三尖瓣口右房侧见收缩期反流信号，最高流速为1.29 cm/s，胎儿大脑中动脉最高流速43 cm/s，提示：胎儿颈项皮肤褶皱增厚，鼻前皮肤增厚，三尖瓣反流，胃泡小，羊水多（食道闭锁不排除），胎儿大脑中最高流速稍高。孕26 w+3 d于行羊膜腔穿刺：提示arr {hg19} 14q11.2q32.33 (20.520.197～107.279.475) hmz基因组位点单亲二倍体，染色体致病性异常。孕期未定期产检，产检5次，孕期偶有头昏、乏力、心慌、胸闷、间歇性下腹胀痛，无皮肤瘙痒等不适。现孕29 w+5 d，无下腹胀痛、阴道流血、阴道流水，自觉胎动正常。孕期以来，精神、饮食、睡眠正常，大小便无异常，体重随孕周逐渐增加。既往史：无特殊。生育史：孕7产1，流产5次；2006年9月剖宫产一活男婴，3 200 g，现体健。辅检：2016年12月9日B超提示单活胎，臀位，BPD 6.5 cm，AFV 7.8 cm，脐动脉S/D 2.63，胎儿估重706 g；胎盘下缘距离宫颈内口5.9 cm。入院诊断：①晚期妊娠（孕7产1，孕29 w+5 d）；②胎儿畸形；③前次剖宫产；④边缘性前置胎盘。

诊疗经过：入院后完善相关检查。交代胎儿预后及引产风险，孕妇及家属要求引产。予米非司酮配伍米索前列醇引产。孕妇完善引产手续期间自然临产。于1月11日12：30顺产一死女婴，体重1 500 g，身长40 cm。无脐带缠绕。羊水色血性，胎盘部分人工娩出，粘连，胎膜缺损，未行清宫术，会阴擦伤，分娩经过顺利。产时共出血800 ml，输入同型红细胞2 U。产后诊断：①孕7产2，孕30 w臀位助产一死女婴，LSA；②胎儿畸形；③前次剖宫产；④胎盘早剥；⑤产后出血。

二、临床处理所面临的难题及解决办法

1. 导致胎盘早剥的病因与发病机制

目前并不十分明确，但胎盘早剥的发生确实与某些风险因素相关，如母亲高龄产妇和产次增加、吸烟、可卡因及药物滥用、多胎妊娠、慢性高血压、重度子痫前期、慢性高血压合并子痫、胎膜早破、羊水过少、绒毛膜羊膜炎、血栓形成倾向、既往早剥病史。甚至有研究者认为，除去对高危因素对早剥风险的研究，其他预测胎盘早剥的手段几乎都不可行。非病理性的胎盘早剥大多发生于外伤之后腹部直接受到撞击或挤压、孕期性交等。国外有学者曾统计过，即便是轻度的损伤之后也有1‰～6‰的孕妇可能发生早剥重度损伤，

之后更高达 50%。与胎盘早剥关系最密切的是母体高血压及血管病变包括子痫、妊娠期高血压及慢性高血压。罹患高血压的孕妇更易发生重型胎盘早剥。子痫患者使用硫酸镁治疗后，则可能降低胎盘早剥的风险。妊娠晚期或临产后，孕妇子宫静脉压突然升高也可能导致胎盘剥离，如孕产妇不注意改变体位而长时间仰卧位等。血栓形成倾向与胎盘早剥有关。近 20 年来，大量研究专注于血栓形成倾向与早剥的关系。凝血因子 V 或凝血酶原基因突变的患者，早剥风险明显增高。早剥患者中同型半胱氨酸的水平也显著高于对照组。复发性胎盘早剥一项 Meta 分析显示，前次妊娠合并胎盘早剥的妇女再次妊娠后发生早剥的风险是既往无早剥病史患者的 15～20 倍。并且，此类患者再次发生早剥的时间可能比前次早剥的孕周提早 1～3 w。加强孕产期检查，重视高危因素的发现与诊治流动人口多的地区，应提高围产期检查率。在已开展的围产检查中，特别应强调对病史的了解，多产史、药物滥用病史、既往早剥病史都应引起临床医师的关注。加强孕期宣教，对孕期性生活进行指导，避免孕晚期长期仰卧位。外伤病史的孕妇，即使并未出现明显的宫缩及阴道流血症状，也应首先排除胎盘早剥的可能。而对患有高血压疾病和（或）血栓形成倾向等容易引起早剥并发症的孕产妇更应及早发现并积极治疗。

2. 胎盘早剥的临床表现与体征

最常见的典型症状是伴有腹痛的阴道流血。但胎盘早剥的症状和体征有很大变化。经病检证实为早剥的患者，大概 80% 有不同程度的阴道出血，其余为隐匿性早剥，有可能误诊为早产。轻度胎盘早剥在症状体征不明显时，容易误诊、漏诊，有赖于排除其他病因后做出诊断或者产后仔细检查胎盘做出诊断；中重度胎盘早剥症状体征多典型，诊断并无困难，判断有无并发症的发生及严重程度显得更为重要。近期有学者进行多中心临床对照试验后建议诊断标准应具备：胎盘后出血（血肿），超声诊断，或阴道出血伴有异常的胎儿监护或伴有子宫高张性表现。国内大部分学者回顾性研究中发现，常有散发病例伴发不典型的症状，包括上腹部疼痛、腹胀、恶心、呕吐、心前区疼痛等。而对于后壁胎盘早期剥离的患者，往往主诉不典型的腰痛或下腹痛。对于此类患者，应重视患者主诉，动态观察孕妇生命体征变化，并行胎心监护，应能避免不良结局。

3. 这 5 例胎盘早剥的临床处理要点

这 5 例胎盘早剥有明显的相似之处：孕妇有内出血入院急诊抢救经历和胎儿结局不良。相同点：①不同程度下腹部疼痛；②术前有胎儿窘迫；③有失血的症状和体征；④术前阴道出血和实际出血明显不相符合。

处理的关键点：

（1）及时发现异常。孕妇若出现阴道出血量稍多，应引起高度重视，及时排除前置胎盘、胎盘早剥、前置血管出血等危及孕产妇及胎儿疾病。

（2）产科医生和超声科医生协作。产科医生需要了解产科常见疾病的超声显像，结合病史判断超声胎盘厚度增加等的临床意义。

（3）做好医患交流。胎盘早剥发生胎死宫内的概率高，入院后及时救治，仍可能出现意料之中的不良妊娠结局，但重型胎盘早剥胎儿胎盘不能短时间自阴道娩出，手术终止妊娠并止血是救治孕产妇的关键。

（4）胎盘卒中。不是子宫切除的指征，术中加强宫缩，缝合止血是关键。

（5）凝血功能异常。胎盘早剥容易导致凝血功能异常，甚至 DIC，危及孕产妇生命，及时输注红细胞、血浆、冷沉淀改善凝血功能对孕产妇的快速恢复有利。

（6）肾功能衰竭。重度胎盘早剥需要密切关注肾功能，每小时尿量比较直观反映肾脏的损伤，产前产后需要监测每小时尿量，必要时透析对症处理。

（7）羊水过多。羊水过多的孕妇在引产过程中胎膜早破后需要警惕短时间大量羊水流出导致急性胎盘早剥。

（8）产后的恢复。产妇在 ICU 观察期间需要有精神上的安慰，失去孩子对产妇精神上打击大，要树立她们面对困难的勇气，使情绪平稳过渡。

三、胎盘早剥抢救流程

如图 30 所示。

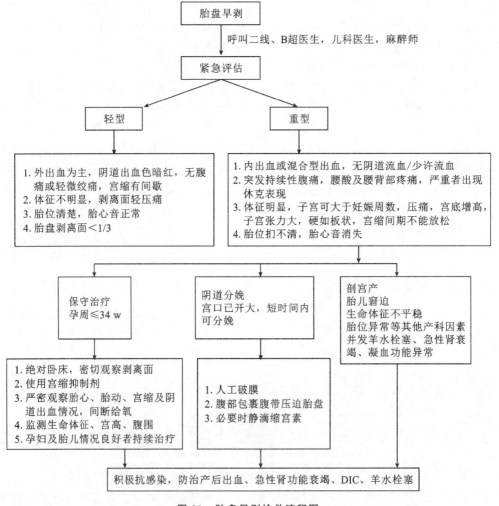

图 30　胎盘早剥抢救流程图

四、胎盘早剥的发展及处理

1. 发展

妊娠 20 w 后或分娩期，正常位置的胎盘在胎儿娩出前，部分或全部从子宫壁剥离称为胎盘早剥。发病率在国外为 1%～2%，国内为 0.46%～2.1%。属于妊娠晚期严重并发症，起病急、发展快，若处理不及时可危及母儿生命。主要病理改变是底蜕膜出血并形成血肿，使胎盘从附着处分离。根据病情严重程度将胎盘早剥分为 3 度。Ⅰ度：以外出血为主，多见于分娩期，胎盘剥离面积小，常无腹痛或腹痛轻微，贫血体征不明显。腹部检查见子宫软，大小与妊娠周期相符，胎位清楚胎心率正常，产后检查见胎盘母体面有凝血块及压迹即可诊断。Ⅱ度：胎盘剥离面 1/3 左右，常有突然发生的持续性腹痛、腰酸或腰背痛，疼痛的程度与胎盘后积血多少成正比。无阴道流血或流血量不多，贫血程度与阴道流血量不相符。腹部检查见子宫大于妊娠周数，宫底随胎盘后血肿增大而升高。胎盘附着处压痛明显（胎盘位于后壁则不明显），宫缩有间歇，胎位可扪及，胎儿存活。Ⅲ度：胎盘剥离面超过胎盘面积 1/2，临床表现较Ⅱ度加重。可出现恶心、呕吐、面色苍白、四肢湿冷、脉搏细数、血压下降等休克症状，且休克程度大多与母血丢失成比例。腹部检查见子宫硬如板状，宫缩间歇时不能松弛，胎位扪不清，胎心消失。如无凝血功能障碍属Ⅲa，有凝血功能障碍者属Ⅲb。

子宫胎盘卒中是指患者发生内出血在胎盘早剥时，由于血液浸润子宫壁经肌层至浆膜层，子宫表面即呈现紫蓝色淤斑现象。子宫胎盘卒中是对患者胎盘早剥严重程度的反应，一般在胎盘早剥后发生。原因是随着胎盘早剥发生内出血时局部压力的逐渐升高，血液侵入胎盘后子宫壁肌层积聚于子宫壁与胎盘之间，并逐渐向周围扩展，引起肌纤维断裂、分离、变性。有关胎盘早剥并发子宫胎盘卒中的发生率报道不一。

胎盘早剥是否发生子宫胎盘卒中与胎盘面积和厚度无明显相关性，而与胎盘附着位置有一定的相关性，这可能与宫底宫角处肌层组织厚、宫角处血液供应丰富且宫缩起自两侧宫角，由宫底向下传播有关，在血管病变基础上，此处更容易发生早剥。早剥后更容易发生子宫胎盘卒中。胎盘早剥并发子宫胎盘卒中对母儿预后影响很大，常导致严重产前产后出血。

B超检查的准确性取决于胎盘剥离的面积、出血的部位、剥离距超声检查的时间长短。当胎盘剥离面较小、后壁胎盘、胎盘剥离显性出血、胎盘剥离距超声检查时间较长时，超声诊断准确率下降。B超提示胎盘早剥的典型表现有胎盘后血肿、绒毛膜板下血肿、胎盘边缘血肿、胎盘厚度增加、羊膜腔内血肿、羊水内由于血液渗入出现流动的点状回声等表现，超声诊断的准确率在 15%～25%。在临床工作中应尽量缩短首发临床征象至处理的时限，及早识别胎盘早剥并及时处理。抢救成功的关键是一旦确诊重症胎盘早剥，应及早终止妊娠。剖宫产是成功挽救母儿生命的有效措施，下列情况应立即行剖宫产：胎儿窘迫，需抢救胎儿者；短期内不能立即分娩者；重型胎盘早剥，病情危重，即使死胎也要剖宫产。

2. 胎盘早剥紧急处理

(1) 纠正休克:患者入院时,情况危重、处于休克状态者,应积极补充血容量,纠正休克,尽快改善患者状况。输血必须及时,尽量输新鲜血,既能补充血容量,又可补充凝血因子。

(2) 及时终止妊娠:胎盘早剥危及母儿的生命安全,母儿的预后与处理是否及时有密切关系。胎儿未娩出前,胎盘可能继续剥离,难以控制出血,持续时间越长,病情越严重,并发凝血功能障碍等并发症的可能性也越大。因此,一旦确诊,必须及时终止妊娠。终止妊娠的方法根据胎次、早剥的严重程度、胎儿宫内状况及宫口开大等情况而定。

(3) 防止产后出血:胎盘早剥患者容易发生产后出血,故在分娩后应及时应用子宫收缩剂如催产素、麦角新碱等,并按摩子宫。若经各种措施仍不能控制出血,子宫收缩不佳时,须及时做子宫切除术。若大量出血且无凝血块,应考虑为凝血功能障碍,并按凝血功能障碍处理。

(4) 预防肾功能衰竭:在处理过程中,应随时注意尿量,若每小时尿量少于 30 ml,应及时补充血容量;少于 17 ml 或无尿时,应考虑有肾功能衰竭的可能,可用 20% 甘露醇快速静脉滴注,或呋塞米静脉推注,必要时可重复使用,一般多能于 1~2 d 内恢复。经处理尿量在短期内不见增加,血尿素氮、肌酐、血钾等明显增高,CO_2 结合力下降,提示肾功能衰竭情况严重,出现尿毒症,此时应进行透析疗法,以抢救产妇生命。

(5) 预后:胎盘早剥由于胎盘在胎儿娩出前即从宫壁剥离,影响了胎儿的血液供应,剥离面过大时胎儿多因缺氧而发生严重的窘迫,甚至死亡;由于从剥离处的胎盘绒毛和蜕膜中释放大量组织凝血活酶,进入母体循环诱发 DIC,可引起产前、产后出血,如治疗不及时,可并发急性肾功能衰竭、席汉综合征等严重并发症。

参考文献

[1] Elsasser DA,Ananth CV,Prasad V.Diagnosis of placental abruption:relationship between clinical and histopathological findings[J].Eur J Obstet Gynecol Reprod Biol,2010,148(2):125.

[2] Anath CV,Getahun D,Peltier MR,et al.Placental abrup-tion in term and preterm gestations:evidence for heterogeneity in clinical pathways[J].Obstet Gynecol,2006,107:785.

[3] 中华医学会妇产科学分会产科学组.胎盘早剥的临床诊断与处理规范[J].1 版.中华妇产科杂志,2012,47(12):957-958.

系统性红斑狼疮胎儿畸形引产

一、孕妇病史及入院后处理

患者，25岁，因"孕25 w+4 d，发现胎儿畸形13 d"入院。现病史：平素月经规律，末次月经在2018年1月20日。2018年7月6日行系统B超提示胎儿心脏畸形；2018年7月8日超声提示胎儿先天性心脏病，室间隔缺失，主动脉骑跨，肺动脉狭窄，股骨肱骨短小。2018年7月19日，患者因停经25 w+4 d，经产前诊断专家会诊，拒绝出生后对畸形儿矫正治疗，坚决要求引产，遂收治。既往史：2012年患者确诊系统性红斑狼疮，长期口服药物控制，怀孕后口服泼尼松（5 mg，1次/d）、羟氯喹（200 mg，1次/d）。患者此次妊娠10 w后发现甲状腺功能减退，口服左甲状腺素钠控制（62.5 mg，1次/d）。生育史：人工流产1胎。辅助检查：患者2018年7月8日B超提示单活胎，头位，BPD 4.9 cm，AFV 5.7 cm，脐动脉S/D 3.0，胎儿估重486 g，胎儿小脑延髓池位于临界值。胎儿股骨、肱骨位于正常值－3SD以下，尺骨、胫骨长位于正常值－2SD以下（肱骨、股骨短小）。胎儿心脏超声：先天性心脏病，室间隔缺失，主动脉骑跨，肺动脉狭窄。入院诊断：①胎儿畸形（先天性心脏病）；②中期妊娠（孕2产0，孕25 w+4 d待产）；③系统性红斑狼疮合并妊娠；④妊娠合并甲状腺功能减退症。

诊疗经过：患者于2018年7月19日入院，入院后完善相关检查。2018年7月21日行口服米非司酮（50 mg，2次/d）配伍依沙吖啶羊膜腔穿刺（100 mg）引产。产妇于2018年7月24日17：25顺产一死女婴，体重835 g，身长28 cm，胎盘自然娩出，欠完整，行清宫术，宫颈3点处有长约2 cm的裂伤，无活动性出血，予以缝合。分娩经过顺利，产时共出血220 ml。产后给予抗生素预防感染及退奶处理。产后当天，产妇出现发热，体温最高达39.3℃，给予地塞米松、补液等对症支持治疗。产后第1天，查体：生命体征平稳，双侧脸颊蝶形红斑明显，双手背可见点状出血，不排除系统性红斑狼疮病情控制不佳、症状加重等可能。转入成人ICU进一步治疗。转入成人ICU后给予抗感染、糖皮质激素、抗凝、免疫抑制剂等对症治疗。

二、临床处理所面临的难题及解决办法

1. 妊娠对系统性红斑狼疮（SLE）的影响

妊娠对SLE的影响尚存在争议。一般认为，妊娠并不改变SLE的长期预后，但在妊娠早期和产褥期可能导致病情加重。其主要影响因素：①妊娠加重已经受累的心脏、肾脏的负担，诱发SLE加重；②妊娠期患者体内分泌增加的糖皮质激素在产后迅速下降，使得病情出现反跳；③妊娠过程中的性激素变化导致机体免疫反应增强。有研究观察到，妊

娠可能会提高 SLE 患者关节炎、发热、皮损的发生率，增加抗核抗体的滴度，但对于肾炎、中枢神经系统和血液系统损害的发生率并无明显影响。值得注意的是，由于少部分 SLE 可能在妊娠期发作，育龄妇女在妊娠或产后发生难以解释的皮损、关节炎、脱发、蛋白尿、精神症状、亨廷顿舞蹈症、脑膜炎、心包炎或血管炎等表现，应高度怀疑 SLE 可能。

2. 系统性狼疮孕期病情评估

在对 SLE 女性进行妊娠风险评估时，应详细收集患者相关病情信息，包括既往和当前的疾病活动情况（是否恶化及发作频率）、是否存在器官损伤（尤其是心脏、肺、肾脏）、药物使用情况、最近的血清指标情况（抗 ds-DNA 抗体、抗 SS-A/Ro 或抗 SS-B/La 抗体、aCL、补体等）、血压及孕产史。其中，孕产史应该包括所有的妊娠结局和并发症，其中胎儿/新生儿并发症包括流产、胎死宫内、小于胎龄儿、早产、先天性心脏病和新生儿系统性红斑狼疮综合征等。母体并发症包括子痫前期、静脉血栓栓塞、狼疮发作或恶化等。孕产史对于将来可能发生的妊娠并发症有一定的预测意义。此外，近期的血常规、尿常规、肝功能、肾功能、心肺功能检测对于评估个人功能具有重要作用。

基于以上信息，可将患者分为以下 3 类：①疾病缓解期或稳定低活动期；②疾病早期或新进活动期；③伴有严重器官损害期。对于疾病缓解期或稳定低活动期的 SLE 患者，可调整用药并计划妊娠。但临床医生应当告知患者其妊娠风险，同时应当强调，尽管 SLE 合并妊娠是一种高风险行为，有效的个体化管理仍然可以最大限度地提高妊娠成功率。对于妊娠前 6 个月内有狼疮活动的患者，其发生妊娠并发症的风险大大增加。因此，该类 SLE 患者应推迟妊娠计划，并采取有效的避孕措施，同时密切监测疾病进展情况，待患者病情进入稳定期或缓解期后，方可建议患者进行妊娠。尤其应当关注有器官功能损害（或既往存在器官功能损害）的 SLE 患者，并告知其妊娠风险和将来极有可能发生的严重妊娠并发症，劝其放弃妊娠，采取领养等措施。

因此，SLE 患者妊娠的适应证：①病情不活动且保持稳定至少 6 个月；②糖皮质激素的使用剂量为波尼松 15 mg/d（或相当剂量）以下；③24 h 尿蛋白排泄定量<0.5 g；④无重要脏器损害；⑤停用免疫抑制药物如环磷酰胺、甲氨蝶呤、雷公藤、霉酚酸酯等至少 6 个月，对于服用来氟米特的患者，建议先进行药物清除治疗后，再停药至少 6 个月后才可以考虑妊娠。

SLE 患者一旦确诊妊娠，应定期至产科及风湿科随访，由于 SLE 病情可能在妊娠后的任何时期发生恶化，故应密切监测病情活动。在妊娠早、中、晚期，应分别对患者进行心电图、肝功能、肾功能、自身抗体和补体的监测，了解病情变化，监测其胎儿大小、羊水量、胎盘功能和成熟度，判断胎儿宫内安全程度。其中，孕期监测 aCL 有助于病情的监测及妊娠结局的判断。

当 SLE 患者妊娠期间出现病情活动，如伴发心内膜炎、心肌炎、心功能衰竭、进展型肾小球肾炎、肾功能衰竭、肾病综合征或无明显症状，但免疫监测指标显著上升时，应适当终止妊娠；在妊娠早期应及时进行治疗性流产；在孕 33 w 以后，估计胎儿体质量为 2 kg 左右时，可有计划地干预性终止妊娠。

三、系统性红斑狼疮催引产流程

如图 31 所示。

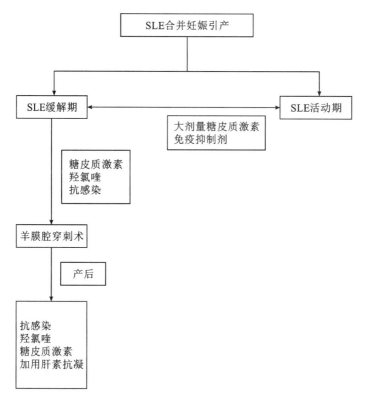

图 31 系统性红斑狼疮催引产流程图

四、系统性红斑狼疮历史及新进展

系统性红斑狼疮是一种累及多脏器的自身免疫性结缔组织病,多发于青年女性,其发病机制复杂,多由易感基因与环境因素相互作用导致。

人类对于系统性红斑狼疮的认识经历了漫长的过程。最早描述红斑狼疮的医生可能是希波克拉底(Hippocrates,前 460 年—前 370 年)。他描述了一种皮疹为 herpes esthiomenos(可译为痛苦的皮炎)。从描述来看,疑似为红斑狼疮皮疹。公元 855 年,法国籍基督教巡回大主教 Hebernus 第一次用 lupus 描述了一种貌似被狼咬过的皮肤病。其后,Swiss German 用 lupus 来定义一种皮肤表现(犹如饿狼啃食过一般)。1888 年 Pierre Louis Cazenave 用 lupus erythematosus 来描述红斑狼疮,并对红斑狼疮皮疹的自然演变进行了详细而精确的描述。Ferdinand von Hebra 则第一个描述了典型的蝴蝶样红斑(butterfly rash)。而 Hebra 的女婿 Moritz Kaposi 在 1872 年第一个指出 lupus erythematosus 是一种系统疾病;它不仅仅有皮肤表现,还会导致淋巴结肿大、发热、关节炎。他还用 discoid lupus(盘状红斑)来描述一种狼疮皮疹表现形式。在 1895—1904 年间,William Osler 诊断了29例有红斑和血液损伤的患者。他指出,该病不仅仅是皮肤红斑、关节炎、淋巴结肿大等,它还可以导致肾脏病变、肺和心脏受损,并命名了systemic lupus erythematosus(SLE,系统性红斑狼疮)。

在当时红斑狼疮的发病机理一直是不清晰的。直到Mayo诊所的Malcolm Hargraves和他的同事Robert Morton在25个红斑狼疮患者的骨髓里发现一种细胞,被命名为狼疮细胞(lupus erythematosus,LE)。该细胞当时被认为可以特异性地指向红斑狼疮。此后大家发现LE细胞的出现是因为存在一种血浆因子,它是一种自身抗体导致了细胞凋亡,其细胞核最终被多形中性粒细胞吞噬,从而形成了所谓的"狼疮细胞"。

此后,随着对此深入的研究,1957年Holman和Kunkel第一次用间接荧光免疫新技术而更敏感的检测到针对细胞核的自身抗体,即著名的"抗核抗体"。随着抗核抗体检验的成熟化,其价值更加被认可,美国风湿病学会(ARA)1982年修订的SLE分类标准中正式引入了抗核抗体的检验方法。由于抗核抗体的发现,被诊断为SLE的患者数量显著增加。糖皮质激素、环磷酰胺也先后引入到红斑狼疮患者的治疗中来。

SLE合并妊娠后,约有1/3的患者出现病情加重,并能引起反复流产、死胎、胎儿生长受限、围产儿患病率及死亡率增加。系统性红斑狼疮病情半年至一年,无中枢神经系统、肾脏或其他脏器严重损害,口服泼尼松≤10 mg/d,使用免疫抑制剂者至少停药半年以上,一般能安全妊娠,并分娩出正常婴儿。非缓解期的SLE患者容易出现流产、早产和死胎,发生率约30%,故应避孕。

2016年欧洲抗风湿病联盟(EULAR)发布的系统性红斑狼疮和/或抗磷脂综合征女性患者计划生育,辅助生殖,妊娠和更年期管理及健康循证建议指出:SLE患者妊娠期应用羟氯喹(证据等级1/B),口服糖皮质激素,硫唑嘌呤,环孢素A及他克莫司(3/C)可减少狼疮活动。孕前及整个孕期均推荐使用羟氯喹(1/B)。对于合并狼疮性肾炎或抗磷脂抗体阳性的患者,发生子痫前期风险较高,应使用低剂量阿司匹林抗凝治疗。

参考文献

[1] 丰友吉.妇产科学(八年制)[M].第三版.北京:人民卫生出版社,2015.

[2] Andreoli L,Bertsias GK,Agmon-Levin N,et,al.EULAR recommendations for women's health and the management of family planning,assisted reproduction,pregnancy and menopause in patients with systemic lupus erythematosus and/or antiphospholipid syndrome[J].Ann Rheum Dis,2017,76(3):476-485.

[3] 宋玛璠,谈秀娟,马雯雯,等.系统性红斑狼疮患者的围妊娠期管理[J].中华生殖与避孕杂志,2018,38(9):774-778.

二尖瓣置换术后死胎引产

一、孕产妇病史及入院后处理

患者，32岁，因"孕22w+1d，B超提示死胎1d"2018年7月12日09：44入院。孕妇平素月经规则，末次月经在2018年2月5日，预产期在2018年11月12日。停经30d余查尿HCG阳性，提示妊娠。孕早期有轻微恶心、呕吐等早孕反应，孕4月余感胎动至今。孕期未定期产检。孕期无头昏、乏力、心慌、胸闷、下腹胀痛、皮肤瘙痒等不适。现孕22w+1d，3d前自觉胎动减少，超声提示：死胎，胎儿全身皮肤水肿，双侧胸腔积液，腹腔少量积液。孕期以来，精神、饮食、睡眠正常，大小便无异常，体重随孕周逐渐增加。孕妇因心脏换瓣，妊娠前3个月将口服华法林抗凝予改为低分子肝素皮下注射，妊娠3个月后改为华法林1.25片口服抗凝。既往史：2014年3月患者因心脏瓣膜疾病（二尖瓣脱垂）行二尖瓣置换术（金属瓣），术后华法令抗凝治疗，华法林的剂量3.125 mg（1次/d）日常监测的INR为2.5～3.0。生育史：2015年胎停1次，人流清宫，产后因为胎盘宫腔残留B超引导下行宫腔镜检术＋钳刮术。2016年11月顺产一女活婴，体重2 950 g，现体健。辅检：2018年4月14日心脏B超提示二尖瓣置换术后，置换的二尖瓣未见瓣周漏，二尖瓣活动曲线正常，室间隔及左室后壁呈逆向运动。2018年7月11日心电图提示窦性心率，心室预激。2018年7月11日B超提示：死胎，BPD 4.9 cm，AFV 4.8 cm，脐动脉S/D 4.8、胎儿估重466 g，胎儿全身皮肤水肿，双侧胸腔积液，胸腔少量积液。胎盘下缘距离宫颈内口4.1 cm。入院诊断：①死胎；②中期妊娠（孕3产1，孕22w+1d待产）；③胎盘低置状态；④二尖瓣换瓣术后。

诊疗经过：入院后完善相关检查。2018年7月12日，凝血常规：国际标准化比值2.75；活化部分凝血活酶时间43.2 s；凝血酶原时间30.7 s。2018年7月13日心脏彩超：未见明显异常，EF 65%。产科、ICU、内科等多学科讨论意见如下：鉴于患者胎盘位置较低（胎盘下缘距宫颈内口4.1 cm），使用宫颈双球囊引产，可能容易发生胎盘早剥、大出血等风险，引产的方法选用口服米非司酮配伍羊膜腔穿刺注射依沙吖啶引产。口服米非司酮第3天继续口服法华林（夜间9点），2018年7月16日中午行羊膜腔穿刺，同时改用低分子肝素抗凝，调整抗凝药物期间严密监测凝血功能变化。羊膜腔穿刺前使用抗生素。进入临产状态后：①不建议预防性使用止血药物（氨甲环酸）；②可使用子宫收缩药物（卡前列素氨丁三醇、缩宫素等）；③孕妇既往宫腔操作次数较多，胎盘粘连，植入可能性大，若胎儿娩出后无大量活动性出血，不建议过多人工干预（如人工剥离胎盘等，若阴道出血少可适当延长胎盘观察时间）；④发生产后出血等急危情况，按照常规抢救流程处理，如必要时人工剥离胎盘、宫腔球囊止血、双侧子宫动脉介入栓塞、甚至子宫切除等；⑤患者先入 ICU 观察,由 ICU 和产科医生共同管理患者。产程发动入产房后,由产科二线医生和 ICU 医生共同到场,动态监测患者病情及协同紧急处理。

结局:产妇于 2018 年 7 月 17 日 12∶32 顺产一死男婴,体重 425 g,身长 25 cm,胎儿娩出后 50 min 胎盘仍未剥离,行人工剥离,胎盘母体面粗糙,胎膜欠完整,未行清宫术,产时共出血 500 ml。产后给予抗生素预防感染及退奶处理。产后复查 B 超:子宫及附件正常。

二、临床处理所面临的难题及解决办法

1. 换瓣的孕妇围手术期抗凝药物的使用

目前,国内外有一部分指南对于心脏瓣膜置换术后患者孕期抗凝治疗有推荐方案。如欧洲心脏病协会(ESC)和美国心脏病协会/美国心脏协会推荐:妊娠 12 w 内,患者口服华法林剂量≤5 mg/d,可继续服用;若口服华法林剂量>5 mg/d,在第 6~12 w 需要替换为低分子肝素或普通肝素。妊娠中晚期,需继续口服华法林直至孕 36 w。终止妊娠前 2 w,为减少孕产妇和新生儿出血风险,停止口服华法林,更改为低分子肝素和普通肝素。中国 2016 年发布的妊娠合并心脏病的诊治专家共识推荐:对于机械瓣膜置换术后等患者抗凝药物种类的选择根据疾病、孕周、母亲和胎儿安全性等综合考虑。建议妊娠 12 w 内,原使用华法林者减少华法林剂量或者停用华法林,选择以低分子肝素为主;孕中、晚期建议华法林剂量<5 mg/d,调整 INR 至 1.5~2.0。妊娠晚期口服抗凝药(如华法林)者,终止妊娠前 3~5 d 停用口服抗凝药,更改为低分子肝素或普通肝素,调整 INR 至 1.0 左右行剖宫产相对安全。使用低分子肝素,分娩前应停药 12~24 h 以上;使用普通肝素,分娩前停药 4~6 h 以上。若孕妇情况危急,需要紧急剖宫产终止妊娠,口服华法林可考虑予以维生素 K_1 拮抗;若未停用低分子肝素或普通肝素而手术创面出血多者可谨慎使用鱼精蛋白拮抗。分娩后 24 h,患者若阴道出血不多,子宫收缩良好,恢复抗凝治疗。原应用华法林者,因其起效缓慢,故在术后最初几天须同时加用低分子肝素 3~5 d,待华法林起效后停用低分子肝素。

和其他心脏病患者一样,心脏瓣膜置换术后患者孕期应严格按规律产检,须产科医生和心脏科医生共同进行管理。常规产科检查项目外应注重患者心功能的评估,询问自觉症状,是否有乏力、胸闷、气促、咳嗽等,酌情定期复查心肌酶谱、肌钙蛋白、BNP、血红蛋白、心电图、超声心动图等,但出凝血指标监测和抗凝药物用量调整有其特殊性。

根据美国心脏病学会/美国心脏学会(ACC/AHA)指南,INR 目标值会根据所置换瓣膜的不同而存在差异,行主动脉瓣置换者应将 INR 控制在 2.0~3.0,二尖瓣置换的患者控制在 2.5~3.5,主动脉瓣和二尖瓣双瓣置换者则控制在 3.0~4.5。然而由于种群差异,我国人群对华法林相对较敏感,通常认为 INR 值可控制的相对较低,但理想目标具体为多少,目前尚无大样本临床资料,多数仍参考欧美指南的标准实施监测。

2. 换瓣患者引产过程中出血的处理

产科的处理跟正常产后出血相比较需要更注重:①抗感染治疗,使用广谱抗生素抗感染;②慎用氨甲环酸等凝血物质,但若常规处理凝血效果不佳也可以紧急使用;③可以常

规使用催产素、卡前列素氨丁三醇等产后子宫收缩药物；④可以适当放宽输血指征；⑤必要时使用宫腔内球囊填塞、子宫动脉介入栓塞等止血措施。

三、换瓣术后催引产流程

如图32所示。

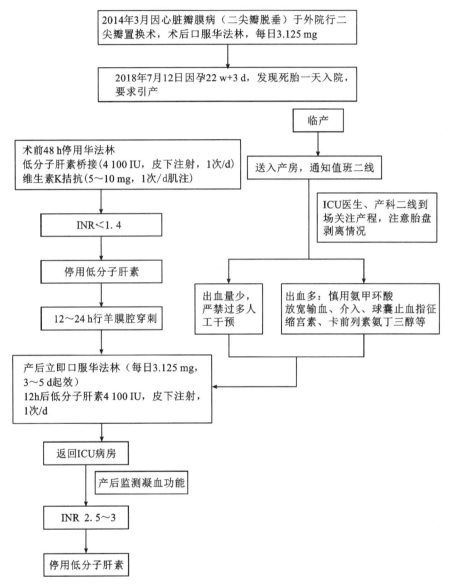

图32 换瓣术后催引产流程图

四、心脏瓣膜病机械瓣历史及妊娠合并心脏换瓣的新进展

妊娠合并心脏病发病率为0.5%～3%，是导致孕产妇死亡的前3位原因之一。心脏瓣

膜病是一种常见的心脏病，其中以风湿热导致的瓣膜损害最为常见。心脏瓣膜置换术是治疗心脏瓣膜病常见的治疗方法。常采用由合成材料制成的人工机械瓣膜或用生物组织制成的人工生物瓣膜替换有器质性病变的瓣膜，简称换瓣。生物瓣具有良好的血流动力学特性，血栓发生率低，不必终身抗凝，但生物瓣膜使用时间有限，多数患者面临二次手术；机械瓣具有较高的耐力和持久性，临床应用广泛，但患者必须终身抗凝且潜在易发血栓栓塞和出血的可能，给患者的工作、生活带来诸多不变。故出院后患者是否能做好自我管理，对提升生活质量及预防术后并发症有着重要的意义。

心脏瓣膜外科的发展速度较快。1948年，Bailey等成功施行了二尖瓣狭窄闭式扩张分离术，1951年Hufnagl第一次将一只塑料制成的球笼瓣膜植入降主动脉内，虽未成功但开创了人造瓣膜置换手术的新纪元。1960年，Harken首次采用人造球笼式机械瓣膜进行主动脉瓣置换获得成功。在我国，1954年兰锡钝首次施行二尖瓣狭窄闭式扩张分离术并获得成功。1965年，我国蔡用之等施行国产笼球型心脏瓣膜二尖瓣置换术。1980年以后，各种国产人造心脏瓣膜包括机械瓣与生物瓣膜都获得了较快的发展。

关于人造心脏瓣膜的选择，1995—1997年美国纽约州多中心统计4 021例主动脉瓣膜置换术的病例资料，结果应用机械瓣的占55.1%，异种生物瓣膜占43.6%，同种瓣移植占1.5%。国外的趋势是对于年老患者与育龄女性患者，仍多选用异种生物瓣膜，尤其是主动脉瓣多选择无支架的生物瓣膜。国内因为受到国产生物瓣膜质量的影响，近年来绝大多数都应用机械瓣膜，生物瓣膜目前仍处于低潮。就目前情况来看，无论是心脏的机械瓣膜还是生物瓣膜均大量依赖进口。

心脏机械瓣膜置换术的妇女妊娠有较高的风险，据报道，孕产妇死亡率为1%～15%。孕期易发生血栓形成、心律失常和心力衰竭。van Hagen等2015年对212例机械瓣膜置换术后妊娠的妇女进行研究，心力衰竭的发生率为7.5%，室上性和室性心率失常的发生率分别为2.8%和0.5%，血栓的发生率高达13%，产后出血的发生率高达10.4%。机械瓣膜置换术后妇女需终生抗凝治疗，故围产期出血风险增加。机械瓣膜置换术后的妊娠妇女围产儿并发症包括流产、早产、低出生体重儿及和抗凝相关的畸形等。中国的妊娠合并心脏病诊治专家共识（2016）和WHO的妊娠心脏病风险评估均将机械瓣换瓣术后妊娠风险定义为风险Ⅲ级。

心脏机械瓣膜置换术后需要终身抗凝治疗，在妊娠期女性表现尤为重要。华法林可以很好地预防妊娠其母体血栓的形成，具有不可替代的作用，但是华法林可穿透胎盘影响胎儿的发育，导致华法林胚胎病及发育障碍，这些与华法林剂量之间存在相关性。最新美国心脏协会/美国心脏病学会指南中建议整个妊娠期服用小剂量的华法林（≤5 mg/d）。维生素K为华法林的拮抗剂。富含维生素K的菠菜等食物、吸烟酗酒等不良嗜好及某些药物会降低华法林的抗凝作用，而甲状腺功能亢进会增加华法林对受体的亲和力而增强其抗凝效果。肝素不能通过胎盘影响胎儿发育，但在监测方便度及预防血栓形成方面表现不佳。一项对1 234例心脏瓣膜置换术后妊娠妇女的研究，整个孕期使用肝素，血栓的发生率高达13.4%，孕产妇死亡率为4.7%。因此，2014年美国心脏病协会/美国心脏协会（AHA/ACC）的指南中不推荐使用皮下普通肝素。与普通肝素（UFH）比较，低分子肝素（LMWH）除了不能通过胎盘对胎儿发育产生不良影响外，还具有较长的半衰期、无需密切监测、出血反应少、血小板减少症少见及骨质疏松不良反应发生率低等优点。但使用LMWH方案时发生妊娠母体血栓栓塞事件的风险也在8.6%左右。目前国外有文献认为，若孕产妇心功能良好，服用华法林或皮下注射低分子肝素的孕产妇均可以安全哺乳。部分人群可能原本孕前华法林剂量非常小（通常<2.5 mg/d），可以整个孕期均使用华法林，分娩前更换低分子肝素即可。少数人群因多次孕期使用华法林而导致流产、死胎和不良生产史，本次妊娠要求全程低分子肝素，对于这类患者要充分告知低分子肝素对于瓣膜防血栓的效果不如华法林，母亲的安全性降低，孕期要增加心脏超声次数，要加强监测。

目前，心脏换瓣术后妊娠期间的抗凝问题尚未达到共识，尤其是在妊娠早期。近期研究表明妊娠期应用华法林和LMWH母体的不良风险率分别为5%和15%，胎儿相关风险率分别为15%和14%，总体来说低剂量的华法林（≤5 mg/d）母胎结局较好。该例患者妊娠3次，一次孕早期胎停、一次顺产一健康女婴、一次孕中期死胎引产。本次妊娠期间的管理是在怀孕前3个月及怀孕后3个月，使用LMWH替代华法林，胚胎质量不好可能与抗凝药物相关。

参考文献

[1] 张宝仁.我国心脏瓣膜外科的发展与展望[J].中华外科杂志,2003,41(4):241-24.
[2] 崔金帅,林浩,张小鹏,等.心脏机械瓣膜置换术后妊娠期女性抗凝选择的研究进展[J].国际妇产科学杂志,2018,45(3):263-266.
[3] 黄滔滔,林建华.心脏人工瓣膜置换术后孕妇的围产期抗凝管理[J].中国实用妇科与产科杂志,2017,33(7):667-671.

引产产后深静脉血栓

一、孕妇病史及入院后处理

患者，31岁，因"孕17 w+4 d，发现胎儿畸形23 d"于2018年8月23日09：44入院。现病史：平素月经规则，末次月经在2018年1月29日，预产期在2019年1月29日。停经40 d查尿HCG阳性，提示妊娠，孕早期有明显恶心、呕吐等早孕反应后逐渐缓解，尚未感胎动。孕期定期产检，产检3次，2018年7月30日B超提示：单活胎，胎儿孕周相当于13.1 w，胎儿左手指骨显示欠清。孕期经过顺利，无头晕、乏力、心慌、胸闷、下腹胀痛、皮肤瘙痒等不适。孕期以来，精神、食欲、饮食、睡眠正常，大小便无异常，体重随孕周逐渐增加。既往史：既往体健，否认重大疾病史，否认手术外伤史，否认药物过敏史。生育史：孕2产0，流产1次。辅检：2018年8月20日B超提示单活胎，胎儿左侧手掌偏小，左手并指、短缺可能，BPD 3.3 cm，AFV 5.1 cm，胎儿估重141 g，胎盘下缘距宫颈内口4.3 cm，胎儿胃泡大小为0.8 cm×0.5 cm，膀胱大小0.4 cm×0.4 cm。胎儿左、右手手掌大小分别为1.0 cm×0.9 cm、1.1 cm×1.0 cm，左手掌骨可显示，大拇指可显示，大拇指与其他指之间可见0.21 cm的间隙，余手指未见完全分开，指骨排列不规律。右手基本可显示，未见明显异常。入院诊断：①胎儿畸形（左侧手掌偏小，左手并指、短缺可能）；②中期妊娠（孕1产0，孕17 w+4 d待产）；③胎盘低置状态。

诊疗经过：入院后完善相关检查，告知缺指（趾）是一种相对少见的异常情况，范围可以从单个指或趾缺失到大部分指或趾缺失，甚至出现手掌或脚掌裂。可以是散发性或者遗传性，无医学引产指征。孕妇及家属坚决要求引产，给予口服米非司酮（50 mg，2次/d×3 d）配伍依沙吖啶（100 mg）羊膜腔穿刺引产术。2018年8月30日（羊膜腔穿刺术第3天）于00：10顺产一死男婴。引产术后第1天，产妇左小腿压痛明显，双侧足背动脉搏动良好。超声提示：左下肢小腿肌间静脉血栓可能。遂转入成人ICU进一步治疗。转入ICU后给予抗感染（青霉素＋奥硝唑）、抗凝（低分子肝素钠4 100 U，每12 h皮下注射1次，华法林5 mg，1次/d口服），并根据INR结果调整低分子肝素钠及华法林用量。引产术后第8天，INR达标，复查超声提示：左小腿肌间可见范围约3.9 cm×1.0 cm的扩张静脉，内可见絮状低回声填充，探头加压后管径不可压扁，未见明显异常血流信号。办理出院，嘱出院后继续口服华法林，一次/d，一次3.75 mg，口服；3 d后复查凝血功能；1 w后复查超声；嘱出院后左下肢减少活动。

二、临床处理所面临的难题及解决办法

1. 孕期静脉血栓的危险因素

妊娠相关静脉血栓栓塞（VTE）的危险因素：妊娠相关 VTE 病因较为复杂，危险因素分为遗传性及获得性。遗传性因素包括抗凝血酶缺陷、蛋白 C 缺陷、蛋白 S 缺陷、凝血因子 V Leiden 突变、凝血酶原基因 G20210A 突变等。亚裔人群中主要的原因是抗凝血酶、蛋白 C、蛋白 S 缺陷，而凝血因子 V Leiden、凝血酶原 G20210A 基因突变导致的 VTE 罕见报道。获得性血栓形成倾向的因素则包括：抗磷脂抗体综合征、系统性红斑狼疮、炎症病变或炎症性肠病、肾病综合征、Ⅰ型糖尿病肾病、镰状细胞病、肿瘤，以及高龄、肥胖、制动、外科手术及静脉注射吸毒等。针对血栓心疾病的风险评估，目前得到公认的是基于西方国家多学科数据建立的 Caprini 评分系统，目前尚没有统一的基于亚洲人口建立的血栓风险的评估系统，亚洲静脉血栓论坛工作组在基于亚洲人口静脉血栓栓塞预防指南里面提出：亚洲人口获得性血栓形成的风险因素与西方国家基本相似，可使用 Caprini 评分系统进行相应风险评估。

2. 妊娠相关 VTE 的预防

VTE 是孕产妇死亡的重要原因之一，妊娠期及产后的 VTE 发生率增加趋势，但其又是可预防的疾病之一，英国皇家妇产科学会（RCOG）、美国妇产科学会（ACOG）、美国胸科医师协会（ACCP）及亚洲静脉血栓论坛工作组先后制定了针对孕产妇 VTE 的筛查、评估及预防管理指南，并提出对于育龄妇女进行孕期及产后的药物预防性治疗。因此应从首次产检，甚至孕前开始，进行相关风险评估。孕期加强宣教和管理，合理饮食，适当运动，保持体重正常增长范围，避免过度肥胖。对于存在较高血栓发生风险的孕产妇进行药物预防。如孕期入院或出现其他新发情况，则需要进行再次评估。

（1）ACOG 的指南推荐：ACOG 的指南推荐对于产前及产后具有血栓形成高风险因素人群给予低分子肝素（LMWH）预防治疗，这类人群包括既往发生过 VTE 事件，其中除单一原因诱发的一过性且诱因不再存在或非雌激素相关的 VTE 外，还包括具有血栓形成倾向者，即凝血因子 V Leiden 或 G20210A 突变者，应在整个孕期接受预防性药物治疗并直到产后 6 w。而对于不存在凝血因子 V Leiden 或 G20210A 突变者，如有 VTE 家族史或单一原因诱发的 VTE，则只需要在产后阶段给予预防性药物治疗，ACOG 提出为减少剖宫产手术所致的血栓形成风险，建议对于所有经历剖宫产术的孕妇，在术中给予双下肢空气泵机械性预防措施，以减少剖宫产术后 VTE 发生。

（2）ACCP 指南推荐：ACCP 针对妊娠期 VTE 预防的指南中建议的药物预防则更加积极。只要既往发生过 VTE 者，不考虑是否为单一原因诱发的或非雌激素相关的 VTE，产前产后均应进行 LMWH 的预防性治疗。而对于经历剖宫产手术的患者，如未合并其他风险因素，则鼓励其尽早下床活动，无须给予包括机械性措施在内的预防措施。若伴有其

他风险因素（一项主要风险或两项次要风险）则建议在剖宫产术后应用 LMWH 进行药物预防性治疗。而对于血栓发生风险较高的患者，则需要机械性和药物预防措施联合应用。

（3）RCOG 指南推荐：RCOG 关于预防妊娠期及产褥期 VTE 指南更为详尽，具体到妊娠不同阶段、不同风险等级采用不同的预防措施。根据其风险评估系统，对于产前评分 ≥4 分者，即既往发生过 VTE 的患者均应作为高风险而接受全孕期及产后 6 w 的 LMWH 预防治疗。既往因外科手术引发的 VTE、血栓形成倾向、住院患者、外科操作及早孕期的卵巢过度刺激，以及合并肿瘤、Ⅰ型糖尿病、系统性红斑狼疮、抗磷脂抗体综合征、镰状细胞病等被视为中度风险，而接受孕期及产后至少 10 d 的低分子肝素预防治疗。而对于其他一些风险因素，如 BMI>30 kg/m²、年龄>35 岁、经产≥3 次、吸烟、静脉曲张、子痫前期、制动、多胎及辅助生殖技术受孕等，有 4 项及以上次要风险因素者，也同样建议从早孕期开始接受预防性药物治疗。对于产前评分 3 分者，如具有 3 项次要风险因素者，建议从 28 w 开始进行预防性药物治疗。而对于产前评分≥2 分者，建议产前给予至少 10 d 的预防性药物治疗。在产后阶段，剖宫产术后，BMI>40 kg/m²、卧床≥3 d 的患者均应视为中度风险，产后因持续预防治疗至 10 d。而早产、产程>24 h、产后出血>1 000 ml、外倒转手术及手术助产等均作为产后的其他风险因素，如合并 2 项及以上，也应视为中度风险，接受产后至少 10 d 的预防性治疗。

（4）预防用药：LMWH 不能穿过胎盘，在乳汁中分泌量很少，是妊娠相关 VTE 预防的首选药物。基于体质量计算每日所需剂量，以 1 次/d 或 2 次/d 的方式给药。由于其不良副作用风险低，发生肝素诱导的血小板减少风险明显低于普通肝素（UFH）。预防性剂量的 LMWH 使用造成出血的风险低于 2%，使得剖宫产后切口血肿的风险增加 2%。LMWH 为安全、有效及使用方便的预防血栓性疾病的药物，产后应用，对哺乳无不良影响。UFH 相对于 LMWH，优势在于半衰期短并可用鱼精蛋白对抗，可用于计划终止妊娠或需要局部麻醉的患者，可以在计划分娩前 4~6 h 停药，而 LMWH 则需要提前 12 h 停药。

（5）抗血栓弹力袜：抗血栓弹力袜对血栓性疾病的预防具有一定作用。推荐对于存在 LMWH 禁忌的产科住院患者使用，包括有 VTE 高危风险的患者，产前超过 4 项风险因素，产后超过 2 项风险因素者。使用适合尺寸、与腿部贴合的抗血栓梯度压力袜子，使腿肚部逐渐加压至 14~15 mmHg，可改善血流及静脉排空量，预防下肢静脉血栓形成。对于长距离旅行超过 4 h 者也同样建议使用弹力袜。

三、产后发现静脉血栓形成流程

如图 33 所示。

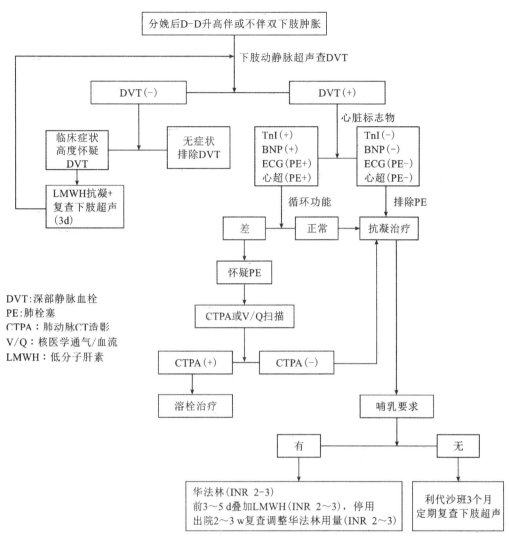

图33 产后发现静脉血栓形成流程图

四、深静脉血栓形成及处理

1. 深静脉血栓形成

下肢深静脉血栓形成,英文名为DVT(deep venous thrombosis),是指静脉管腔内由于各种原因形成血凝块。在临床上,只有10%～17%的DVT患者有明显的症状。包括下肢肿胀,局部深处触痛和足背屈性疼痛。DVT发展最严重的临床特征和体征是肺栓塞,死亡率高达9%～50%,绝大多数死亡病例是在几分钟到几小时内死亡的。有症状和体征的DVT多见于术后、外伤、晚期癌症、昏迷和长期卧床的患者。对DVT重在预防。应对所有下肢大型手术患者进行一级预防。对急性下肢静脉血栓形成的预防措施包括:避免术后在小腿下垫枕,影响小腿深静脉回流;鼓励患者的趾经常主动活动,并嘱其多做深呼吸及咳嗽动作；让患者尽早下床活动，必要时穿着医用弹力袜。对术后的年老或心脏病患者要更加重视。

2. 溶栓治疗

关于溶栓的问题，一直在医学界存有争议。在我国，许多人听到"溶栓"这个很有诱惑的字眼，就抱有很大的期望。其实，"溶栓"两字更多的是指药物的机制而非必然的治疗结果。最新的国际 ACCP 血栓治疗指南里并没有推荐溶栓作为下肢深静脉血栓的首选治疗，其原因有三：一是静脉血栓的临床表现滞后，溶栓药物对机化的血栓无效；二是溶栓药物的出血风险很大，尤其是高龄患者可能发生致命性脑溢血；三是大量对比研究表明溶栓的治疗效果并不优于抗凝治疗。当然，随着介入技术的发展，置管溶栓的开展是否可以减少并发症、提高治疗效果，还在进一步的经验积累中。目前的临床结果来看，还是比较乐观。但要严格掌握指征。

3. 抗凝治疗

只要患者没有出血倾向或凝血功能方面的问题，一般首选抗凝治疗。抗凝治疗的作用在于防止血栓继续蔓延或形成新的血栓，给侧支循环的开放缓解症状争取条件。

操作方法：目前医学上还没有彻底治愈下肢深静脉血栓后遗症的手段。药物溶栓和介入治疗对下肢深静脉血栓后遗症没有意义。介入支架治疗的效果差，通畅率低。手术架桥或转流的效果同样很差，且存在手术风险。中医中药治疗仍缺乏循证医学的支持。

因此，治疗的目的主要是控制或缓解下肢静脉血栓后遗症的症状、促进深静脉管腔再通。

如果 B 超复查发现下肢深静脉已经完全再通，这时还必须做 CT 了解髂静脉通畅情况。如果髂静脉也排除闭塞狭窄，患者又有小腿溃疡的情况下，则可以做下肢浅静脉和交通支离断手术。仅仅存在下肢水肿或小腿色素沉着的情况，一般采用保守治疗。

如果下肢深静脉 B 超或髂静脉 CT 提示深静脉仍然存在阻塞的情况，首先考虑保守治疗。保守治疗方法包括：①压力治疗；②药物治疗。压力治疗效果优于药物治疗。

下肢深静脉压力梯度变化是从上至下逐步增加的，而压力治疗就是通过消除这种压力而达到治疗目的。常用的压力治疗方法：①间歇性充气泵压迫治疗；②带压力梯度的弹力袜。间歇性充气泵压迫治疗的效果优于弹力袜。

4. 治疗下肢深静脉血栓后遗症的药物

严格意义来讲，医学上还没有治疗深静脉血栓后遗症的有效药物。但是，在采用压力治疗的同时，辅助用些药，可以增加治疗的效果。一般临床采用的药物有地奥司明、草木犀流浸液片、迈之灵、中医中药等。其中以地奥司明效果最好，服用最方便，价格最为便宜，为国际临床指南推荐用药。但是，单纯用药物的治疗效果并不好，一定要配合压力治疗。

规范的抗凝治疗有以下几个要点：

（1）低分子肝素皮下注射先于华法林口服。华法林起效比较慢，用药早期可以诱导血栓形成。因此，一定要使用低分子肝素作为启动抗凝方案。

（2）等华法林起效并相对稳定时再停用低分子肝素皮下注射。

(3) 调整华法林的剂量要以参考 INR 指标，以 INR 维持在 2.0～3.0 为最佳。

(4) 抗凝治疗的时间在 3～6 个月。

(5) 每次调整华法林剂量后第 3 天再复查 INR。剂量调整以每次 1/4 片为妥，避免大减大增。

(6) 影响华法林的因素较多，个体差异大，尽量至少每 2 周检查 INR。

(7) 使用华法林的品牌不要轻易更变。因为每家产品的药效不同。

(8) 使用肝素后要检查血小板，预防肝素诱导的血小板减少症（又称 HIT）。

5. 护理

(1) 急性期嘱患者卧床休息，并抬高患肢 15°～30°，以利于下肢静脉回流，减轻水肿。

(2) 尽可能采用患肢远端浅静脉给药，使药物直接达到血栓部位，增加局部的药物浓度（一般患肢只作为溶栓药物给药途径，不作其他药物输入途径）。

(3) 严禁按摩、推拿患肢，保持大便通畅，避免用力大便，以免造成腹压突然增高致血栓脱落。

(4) 避免碰撞患肢，翻身时动作不宜过大。

(5) 给予高维生素、高蛋白、低脂饮食，忌食辛甘肥厚之品，以免增加血液黏度，加重病情。

(6) 监测腿周径，密切观察患肢周径及皮肤颜色、温度变化。

(7) 预防并发症：加强口腔皮肤护理，多漱口、多饮水，大便干结者可用开塞露通便，定时翻身，更换体位，防止褥疮发生。

(8) 下肢深静脉血栓最严重并发症为肺栓塞，致死率达 70%，应密切观察患者有无胸闷、胸痛及呼吸困难、窒息感、咳嗽、咯血，一旦出现上述情况，应立即通知医生。

6. 治疗管理

(1) 止痛。疼痛是患者最痛苦的症状，当患者有溃疡、坏疽或并发感染时，疼痛更为剧烈，可适当给予止痛剂，但要预防止痛药的成瘾性。

(2) 禁烟。绝对禁烟，消除烟碱对血管的收缩作用，但可饮少量酒，促进血管扩张。

(3) 保护患肢。避免寒冷潮湿、外伤等因素，保持被褥清洁、平整、干燥、定期消毒更换，肢端坏疽应保持干燥，以免创面继发细菌感染。对溃疡面用油纱布换药，忌用刺激性强的外用药。

(4) 患肢锻炼。患者取平卧位，抬高患肢约 45°，保持 2～3 min，然后将患肢沿床边下垂 3～5 min，再放平患肢 2～3 min，同时进行踝部和足趾的活动，每日锻炼数次，每次 5～6 回，以便更好地恢复患肢机能。

参考文献

[1] 朱双利.下肢深静脉血栓的超声诊断价值及其与 ApoE 基因多态性关系的研究[J].中国现代医药杂志,2016,18(9):91-94.

[2] 朱燕,陈奕.妊娠相关血栓栓塞性疾病的风险评估及预防研究现状[J].中华医学杂志,2018,98(23):1893-1895.

胎儿畸形合并羊水过少引产

一、孕妇病史及入院后处理

1. 病例1

患者，33岁，因"孕23 w+4 d，发现胎死宫内1 d"于2014年4月15日10：00入院。现病史：平素月经规律，末次月经在2013年11月3日，预产期在2014年8月10日。患者孕早期因阴道少量流血行保胎治疗12 d后好转（地屈孕酮10 mg，3次/d，口服），孕17 w感胎动。孕20 w后觉胎动减少，未作特殊处理，2014年4月14日常规产检时B超提示：中期妊娠，单死胎，无其他特殊不适，以"死胎"收入院。既往史：2009年10月因"社会因素"剖宫产1胎，人工流产3胎。患者于2014年4月15日入院，入院查体：体温36.5℃，脉搏90次/min，呼吸20次/min，血压98/56 mmHg。2014年4月14日B超示中期妊娠，单死胎，BPD 3.3 cm，AFV 2.4 cm，胎盘位于子宫后壁，下界距宫颈内口1.5 cm。入院诊断：①死胎；②孕5产1，孕23 w+4 d；③前次剖宫产。

诊疗经过：入院后完善相关检查，行口服米非司酮（50 mg，2次/d×3 d）配伍羊膜腔注射依沙吖啶（100 mg）引产，因为羊水过少，患者2014年4月17日10：00行羊膜腔穿刺术，穿刺成功后于羊膜腔内注射注入依沙吖啶100 mg及生理盐水80 ml，患者于注射依沙吖啶后26 h顺产一死婴，胎儿娩出后，胎盘不能自行剥离，行钳夹术，钳夹过程中大量阴道出血，短时间内出血约600 ml，遂停止操作，立即给予地塞米松、钙剂静脉滴注，米索前列醇口服，安列克250 μg肌肉注射，无齿卵圆钳4把钳夹宫颈，纱布卷后穹隆压迫止血，出血好转。产时共出血750 ml。产后3 d复查B超，提示宫腔宽1.6 cm，无明显组织残留，β-HCG 2 234.5 mIU/ml。办理出院。出院1个月随访：子宫及附件未见异常。

2. 病例2

患者，28岁，因"孕21 w+2 d，发现胎儿畸形10 d"于2017年6月8日13：08入院。现病史：平素月经规律，末次月经在2017年1月2日，预产期在2017年10月17日。患者2017年5月27日彩超及2017年5月29日复查B超均提示：几乎无羊水，胎儿双肾发育不良可能，胎盘增厚。以"胎儿畸形，羊水过少"收治。既往史：患者于2015年因外伤致鼻骨骨折后手术治愈。2017年5月29日B超提示：单活胎，胎儿双肾发育不良可能，羊水过少，胎盘增厚。胎盘下缘距宫颈内口2.9 cm，BPD 4.4 cm，AFV 0 cm，AFI 0 cm，脐动脉S/D 2.4，胎儿估重404 g。2017年6月2日MRI提示：①宫内妊娠，临床孕周约 20 w+3 d，臀位，羊水极少。②胎儿双肾发育不良可能。入院诊断：①胎儿畸形（双肾发育不良）；②羊水过少；③中期妊娠（孕 1 产 0，孕 21 w+2 d）；④低置胎盘。

诊疗经过：患者于 2017 年 6 月 8 日 13：08 入院，入院查体：体温 36.9 ℃，脉搏 94 次/min，呼吸 20 次/min，血压 103/62 mmHg。完善相关检查，于 2017 年 6 月 10 日开始口服米非司酮（50 mg，2 次/d×3 d），2017 年 6 月 13 日行羊膜腔穿刺术，穿刺成功后于羊膜腔内注射生理盐水 200 ml，注入依沙吖啶 100 mg，术后孕妇诉阴道流液，pH 试纸（+），给予青霉素预防感染。羊膜腔穿刺术后第 1 天，孕妇有继续少许阴道流水，无下腹痛，未扪及宫缩，内诊：宫口未开，宫颈管长 2.5 cm，质硬，给予阴道塞米索前列醇 200 μg，继续抗生素（青霉素 800 万 U，静脉点滴）预防感染。羊膜腔穿刺术后第 2 天，孕妇有不规则下腹痛，内诊：宫口未开，宫颈管长约 0.5 cm，较前改善，给予口服米索前列醇 200 μg，阴道塞米索前列醇 200 μg，继续抗生素预防感染，当日顺利分娩一男婴，体重 300 g，胎盘自然娩出，出血 200 ml。产后 2 d 出院，出院前复查 B 超：子宫及附件未见异常。出院诊断：①胎儿畸形（双肾发育不良）；②羊水过少；③中期妊娠引产一死婴；④低置胎盘。

3. 病例 3

患者因"孕 29 w+2 d，发现胎儿畸形 10 d"于 2017 年 10 月 30 日 10：30 入院。平素月经规则，末次月经在 2017 年 4 月 1 日，预产期在 2018 年 1 月 8 日。停经 35 d 查 HCG 阳性，提示妊娠，孕早期有明显恶心、呕吐等早孕反应后逐渐缓解，孕 5 月余感胎动。孕期未定期产检，产检共 3 次，2017 年 10 月 16 日 B 超提示胎儿双肾缺如，无羊水。2017 年 10 月 18 日复查 B 超提示胎儿双肾缺如，羊水极少。孕期无头昏、乏力、心慌、胸闷、下腹胀痛、皮肤瘙痒等不适。现无下腹胀痛、阴道流血流水，自觉胎动正常，因发现胎儿畸形入院。孕期精神、饮食、睡眠正常，大小便无异常，体重随孕周逐渐增加。既往体健，否认乙肝病史，否认心肺肝肾病史，否认高血压、否认糖尿病史，否认药物过敏史，否认手术、外伤史等，孕 1 产 0。

诊疗经过：体温 36.5 ℃，脉搏 68 次/min，呼吸 20 次/min，血压 116/72 mmHg，双肺呼吸音清晰，未闻及干湿啰音，心率 68 次/min，律齐，无病理腹隆，无压痛及反跳痛，双下肢无水肿。产检：宫高平脐，宫缩无，胎膜已破，宫口未开。辅助检查：2017 年 10 月 18 日 B 超提示：单活胎，BPD 6.4 cm，AFV 0.9 cm，AFI 0.9 cm，脐动脉 S/D 2.32，胎儿估重 691 g，胎儿左侧侧脑室三角区内径 0.62 cm，胃泡大小 1.1 cm×0.2 cm，胆囊大小为 2.1 cm×0.4 cm，双侧肾区术见明显肾脏回声，心包腔可见前后径约 0.26 cm 液性暗区。宫腔内未见明显羊水回声；2017 年 10 月 25 日在心电图窦性心率、心电图正常。入院诊断：①胎儿畸形（双肾缺如）；②羊水极少；③孕 1 产 0，孕 29 w+2 d 待产；④低置胎盘。入院后完善相关检查，给予口服米非司酮（50 mg，2 次/d×3 d）配伍依沙吖啶（100 mg）引产，2017 年 10 月 28 日 09：00 在 B 超监视下羊膜腔内注射羊水 200 ml，依沙吖啶 100 mg，产妇于 2017 年 10 月 31 日 11：21（羊膜腔穿刺术后第 3 天）顺产一死女婴，体重960 g，身长32 cm。无脐带缠绕。羊水色棕黄色，胎盘自然娩出，会阴完整，分娩经过顺利。产时共出血280 ml。产后3 d出院，出院当天复查B超：子宫及附件未见异常。产后诊断：①胎儿畸形（双肾缺如）；②羊水极少；③孕1产1，孕30 w+3 d顺产一死女婴；④低置胎盘。

二、临床处理所面临的难题及解决办法

羊水为胎儿提供一个恒温、恒压的空间，适量的羊水保护胎儿免受挤压，有缓冲的作用。羊水过少时脐带受压，易造成胎儿供血不足，导致缺氧。利用经过腹部在超声监测下注入生理盐水补充了羊膜腔内液体量，替代羊水不足，有效缓解了羊水过少造成的空间局限性。羊膜腔注射生理盐水治疗为介入性操作，多数研究报道"羊水过少足月催引产"中使用的生理盐水量在250～500 ml，但在灌注过程中，需随时关注可能出现的宫缩而导致胎盘早剥、羊水栓塞可能性。

我们在中晚孕羊水过少患者中灌注80～200 ml，能有效改善羊水过少的情况，且无一例出现并发症，这与操作过程中严格消毒、精准定位、术中及术后的监护密不可分。羊膜腔注射生理盐水后再注入依沙吖啶100 mg，可以使药物在宫内均匀分布，药物刺激宫缩起到引产的功效。1例患者在宫腔注射生理盐水＋依沙吖啶后出现阴道流液，分析原因可能有以下两种：一方面是患者本身存在胎膜早破，药物注入后随着漏孔流出；另一方面是注入药物后自己导致的胎膜早破。这两种情况均导致引产药物流出，达不到刺激宫缩的作用，需要联合其他方式引产，如阴道或联合口服米索前列醇软化宫颈刺激宫缩。

三、羊水过少引产方式及产后出血处理流程

如图34所示。

四、中期妊娠引产方式的选择

目前，中期妊娠引产方式主要有3种：米非司酮配伍米索前列醇，米非司酮配伍依沙吖啶，米非司酮配伍宫颈球囊。

1999—2000年期间，北欧将米非司酮联合米索前列醇应用于早、中期妊娠引产。2005年WHO将米非司酮配伍米索前列醇列为中期妊娠引产、流产的基本药物。WHO和英国妇产科协会（RCOG）推荐使用200 μg米非司酮，单次口服，36～48 h后阴道用400～800 μg米索前列醇，随后每隔3 h口服米索前列醇400 μg，（最多服用4次）用于终止中期妊娠。

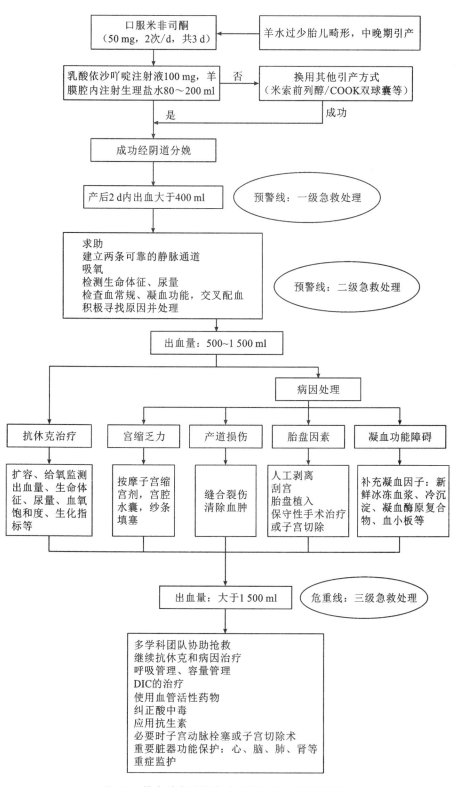

图34 羊水过少引产方式及产后出血处理流程图

近几年研究发现，米非司酮联合依沙吖啶羊膜腔内注射对于中期引产效果明显。引产机制为米非司酮可竞争性地抑制孕酮作用，使宫颈胶原合成减弱，分解加强；促进神经传递功能和突触抑制效应，松弛宫颈平滑肌，增加水透明质酸的含量和胶原酶的活性，诱导宫颈扩张软化，从而加速产程进展。依沙吖啶使胎盘绒毛蜕膜变性坏死，胎盘组织细胞破坏，溶体崩解，释放磷酸酯酶，使前列腺素（PG）的合成和释放增加，兴奋子宫肌纤维，而诱发宫缩。两者联合可以加速宫颈成熟，使宫缩与宫颈软化扩张相互协调，提高引产成功率，明显缩短产程，降低软产道损伤的风险，适用于正常妊娠和瘢痕子宫妊娠中晚期引产的患者。但对于羊水过少或无羊水患者，穿刺难度较大，操作较困难。且米非司酮及依沙吖啶联合应用对患者肝功能损害较大，不建议应用于过敏、妊娠期高血压疾病及肝肾功能异常的孕妇。

水囊放置术是一种传统且有效的终止妊娠的方法。子宫颈扩张球囊是由美国妇产科医生 Atad 于 1996 年发明的一种非药物性硅胶双球囊导管装置，经美国 COOK 公司改进后用于机械性引产，至 2011 年正式被 WHO 制定的引产指南所推荐。它的作用机制是水囊机械、持续地扩张宫颈，使宫缩发动前宫颈处于良好的成熟状态，它亦可引起子宫收缩和促进胎物的排出，减轻腹痛的程度和持续时间，水囊作用缓和，对宫颈扩张及胎盘胎膜完整娩出有良好效果。联合米非司酮口服对宫颈的软化和扩张起到了协同作用。此方法虽然古老，但选材方便，成本低廉，操作简单，且安全可靠，降低了药物（如米索前列醇、依沙吖啶）引起的不良反应和对肝肾功能的影响。适用于中晚期妊娠引产患者，特别是母体合并肝肾功能疾病，且不受孕妇羊水量限制。但水囊单用引产成功率低，往往须配合缩宫素静脉滴注，对于瘢痕子宫患者，又增加了应用缩宫素的不安全性。

中期妊娠不同引产方式的临床应用尚需进一步大样本量的研究，应在循证医学证据的基础上为不同引产人群选择安全有效的引产方式。

参考文献

[1] 李骐含,乔宠,杨小梅,等.剖宫产术后瘢痕子宫妊娠中晚期引产方式探讨[J].中国实用妇科与产科学杂志,2014,6(30):462-465.

[2] 杨小凤,王凯,赵慧静.足月孕妇羊水过少羊膜腔灌注联合缩宫素引产的临床效果观察[J].中国医师杂志,2016,8(10):1541-1543.

引产患者意外跌倒原因分析及改进

一、孕妇病史及入院后处理

1. 病例 1

患者，35 岁，因"孕 25 w 胎儿畸形（先天性心脏病）"于 2018 年 7 月 30 日 13：01 入院。现病史：平素月经规则，末次月经在 2018 年 1 月 27 日，预产期在 2019 年 2 月 3 日。孕 1 月余阴道出血给予口服黄体酮保胎治疗 1 w，孕期定期产检共 4 次，2018 年 7 月 15 日 B 超提示胎儿先天性心脏病：室间隔缺损，主动脉骑跨，肺动脉狭窄，右位主动脉弓。经产前诊断专家会诊，因胎儿畸形坚决要求引产。既往史：既往身体健康，基础血压 133/77 mmHg。生育史：2007 年人流清宫，2010 年 11 日顺产一女活婴，重 3 200 g，现身体健康。辅检：2018 年 7 月 15 日 B 超提示单活胎，头位，BPD 5.8 cm，AFV 5.4 cm，脐动脉 S/D 3.7，胎儿估重 565 g，胎儿先天性心脏病，室间隔缺损，主动脉骑跨，肺动脉狭窄，右位主动脉弓，胎盘位于后壁下缘距宫颈内口 4.0 cm。入院诊断：①胎儿畸形（先天性心脏病）；②孕 3 产 1，孕 25 w 待产；③胎盘低置状态。

诊疗经过：入院完善相关检查，启动口服米非司酮（50 mg，2 次/d×3 d）配伍羊膜腔注射依沙吖啶（100 mg）引产方案，患者口服米非司酮第 2 天，即 2018 年 8 月 2 日 06：55 未进食而自行在病区走动，在走廊突发晕厥倒地，倒地的过程中意识清醒，经产科医生检查发现下颌正中 1.5 cm 破口活动生血，纱布压迫送 B 超检查提示无胎盘早剥；立即推送外科行详细检查，发现患者下唇有贯通伤。立即送入手术室由口腔科医生由口腔内缝合下唇黏膜及肌层 2 cm×0.5 cm 切口渗血，共 3 针；外科医生对面部下颌部消毒清创缝合 3 针（1.5 cm）；同时肌注破伤风免疫球蛋白 250 IU；口服消炎药物（甲硝唑片 0.5 g，3 次/d+头孢地尼分散片 50 mg，3 次/d）。患者于羊膜腔注射依沙吖啶 100 mg 后 32 h 顺产一死男婴，体重 930 g，身长 32 cm。产后 30 min 因为胎盘滞留不下行人工剥离胎盘，胎盘于子宫右侧角部致密粘连，行清宫术，清出少许蜕膜组织 10 g，产时共出血约 400 ml，因子宫收缩欠佳，催产素 20 U 静滴，卡前列素氨丁三醇 250 μg 肌注。产后给予抗生素预防感染治疗及退奶处理。产后第 2 天，复查 B 超提示宫腔宽 1.8 cm，偏右侧可见 4.6 cm×4.1 cm×2.1 cm 的低回声，其内回声不均，内可见线样强回声，周边可见 0.8 cm×0.6 cm 的局灶血流丰富区，测得 RI 0.33。β-HCG 4 780.00 mIU/ml，办理出院。

出院后口服中药活血化瘀治疗 1 w，产后 1 w 妇产 β-HCG 下降至正常水平，产后 2 w 复查 B 超宫腔宽 1.5 cm，宫腔未见明显异常。患者口腔内和下颌伤口 7 d 拆线。

2. 病例 2

患者，22岁，因"孕36w，发现消化道畸形4d"于2018年8月15日17：51入院。既往史：平素健康状况良好。生育史：2015年10月，因为头盆不称行剖宫产。现病史：平素月经规则，末次月经在2017年12月5日，预产期在2018年9月12日。患者孕期定期产检共产检6次，2018年6月6日孕25w胎儿彩超提示中期妊娠，单活胎，胎儿胫腓骨稍短，予以动态观察，8月3日复查彩超提示胫腓骨与尺桡骨较短，股骨与孕周不符，胎儿第三脑室增宽可能，遂于8月4日至就诊，彩超提示四肢长骨位于正常值−2SD以下（四肢短小），羊水多，胎儿室间隔上部可见0.26 cm的回声连续性中断。8月11日于行胎儿MRI提示宫内妊娠，头位，胎儿咽部及食道改变，不排除食道闭锁（Ⅲ型）改变。孕期无头昏、乏力、心慌、胸闷、下腹胀痛、皮肤瘙痒等不适。体检：生命体征正常，孕妇身高130 cm，宫高32 cm，腹围85 cm，阴道检查骨盆无明显异常。辅检：2018年8月4日彩超提示单活胎，头位，BPD 9.0 cm，估计胎儿体重2 067 g，胎儿四肢长骨位于正常值−2SD以下（四肢短小），羊水多（羊水深度6.9 cm，羊水指数24.1 cm），胎儿室间隔上部可见0.26 cm的回声连续性中断。MRI提示胎儿食道闭锁Ⅲ型可能。入院诊断：①胎儿畸形（食道闭锁Ⅲ型）；②妊娠合并子宫瘢痕（前次剖宫产）；③孕2产1，孕36w头位待产；④羊水过多。

诊疗过程：经产前专家会诊，交代胎儿为非致死性畸形，胎儿出生后可经外科手术矫正，但孕妇及家属坚决放弃胎儿。入院后完善相关检查，行口服米非司酮（50 mg，2次/d×3 d）配伍羊膜腔注射依沙吖啶（100 mg）引产。患者于羊膜腔注射依沙吖啶21 h余后顺产一死女婴，体重2 250 g，身长46 cm。无脐带缠绕。羊水色棕黄，约2 000 ml，胎盘自然娩出，完整，表浅稍粗糙，胎膜完整，因阴道出血多，未行清宫术，会阴外缝，分娩经过顺利，产时共出血450 ml。产后予以会阴常规护理，因羊水污染给予抗生素预防感染治疗及退奶处理。患者由产房返回病房时责护给予产后宣教，指导产后饮食、排便及会阴护理，告知产后排小便的重要性，下床时必须有家属陪同。产妇在其丈夫及护士陪同下自排第1次小便，通畅，无不适。其丈夫在陪同产妇再次排小便后（第2次），离开去旅馆休息（丈夫有癫痫病史），留另一位家属陪护。产后6 h余产妇想排大便，但其拒绝家属陪同如厕，在病房洗手间内，突发晕厥坠地，随后意识清醒、自觉无碍，便自行回到病床上睡觉，未告知医务人员。1 h后护士巡视病房，产妇告知其摔倒经过，立即查看，见产妇左侧眼角有约0.5 cm刮痕，左额轻度水肿，未见其他摔伤。给予水剂活力碘消毒伤口，冰敷后明显好转，未做其他特殊处理。产后第2天复查血液分析提示示：血红蛋白100 g/L；红细胞$3.31×10^{12}$/L。产后第4天，复查子宫及双附件B超提示宫腔宽1.6 cm，其内回声不均，未见明显异常血流信号。办理出院。电话随访患者面部擦伤产后1 w基本无痕迹，产后42 d来院检查恢复良好。

二、患者跌倒与坠床防范管理制度

1）住院病房应加强患者安全服务意识教育，医生、护士及工勤人员共同营造安全的诊疗、住院环境。

2）设立行之有效的防止患者跌倒与坠床发生的安全保障设施，如病区走廊设手扶栏，开水间、洗手间地面设防滑垫，病床加床栏等。

3）在易发生跌倒的区域，置放警示标识和张贴提示语。

4）加强患者安全意识教育，认真做好患者入院宣教，发放书面住院须知，对留陪患者家属说明陪伴责任和义务，协助维护患者安全。

5）特殊患者跌倒与坠床防范措施：

（1）凡有意识不清、躁动不安、限制活动的患者，以及ICU住院患儿，均应有家属陪伴。

（2）对极度躁动的患者，应加床档，同时应用约束带实施保护性约束并履行告知。

（3）应用约束带时要注意动作轻柔，经常检查局部皮肤及受压情况，避免对患者造成损伤。

（4）分娩后产妇及手术后患者首次下床活动时，一定要有人陪护，注意起床动作不可太猛，避免跌倒。

（5）在床上活动的患者，要嘱其小心，避免坠床。如有需要可按床头呼叫器，请护理人员协助。

（6）ICU住院患儿应加床栏或应用约束带，加强安全管理，防坠床。

（7）对病情不稳定的患者，要认真做好健康教育，告诉患者体位变化动作不可太突然，以免引起血压变化，出现晕厥等症状，一旦出现不适症状，应停止活动按床头呼叫器，告诉医护人员，进行必要的处理。

6）发生跌倒与坠床后的处理及报告：

（1）一旦患者不慎坠床或跌倒，护士应立即到患者身边，同时通知医生检查患者情况，初步判断有无伤害及伤害程度，并做出相应处理。

（2）加强巡视，严密观察，直至病情稳定，若巡视中发现病情变化，应及时向医生汇报，做出相应的处理。

（3）及时、准确记录病情及病情变化，认真做好交接班。

（4）将事情经过向护士长、科主任汇报，填写《意外事件报告表》，如实向护理部汇报。

（5）护理部接到报告后，认真调查了解情况，对事件性质进行认定，督促整改，并协助处理相关善后事宜；涉及病区管理共性的问题，及时召开护士长会，进行检查和防范。

三、问题

1. 上述2例患者为何容易跌倒

（1）药物作用：米非司酮的不良反应有轻度恶心、呕吐、眩晕、乏力和下腹、肛门坠胀感和子宫出血。

(2) 饮食和睡眠：饮食不当或夜间的睡眠质量差，虚弱而发生头晕跌倒。

(3) 产时出血：患者分娩时出血≥400 ml，产后没有得到充分的休息及营养补充，发生头晕跌倒。

(4) 健康教育：健康教育缺乏个性化，护士没有针对患者病情、药物的不良反应、特殊体型等做好安全宣教。

2. 如何对畸形及死胎孕产妇进行心理护理

(1) 患者入院时，责任护士热情、主动介绍住院环境、主管医护人员，消除陌生感，建立良好的护患关系。经常巡视病房，主动和患者交流和沟通，恰当地向患者介绍手术过程、注意事项及手术的安全性。理解她们、支持她们，使患者从心理上对医护人员产生信任感和亲近感，在条件允许的情况下，尽量满足她们的需要，使她们做到最大限度的配合，为治疗工作奠定良好的基础。

(2) 根据患者不同文化层次及社会背景，采取不同沟通方式，对其进行心理疏导，嘱其放松心情，面对现实。告知其畸形的原因包括遗传基因缺陷和环境因素等，胎儿畸形并不一定是个人原因导致，因此尽早处理，将大大降低对自身的损伤程度。

(3) 强化患者的心理支持系统，积极与家属进行沟通，取得家属的配合，给患者更多的支持和关怀，使之对未来充满信心。

(4) 做好优生优育的科普，养成良好的生活习惯，摒弃不良的生活方式，包括戒烟酒、避免接触接触环境中的有毒物质、避免接触宠物等。积极预防、筛查和治疗慢性疾病和传染病，合理用药，避免使用可能影响正常发育的药物。

3. 引产患者意外伤害防范要点

(1) 建立管理制度，制定引产工作流程和护理措施。

(2) 对每位新入院的患者进行跌倒/坠床高危因素评估（表3），根据危险因素评分结果，做好防范措施。

(3) 按照护理级别巡视病房，及时发现不安全隐患。

(4) 做好健康宣教，告知患者和家属安全设施的使用方法。针对孕产妇实际情况，给予个性化的指导，说明诊疗计划和注意事项。如分娩后产妇首次下床活动时，起床动作不可太猛，专人陪护，避免跌倒。让孕产妇和家属提高防范意识，重视自身的薄弱环节和危险因素，保证安全。

(5) 及时分析发生意外伤害原因及经验教训，完善相关制度。（图35）

注意事项：

(1) 跌倒风险评估分值10～19分及以上为高危跌倒患者，须填写"跌倒预报表"，报告主管医生和护士长。

(2) 将跌倒高危患者纳入重点护理和监控程序，护士记录并严格交班，护士长有监控记录。

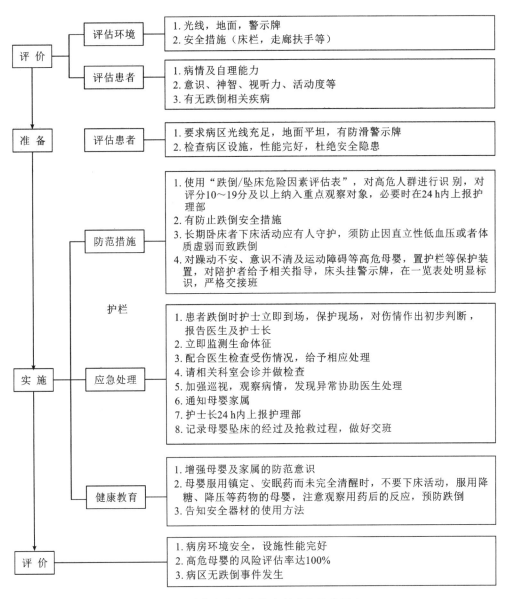

图 35　引产患者意外伤害制度和防范要点

（3）根据患者病情再次评估，直至跌倒高危解除。

（4）当患者病情不适宜下床活动时，请改用床上便盆或者使用尿不湿。

四、跌倒/坠床处理流程

如图 36 所示。

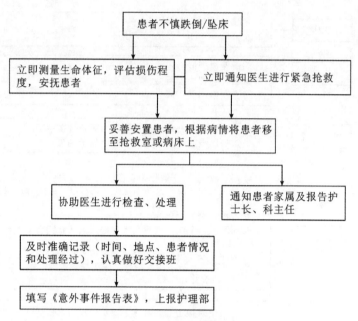

图36 跌倒/坠床处理流程图

表3 住院患者跌倒/坠床危险因素评估表

病区_____ 床号_____ 姓名_____ 性别_____ 年龄_____ 住院号_____

危险因子	危险因子评分				分值
	0	1	2	3	
年龄	0~19岁	20~59岁	60~70岁	>70岁	
跌倒史	一年内	半年内	3个月内	1个月内	
平衡能力	活动自如	扶助行走	需要扶助装置	局限于椅、床	
精神状态	定向力良好	时间或地点定向障碍	环境定向障碍	环境和（或自我定向障碍）	
营养及睡眠	良好	中等	不良	严重不良	
视力	正常	配戴眼镜	视力模糊	失明	
表达能力	正常	语言缺乏	言语障碍	严重言语障碍	
服用特殊药物	未使用	降压	镇痛利尿	镇静、催眠、麻醉抗精神类药	
慢性药	无	一种	两种	多种	
尿失禁	无	频率增加	夜尿症、压迫性尿失禁	急性尿失禁留置导尿管	
评定总分	0~9分为低度危险性；10~19分为中度危险性；20~30分为高度危险性				

五、改进

随着医院精细化的管理,跌倒发生已经成为衡量一个医院护理质量管理水平的重要指标。三级肿瘤医院评审标准(2011版)已经将"防范与减少患者跌倒"纳入评价指标。跌倒可导致患者不同程度的伤害,延长住院时间,增加住院费用,往往导致患者机体创伤、功能受到影响、生活质量下降,是引发医患法律纠纷的源头,是护理质量的敏感性指标。防范和减少患者跌倒的发生已经纳入医院工作常规,是每月护理质量检查必查的项目。

许多临床护理观察发现:跌倒与时间和地点相关,跌倒时间高发在夜间、清晨,地点比较集中在床旁、卫生间等,这与夜间或清晨患者洗漱、如厕、进餐等活动比较密集及护理人力相对不足有关。这2例引产患者的跌倒也与这些因素相关。

改进对策:根据畸形引产及死胎引产的孕产妇心理负担比较重、睡眠质量差的特点,要更进一步修订住院患者危险因素评估表,加强临床护士特别是低年资护士对住院患者危险因素的首次及动态评估,强化高危孕产妇健康教育,将预防措施落实到位,强化护士长现场监管。

参考文献

[1] 张斯奕,马智群,周涛,等.某三甲医院61例住院患者跌倒根本原因分析[J].国际护理学杂志,2017,36(5):679-681.

[2] 宋亚兰,张玲玲,李媛芳,等.肿瘤住院患者跌倒139例临床特征及根本原因分析[J].广东医学,2018,39(13):2085-2088.

[3] 杨晓莉,曹艳佩.住院患者跌倒的相关因素分析[J].护理学杂志,2012,27(24):7-9.

死胎引产阴道壁血肿

一、孕妇病史及入院后处理

患者，28岁，因"孕足月自觉胎动消失1天"于2017年8月14日08：53入院。患者平素月经规则，末次月经在2016年1月25日，预产期在2017年9月2日。停经30 d余查尿HCG阳性，提示妊娠，孕早期有轻微恶心、呕吐等早孕反应，孕4月余感胎动。孕期未定期产检，共产检5次，2017年8月7日"孕36 w+1 d"产检，血压149/84 mmHg，尿蛋白（+），孕期无特殊不适。入院前一天下午自觉胎动减少，自行在家多普勒听诊，胎心129次/min，入院当天在家未听到胎心遂来就诊。超声提示：单胎，死胎，羊水少。入院期间无特殊不适。辅助检查：2017年8月14日B超提示单胎，死胎，头位，BPD 8.9 cm，AFV 2.5 cm，AFI 3.6 cm，脐动脉S/D 0，胎儿估计体重2 849 g。入院诊断：①死胎；②晚期妊娠（孕1产0，孕37 w+2 d）；③妊娠期高血压；④羊水过少。

诊疗经过：入院完善相关检查，肝肾功能、凝血功能、血常规未见明显异常，2017年8月14日开始口服米非司酮（25 mg，2次/d×3 d）软化宫颈，口服米非司酮第2天于2017年8月15日13：10顺产一死男婴，未做侧切。体重2 460 g，身长48 cm。无脐带绕颈，羊水色棕黄，胎盘自然剥离，表面粗糙，形态完整，行清宫术，清出蜕膜组织20 g，阴道后壁阴道口处可见一大小约6 cm×6 cm血肿，行血肿切开缝扎术后未见扩大，查肛无肠线穿过。会阴完整，分娩经过顺利。产时共出血520 ml。因清宫术给予抗生素预防感染治疗及退奶处理。2017年8月17日复查产后彩超提示：子宫肌瘤可能（后壁可见2.2 cm×1.8 cm×1.6 cm的低回声，边界清，向外突），宫腔内未见明显异常，办理出院。出院诊断：①死胎；②孕1产1，孕37 w+2 d，顺产一死男婴，LOA；③妊娠期高血压；④羊水过少。

二、临床处理所面临的难题及解决办法

1. 引起产道血肿的原因

（1）缝合技术不熟练：大部分产后血肿发生于顺产分娩后，会阴侧切或阴道裂伤伤口顶端。

（2）妊娠期高血压疾病：由于血压高，缺血、缺氧，使阴道壁血管脆性增加，易发生血肿。

（3）产程异常：见于产程过快或第二产程延长。若产程过快，则阴道扩张尚不充分，易致深部血管撕裂发生血肿；若第二产程延长，则阴道组织长时间受压，阴道壁静脉淤

血、缺氧,易破裂出血致血肿。

(4) 胎儿巨大或阴道助产:由于其分娩过程中产程长增加了阴道的扩张程度,易致深部血管破裂产生血肿。

2. 产道血肿的预防

(1) 对于有妊娠并发症者,如妊娠期高血压疾病、血小板减少、会阴阴道静脉曲张等,应认真做好围产期保健,积极防治妊娠期高血压疾病的发生与发展,及早治疗全身出血性疾病。此外,临产时应适时行会阴侧切术,并积极止血,以减少患者发生阴道血肿的概率。

(2) 使用催产素时防止宫缩过强,以免急产;正确处理产程,避免第二产程延长。

(3) 提高保护会阴及会阴伤口缝合技术,缝合伤口时深度要够,按解剖层次正确缝合。

(4) 以免残留无效腔。第1针要超过伤口顶端上 0.5~1 cm 进行缝扎,并结扎牢固,缝合完毕,再次检查,必要时阴道填塞纱布卷压迫止血。

(5) 产后常规检查软产道,并注重患者主诉,如患者诉会阴部疼痛或肛门坠胀等,立即行阴道或肛门检查,避免发生并发症。

三、阴道壁血肿处理流程

如图 37 所示。

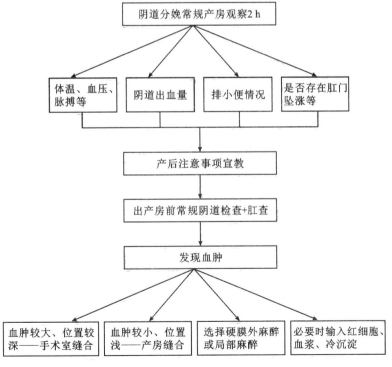

图 37 阴道壁血肿处理流程图

四、阴道壁血肿

产道血肿是指分娩时,胎儿下降、扩张产道,造成产道深部血管撕裂或断裂出血,而皮肤及阴道黏膜相对完整,血液不能外流积聚于局部而形成,是临床分娩并发症之一。若不及时处理,可致产后出血,继发贫血、感染,严重时可引起失血性休克等,危及产妇生命。

产道血肿的处理:①血肿较小,直径约 4 cm 以下、且不继续扩大者,可采用局部压迫或冷敷进行治疗。②较大血肿,直径≥4 cm 者,应在麻醉下自血肿最突出部位切开,清除血块,查找出血点后缝合止血,如因会阴伤口缝合不当发生血肿,则应拆除缝线,充分止血后重新缝合。③若血肿上延至阔韧带或腹膜后,单纯经阴道处理难以止血时,行双侧髂内动脉栓塞治疗,必要时行开腹手术止血。④局部处理血肿的同时,应注意患者一般情况,予抗生素预防感染,必要时输液或输血治疗。血肿超过 24 h 则不宜做创面缝合,可用碘仿纱布填塞血肿腔及阴道,并加纱布垫与丁字带压迫止血。对于凝血功能障碍引起的漏出性出血而形成的大血肿者,给予清除血肿、缝合止血后,阴道内最好用有尾纱布填充压迫止血,8~24 h 取出。血肿清除术后常规应用抗生素预防感染。

产后 24 h 内、特别是 2 h 内是诊断阴道血肿的关键时间。产后 2 h 在产房严密观察产妇病情变化,如面色、脉搏、呼吸、血压,询问有无大便坠胀感与会阴疼痛加剧感。对于会阴血肿高危的产妇,如妊娠期高血压疾病、糖尿病、肝炎,有凝血功能障碍或血管受损害的患者,需积极预防血肿的发生,产前做好对症处理,产后应用止血药等;对凝血功能障碍者,补充凝血因子。产后勤观察,勤询问,早期发现,早期诊断,早期处理,这类产妇出产房前最好做 1 次肛查,防止阴道壁血管受损性慢性渗血,漏诊会阴部的血肿。总之,阴道壁血肿的预防关键在产前要积极治疗和预防妊娠并发症及并发症,定期检查孕妇全身状况,做好围产期保健工作;提高接生技术和助产技术,提高急产及滞产应急处理技术,减少阴道壁血肿的发生;产后严密观察,仔细检查产道,及时发现血肿并正确处理,避免产后大出血等不良后果。

参考文献

[1] 刘新民,李巨.临床妇产科急症学[M].北京:人民军医出版社,2002.
[2] 张连英.产道血肿的护理[J].中华护理杂志,2004,39(11):830-831.

引产产后出血系列

一、孕妇病史及入院后处理

1. 病例1（宫颈钳夹）

患者，37岁，因"停经36 w+6 d，发现胎儿畸形5 d"于2017年3月13日10：00入院。患者平素月经规则，末次月经在2016年6月28日，预产期在2017年4月5日。患者停经30 d余查尿HCG阳性，提示妊娠，孕早期有恶心、呕吐等早孕反应，孕4月余感胎动。孕期未定期产检，共产检5次，2017年2月8日停经32 w+4 d，B超提示：胎儿双顶径位于95百分位以上，股骨，肱骨位于正常第5百分位下，大脑中动脉舒张期血流消失。2017年3月8日超声提示：胎儿股骨，肱骨位于正常-2SD以下，胸廓偏小，全身皮肤软组织增厚，羊水位于正常上限。孕期无特殊不适。孕期精神、饮食、睡眠正常，大小便无异常，体重随孕周逐渐增加。辅助检查：超声检查结果同前，2016年11月7日无创基因低风险，2017年3月8日血常规提示Hb 95 g/L。既往无特殊病史，2010年10月顺产1胎（身体健康），人工流产2胎。入院诊断：①孕4产1，孕36 w+6 d头位待产；②胎儿畸形（短肢畸形）；③妊娠合并贫血。

诊疗经过：入院后完善相关检查。入院检查凝血功能、尿常规、生化、血糖、不规则抗体检查未见明显异常。Hb 99 g/L，予补铁剂纠正贫血。予以口服米非司酮（50 mg，2次/d×3 d）及依沙吖啶（50 mg）羊膜腔穿刺引产，产妇于2017年3月20日01：30，顺产一死女婴，体重3195 g，身长50 cm，死婴儿全身水肿，四肢短小。有脐带缠绕颈一周。羊水色棕黄，胎盘自然娩出，完整，胎膜完整，产后行清宫术，会阴外缝4针；分娩经过顺利。产后出血量多，约800 ml，感宫颈松弛，收缩欠佳，立即予地塞米松、钙剂、卡前列素氨丁三醇药物治疗，按摩子宫，宫颈4把卵圆钳钳夹（分别在宫颈3点、6点、9点、12点处），出血好转，因产后出血予输同型红细胞2 U，暂无输血反应。产后抗感染治疗3 d，复查子宫附件无异常，产后3 d复查血常规Hb 85 g/L，出院。出院诊断：①胎儿畸形（短肢畸形+水肿）；②孕4产2，孕37 w+6 d顺产一死婴；③妊娠合并贫血；④产后出血。

2. 病例2（宫颈钳夹）

患者，25岁，因"孕40 w+2 d，胎动消失3 d"于2017年6月11日09：04入院。现病史：平素月经规则，末次月经在2016年9月2日，预产期在2017年6月9日。停经30+d查尿HCG阳性，提示妊娠，孕早期无明显恶心、呕吐等早孕反应后逐渐缓解，孕4月余感胎动至今。孕期定期产检，共产检14次。孕期经过顺利，无特殊不适。孕6月开始出现双下肢水肿，逐渐延伸至小腿，休息后好转。孕期以来，精神、饮食、睡眠正常，大小便无异常，体重随孕周逐渐增加。查体：体温 36.7℃，脉搏 86 次/min，呼吸 20 次/min，血压 120/78 mmHg。产检：宫高 32 cm，腹围 115 cm，胎位 LOA，宫缩无。内诊：宫口未开，胎膜未破，骨盆无明显异常；双下肢水肿 I 度。既往：无特殊病史。辅检：2017 年 6 月 10 日 B 超提示死胎，头位，BPD 9.1 cm，AFV 3.3 cm，胎儿下腹部可见"蜂窝状"无回声区（肠管扩张）。入院诊断：①死胎；②孕 1 产 0，孕 40 w＋2 d 头位待产。

诊疗经过：入院后完善检查，凝血、肝肾功能未见异常，血常规示血红蛋白 111 g/L，余项未见异常。孕妇于 2017 年 6 月 12 日 01：00 开始出现规律宫缩（持续 15～20 s，间隔 5～6 min），于 2017 年 6 月 12 日 15：17 在会阴侧切下顺产一死男婴，体重 3 250 g，身长 50 cm，无脐带缠绕。羊水色棕黄，胎盘人工娩出，胎盘胎膜基本完整，未行清宫术，会阴外缝，分娩经过顺利。产后胎盘娩出后短时间活动性出血多，行宫颈钳夹两把卵圆钳（3 点、6 点同宫颈前后唇钳夹）＋卡前列素氨丁三醇 250 μg 肌肉注射＋地塞米松 10 mg 加管滴注＋钙剂 1 g 静脉滴注等对症治疗，阴道出血止。产时共出血 800 ml。产前血常规 Hb 110 g/L，产后复查 79 g/L，贫血貌，心率波动在 105～110 次/min，输入同型红细胞 2 U，无输血反应。于 2017 年 6 月 13 日复查血常规示血红蛋白 76 g/L，给予多糖铁复合物纠正贫血，产后常规青霉素 800 万 U 静脉点滴抗炎 3 d，产后 4 d 复查 B 超未见明显异常，会阴伤口拆线出院。出院诊断：①产后出血；②死胎；③孕 1 产 1，孕 40 w＋3 d 顺产一死男婴，LOA。

3. 病例 3（宫颈钳夹）

患者，26 岁，因"停经 39 w＋5 d，胎动消失 1 d"于 2017 年 9 月 18 日 21：20 入院。现病史：平素月经规则，末次月经在 2016 年 12 月 1 日，预产期在 2017 年 9 月 8 日。停经 35 d 查尿 HCG 阳性，提示妊娠，孕早期有轻微恶心、呕吐等早孕反应后逐渐缓解，孕 4 月余感胎动。孕期定期产检，未见明显异常。孕期无特殊不适，入院前 12 h 开始感觉胎动明显减少，入院当天完全无胎动，B 超提示：死胎。既往史：既往体健，无特殊疾病史。生育史：孕 1 产 0。辅检：2017 年 9 月 6 日 B 超提示死胎，单胎，BPD 9.3 cm，AFV 5.9 cm，胎儿估重 3 716 g，胎盘下缘距宫颈内口 6.0 cm。孕期其他检查无异常。入院诊断：①死胎；②孕 1 产 0，孕 39 w＋5 d 头位待产。

诊疗经过：孕妇入院后完善相关检查，血常规、肝肾功能电解质、凝血功能等检查均正常，予以口服米非司酮（50 mg，2 次/d×3 d）配伍依沙吖啶（100 mg）羊膜腔穿刺引产术。患者 2017 年 9 月 10 日 09：00 于 B 超引导下行羊膜腔穿刺术，注入依沙吖啶。2017 年 9 月 13 日羊膜腔穿刺术后第 3 天，孕妇间歇性下腹痛，无恶心、呕吐等不适，内诊示：宫口开大 1 cm，胎膜未破，骨盆无异常，送入产房待产，2017 年 9 月 14 日 11：40 宫口开全，胎头着冠后行穿颅毁胎术，胎儿娩出后，因宫腔出血多行人工剥离胎盘，胎盘粘连紧密，剥离困难，形态完整，表面粗糙，掏宫腔掏出蜕膜及胎膜组织 20 g，未清宫。检查胎盘母体面存在粗糙，考虑存在胎盘粘连（胎盘植入不排除）。探查宫颈及阴道壁，见宫颈 3 点钟方向约 4 cm 裂伤行间断缝合术，会阴完整，因宫缩乏力，胎盘粘连致产后出血，宫颈钳夹无齿卵圆钳 4 把（宫颈 3 点、6 点、9 点、12 点），阴道填塞纱布 2 块，药物处理（卡前列素氨丁三醇 250 μg 肌注＋地塞米松 10 mg 静滴＋钙剂 1 g 静滴）及按摩子宫等处理好转。产时共出血 1 000 ml，输注同型红细胞 4 U，血浆 400 ml，冷沉淀 4 U，无输血反应。产前血常规 Hb 112 g/L 产后复查血红蛋白 95 g/L。产后给予抗生素预防感染（青霉素 800 万 U 静脉滴注 3 d）及退奶治疗。产后 3 d 复查子宫及附件：宫腔增宽 1.8 cm，未见明显回声，β-HCG 1 200 mIU/ml。

4. 病例 4（宫腔 Bakri 球囊填塞）

患者，18 岁，因"孕 32 w+4 d，发现胎儿畸形 5 d"于 2017 年 8 月 9 日 19：10 入院。现病史：平素月经规则，末次月经在 2016 年 12 月 23 日，预产期在 2017 年 9 月 30 日。停经 30 d 查尿 HCG 阳性，提示妊娠，孕早期无恶心、呕吐等早孕反应，孕 4 月余感胎动至今。孕期未定期在产检。孕期无头昏、乏力、心慌、胸闷、下腹胀痛、皮肤瘙痒等不适。8 月 4 日 B 超提示：羊水极多，胎儿胃泡小，胎儿心脏彩超提示先天性心脏病，肺动脉狭窄、室间隔缺损、主动脉骑跨（法洛四联征）。现无下腹胀痛、阴道流血、阴道流水，自觉胎动正常，要求引产入院。孕期以来，精神、饮食、睡眠正常，大小便无异常，体重随孕周逐渐增加。既往史：无疾病史。生育史：无。辅检：2017 年 8 月 4 日 B 超提示单活胎，头位，BPD 8.7 cm、AFV 17 cm，AFI 60.7 cm，脐动脉 S/D 2.6，胎儿估重 1 759 g，羊水极多，胃泡小，气管内经 0.4 cm（食道闭锁不排除），心脏彩超提示胎儿先天性心脏病，肺动脉狭窄、室间隔缺损、主动脉骑跨（法洛四联征）。入院诊断：①胎儿畸形；②羊水过多；③孕 1 产 0，孕 32 w+4 d 头位待产。

诊疗经过：入院后完善相关检查。凝血功能、血尿常规、生化、不规则抗体检查未见明显异常，于 2017 年 8 月 12 日开始口服米非司酮（50 mg，2 次/d×3 d），2017 年 8 月 15 日 09：00 行羊膜腔注射依沙吖啶 100 mg。2017 年 8 月 19 日羊膜腔穿刺术后第 4 天有不规律宫缩，宫口开大 1 cm，给予催产素催产，2017 年 8 月 19 日 12：15 穿颅毁胎引产一死男婴，体重 2 060 g，身长 40 cm，胎盘人工娩出，阴道出血多未行清宫术，会阴完整，分娩经过顺利，产时产后出血 1 200 ml，给予按摩子宫、药物处理（卡前列素氨丁三醇 250 μg 肌肉注射+地塞米松 10 mg 静脉滴注+钙剂 1 g 静脉滴注等处理）、宫颈钳夹卵圆钳 2 把（3 点、9 点宫颈前后唇钳夹）后仍有出血，给予宫腔球囊压迫止血（球囊注射 500 ml），转入成人 ICU 进一步治疗，总共输红细胞 4 U，血浆 400 ml，冷沉淀 4 U。入院时 Hb 112 g/L，2017 年 8 月 21 日产后 2 d 复查 Hb 83 g/L，于 2017 年 8 月 23 日复查子宫 B 超宫腔宽 2.4 cm，未见明显异常血流信号，办理出院。出院诊断：①产后出血；②胎儿畸形；③羊水过多；④孕 1 产 1，孕 34 w 手术产一死男婴。

5. 病例 5（宫腔 Bakri 球囊填塞）

患者，34 岁，因"孕 34 w+4 d，发现胎儿畸形 1+月"2017 年 3 月 23 日 18：19 入院。现病史：平素月经规则，末次月经在 2016 年 7 月 26 日，预产期在 2017 年 4 月 30 日。停经 40 d 查尿 HCG 阳性，提示妊娠，孕早期有轻微恶心、呕吐等早孕反应，孕早期因先兆流产行黄体酮保胎治疗好转，孕 4 月余感胎动至今。孕期未定期产检。孕期特殊不适。孕 30+w 产检 B 超填塞羊水深度 10.4 cm，孕 32+w 超声提示胎儿肝脏回声不均，羊水过多，心脏彩超提示胎儿先天性心脏病，右位主动脉弓，左锁骨下动脉迷走（先天性血管环），羊水穿刺染色体检查提示 DiGeorge 综合征（DGS）。现无下腹胀痛、阴道流血、阴道流水，自觉胎动正常，要求引产入院。孕期以来，精神、饮食、睡眠正常，大小便无异常，体重随孕周逐渐增加。既往史：2010年行宫颈Leep刀手术，2014年巨大儿剖宫产1次，人工流产1次，引产1次。辅检：2017年3月3日B超提示单活胎，头位，BPD 8.3 cm，AFV 8.8 cm，AFI 32 cm，脐动脉S/D 2.1，胎儿估重2413 g，提示胎儿肝脏回声不均，羊水过多，心脏彩超提示胎儿先天性心脏病，右位主动脉弓，左锁骨下动脉迷走（先天性血管环），羊水穿刺染色体检查提示DiGeorge综合征（DGS）。入院诊断：①胎儿畸形；②前次剖宫产；③孕4产2，孕34 w+4 d头位待产。

诊疗经过：入院后完善相关检查。凝血功能、血尿常规、生化、不规则抗体检查未见明显异常，于2017年3月25日开始口服米非司酮（50 mg，2次/d×3 d），2017年3月25日09：00羊膜腔注射依沙吖啶100 mg。2017年3月29日18：04顺产一死女婴，体重3100 g，身长50 cm，胎盘自然娩出，因胎膜缺如行清宫术，会阴Ⅰ度裂伤，包埋缝合，分娩经过顺利，产时产后出血950 ml，给予按摩子宫、卡前列素氨丁三醇250 μg 肌注、宫颈钳夹卵圆钳4把后仍有出血（3点、6点、9点、12点宫颈钳夹），给予宫腔球囊压迫止血（球囊注射300 ml），转入成人ICU进一步治疗。输红细胞3 U，血浆400 ml。入院是Hb 110 g/L，2017年4月2日复查Hb 85 g/L；子宫及附件B超提示：宫腔内未见明显异常血流信号，办理出院。

6. 病例6（胎盘早剥、Bakri球囊）

患者，26岁，因"孕28 w+5 d，B超提示胎儿双胎输血综合征1 d"于2017年5月11日15：47入院。孕妇平素月经规则，末次月经在2016年10月23日，预产期在2017年7月30日。停经40 d余查尿HCG阳性，提示妊娠。孕早期有轻微恶心、呕吐等早孕反应后逐渐缓解，孕4月余感胎动。孕期未定期产检，共产检7次，未见明显异常。孕期经过顺利，无头昏、乏力、心慌、胸闷、下腹胀痛、皮肤瘙痒等不适，自觉胎动正常。孕期以来，精神、饮食、睡眠正常，大小便无异常，体重随孕周逐渐增加。既往体健，否认乙肝病史，否认心肝肺肾病史，否认高血压，否认糖尿病史，否认药物过敏史，否认外伤史。孕1产0。辅检：2017年5月11日B超提示双活胎，一头一横，A胎儿BPD 7.3 cm，AFV 19 cm，脐动脉S/D 2.9，胎儿估重1156 g；B胎儿BPD 6.9 cm，AFV 0 cm，脐动脉S/D 3.6，大脑中动脉流速增高，胎儿估重910 g，贴壁儿；2017年2月12日B超提示单绒双羊。入院诊断：①双胎输血综合征（Ⅲ期）；②晚期妊娠（孕1产0，孕28 w+5 d待产）；③双胎妊娠（一头一横）。

诊疗经过：入院后完善相关检查，孕妇自觉入院后腹胀逐渐明显并伴有呕吐，向孕妇及家属交待病情，估计两胎儿预后不佳，孕妇及家属表示理解，决定放弃胎儿，完善引产证明及相关检查（血常规、凝血功能、肝肾功能电解质）后进入引产流程，因孕妇自觉症状明显，考虑酌情行羊水穿刺引流。孕妇于当日15：30胎膜自破，流出羊水约400 ml，宫口未开，宫颈长约0.5 cm，床边B超无明显胎盘早剥迹象，给予口服米非司酮，17：15孕妇阴道流出羊水约500 ml，超声提示胎盘与子宫前壁可见10 cm×3.7 cm液性暗区，考虑出现胎盘早剥，内诊宫口开大2 cm，立即在输入血制品的同时行钳夹先露部、阴道试产,同时应用0.5%催产素加强宫缩,行臀牵引术。于当日17:38和17:42分娩出两死胎女婴,体重分别为1 000 g和750 g,血压127/71 mmHg,心率139次/min,子宫收缩欠佳,阴道出血多,给予卡前列素氨丁三醇、卡贝缩宫素、地塞米松、钙剂对症处理无明显好转,后给予Bakri球囊宫腔填塞,注水约500 ml,出血好转,共计出血约2 000 ml,输注同型红细胞8 U、冷沉淀3.75 U、血浆400 ml。产后予会阴常规护理,因人工剥离胎盘给予抗生素(青霉素800万U)预防感染和退奶处理。因产后出血转成人ICU进一步治疗,告病重,监测生命体征,继续预防感染、镇痛镇静、维持容量酸碱平衡电解质平衡及对症治疗,因双下肢水肿、低蛋白血症给予补充白蛋白利尿处理;动态监测血压、血糖,密切观察Bakri球囊引流量、子宫复旧等,气压治疗预防深静脉血栓形成。产后诊断:①产前出血,胎盘早剥;②产后出血;③双胎输血综合征(Ⅲ期);④孕1产2,孕29 w顺产两死女婴;⑤双胎妊娠(一头一横)。

7. 病例7(子宫动脉介入栓塞)

患者,26岁,已婚,因"孕28 w+3 d,发现胎儿畸形10 d"于2013年1月30日12:14入院。现病史:孕期定期产检,孕1月余曾有少许阴道出血,予以黄体酮口服,后出血停止。孕期特殊不适。孕期以来,精神、饮食、睡眠正常,大小便无异常,体重随孕周逐渐增加。既往体健,否认乙肝病史,否认心肺肝肾病史,否认高血压、否认糖尿病史等,否认头孢药物过敏史,否认手术、外伤史。孕2产0,流产1次。查体:体温36.9℃,脉搏90次/min,呼吸20次/min,血压133/78 mmHg,双肺呼吸音清晰,未闻及干湿啰音,心率90次/min,律齐,无病理性杂音,腹隆,无压痛及反跳痛,双下肢无水肿。产检:腹围79 cm,宫高21 cm,宫口未开,骨盆外测量无异常。辅助检查:2012年12月2日唐氏筛查均为低风险;2013年1月20日B超提示单活胎,头位,BPD 6.3 cm,AFV 3.8 cm,AFI 8.2 cm,脐动脉S/D 4.1、胎儿估重685 g;胎儿小于孕周,相当于24.5 w,单脐动脉(右侧缺如),羊水少,胎儿先天性心脏病,室间隔缺损,主动脉骑跨,肺动脉狭窄,左位上腔静脉;2012年11月19日查乙肝两对半示HBsAg阴性、HBsAb阳性、HBeAg阴性、HBeAb阴性、HBcAb阴性;查丙肝阴性、梅毒阴性、艾滋阴性;查血型ORH阳性;OGTT4.4/9.3/7.3 mmol/L。入院诊断:①胎儿畸形;②晚期妊娠;③胎儿单脐动脉。

诊疗经过:入院完善相关检查,血常规、尿常规、凝血功能、肝肾功能等无异常。孕妇及家属从优生优育角度出发,坚决放弃胎儿,要求引产,予以口服米非司酮(25 mg,2次/d×3 d)配伍依沙吖啶(100 mg)羊膜腔穿刺引产术。2013年2月1日09:00行羊膜腔依沙吖啶穿刺术。产妇于2013年2月3日01:05分以LSA位臀助产一死女婴,体重850 g,身长30 cm。羊水色棕黄,胎儿娩出后胎盘无明显剥离征象,人工剥离感粘连紧密,无法强行剥离,因阴道出血较多,暂停操作,两把无齿卵圆钳钳夹宫颈,阴道填塞2块纱布,产时共出血210 ml。产后6 h,产妇诉子宫收缩痛,感心慌,偶有恶心,有排便感。查体:呼吸135次/min,脉搏21次/min,血压136/91 mmHg,神清,眼睑、口唇及四肢末梢尚红润,皮肤干燥,腹软,宫底脐下两指,轮廓清,质硬,阴道流血间断少量,色暗红，半小时尿量约 50 ml。估计产后共计出血约 1 000 ml。给予补液、输血、缩宫治疗。2013 年 2 月 3 日 07：10 因引产后出血，胎盘植入行子宫动脉介入术止血，介入后阴道流血止。介入术后 2 d，行清宫术，钳夹出胎盘组织约 200 g，左侧宫壁近宫角处仍有少许组织与宫腔粘连紧密，无法刮出。清宫术后复查 B 超提示：宫腔内回声杂乱，可见多个点线样强回声及不规则液性暗区，左前壁见 4.6 cm×2.4 cm×1.6 cm 稍高回声，边界不清，未见明显血流信号。血 β-HCG 由 2013 年的 1 538 mIU/ml 降至 2013 年 2 月 7 日的 157.36 mIU/ml，办理出院。产后诊断：①胎儿畸形；②孕 2 产 1，孕 29 w 臀位助产一死女婴，LSA；③胎儿单脐动脉；④胎盘粘连；⑤胎盘植入；⑥胎盘残留。产后随访：血 HCG 产后 4 w 降至正常，B 超 1 个月后复查子宫及附件未见异常。

二、临床处理所面临的难题及解决办法

1. 正确评估产后出血量及意义

突然出现的大量产后出血，容易引起临床重视，而缓慢、持续、少量出血容易被忽视。临床上有不少因缓慢持续少量出血未引起重视，而延误诊断和抢救的例子。产后 2 h 内是产后出血高发期，应该密切观察子宫收缩情况，定时按压子宫，避免出血聚集在宫腔内。准确估算和测量产后出血量，是诊断和治疗产后出血的重要前提。常用估计失血量的估算方法包括以下 4 种方法。①称重法或容积法：对产妇的会阴垫进行定时称重计算失血量，而不是靠目测估计失血量。称重法是我们评估产后出血的主要方法。②监测生命体征、尿量和个体精神状态。③休克指数法：休克指数＝心率/收缩压（mmHg）。④Hb 水平测定法：Hb 水平每下降 10 g/L，则失血量为 400~500 ml。在产后出血早期，由于血液浓缩，Hb 水平常不能准确反映实际出血量。由此提供 4 种估算失血量的方法，但临床上过低估计失血量仍然是突出的问题。产后出血量的估计存在严重不足，常导致临床对产后出血诊断和处理延迟，最终造成难治性产后出血的发生，甚至导致孕产妇围生期子宫切除和死亡。

失血量的绝对值对不同体质量者意义不同。因此，对于产后出血的诊断，最好能计算出失血量占总血容量的百分率。正常非孕期成年女性的血容量约为体质量的 7%，由于从孕龄为 6 w 起血容量逐渐增加，至 32~34 孕周时达到高峰，并且一直持续到分娩，血容量共计增加 30%~50%。因此，对血容量增加量取中间值，即血容量增加 40%，孕末期个体的总血容量＝非孕期体质量（kg）×7%×（1+40%），将该公式化简，即为非孕期体质量（kg）×10%。该计算公式仅适用于孕期体质量增加正常的孕妇，而有些孕妇孕期体质量增加不足，则血容量增加不足 30%~50%，故不适合用此公式进行血容量估算。如果不知道个体非孕期体质量，可以采用孕末期体质量×7%代替。

当孕产妇出血在总血容量的 20%以内，即 1 000 ml 以内时，个体生命体征往往并无明显改变；仅当出血量达到总血容量的 20%~30%时，才开始出现生命体征窘迫表现，而且往往是脉搏先增快，而血压可能尚在正常范围，很容易被临床忽视；但实际上，此时个体因产后出血已相当危险，一旦出血量超过总血容量的 40%，其全身情况将迅速恶化。孕产

妇的失血性休克,从代偿到失代偿往往很突然,需要临床予以高度警惕。

2. 宫颈钳夹在防治产后出血中的作用

导致产后出血的四大原因是宫缩乏力(占70%~90%)、产道损伤(占20%)、胎盘因素(占10%)和凝血功能障碍(占1%)。这四大原因可以合并存在,也可以互为因果;每种原因又包括各种病因和高危因素。在这四大原因中,宫缩乏力最为常见,但临床切不可仅专注于宫缩乏力,因为宫缩乏力可与胎盘因素和产道损伤并存,因此要特别注意理解四大原因可以合并存在,也可以互为因果的含义。

产后出血采取宫颈钳钳夹宫颈治疗可在紧急情况下及时开展,其作用机制在于:①钳夹宫颈旁压力感受器、宫颈管末梢神经,使得下丘脑与垂体后叶释放出催产素,诱发子宫出现收缩;②钳夹宫颈上的子宫动脉下行支,起到直接止血的作用;③通过无齿卵圆钳对宫腔前后唇3点、6点、9点、12点进行钳夹,可闭合开放的血窦,压迫出血创面,实现快速止血的目的;④直接钳夹宫颈、子宫下段等造成局部刺激,促使内源性FG2、FGF2释放,改善平滑肌敏感性,提高子宫的收缩能力。

3. Bakri球囊在产后出血中的作用

难治性产后出血药物治疗效果不佳时,剖宫产过程中会采用捆绑缝合、子宫动脉结扎、宫颈钳夹等方法止血。阴道分娩过程中会采用宫颈钳夹止血,若不能迅速止血,Bakri球囊立即置入止血效果明显。我们团队的前期观察资料显示Bakri球囊在单纯子宫收缩乏力导致的难治性产后出血中使用成功率高(12例中10例成功),分析原因可能是Bakri球囊均匀压迫子宫壁,对子宫底部和子宫体部的压迫效果好,而对子宫下段或有明显出血点的部位(前置胎盘、胎盘植入等)重点压迫止血的效果还有待探讨。

4. 子宫动脉介入栓塞在产后出血中的作用

子宫动脉栓塞术(uterine arterial embolization,UAE)是血管性介入治疗的一种,是指在医学影像设备的指导下,结合临床治疗学原理,经血管采用导管导丝等对疾病进行治疗的技术,常采用Seldinger法,即在局部麻醉下行股动脉穿刺,置入4F或5F的Cobar导管或子宫动脉专用导管,在X线数字减影数字造影(DSA)下通过同轴导丝的引导,超选择性插管至子宫动脉并注入吸收性明胶海绵等栓塞剂的一种介入性治疗技术。当吸收性明胶海绵颗粒注入双侧子宫动脉时,可完全栓塞子宫动脉末梢、分支和主干,立即有效地遏制子宫出血。由于子宫动脉与卵巢动脉和盆腔其他动脉分支存在侧支循环,吸收性明胶海绵颗粒只能栓塞到微小动脉而不损害子宫的毛细血管床,尚有少量的血液通过侧支达到子宫毛细血管床,维持子宫血供,因此子宫不会缺血坏死。UAE治疗难治性产后出血有很高的临床应用价值,对于短时间内出血多且无法止血,患者有生育要求的应及早行介入治疗国外有学者报道,在严重的产后出血治疗中子宫动脉栓塞术成功率可达95%。病例发生产后出血后立即行子宫动脉介入栓塞,术后2 d超声监测胎盘血供不明显,β-HCG下降明显,产妇活动自如,子宫动脉介入后侧支循环血供还不是很丰富的情况下,行超声监测下钳刮清宫粘连植入的胎盘,止血及治疗效果好。

三、胎盘植入、胎盘残留所致产后出血抢救流程

如图 38 所示。

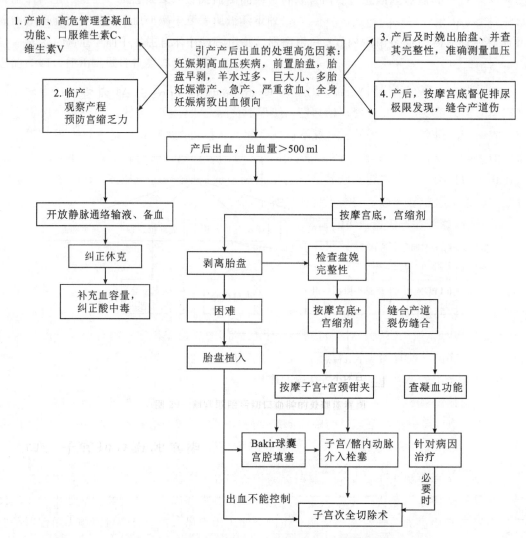

图 38 胎盘植入、胎盘残留所致产后出血抢救流程图

四、产后出血的治疗进展

羊水过多、胎盘植入、情绪差等方面的因素共同作用,产妇容易发生产后出血。引产胎儿娩出后发现有出血的倾向,应迅速建立两条畅通的静脉通道、吸氧、心电监护监测生命体征和尿量、向上级医护人员求助、交叉配血,同时积极寻找出血原因并进行处理;病因治疗是产后出血最重要的治疗,同时应抗休克治疗,并求助麻醉科、ICU、血液科医师等多学科协助抢救。在抢救产后大出血时,团体协作十分重要。

对于产后出血,可尽早使用卡前列素氨丁三醇加强宫缩,卡前列素氨丁三醇是一种含有天然 PGF2 的 (15S) -15 甲基衍生物的氨定三醇盐溶液,具有强而持久的刺激子宫平滑肌收缩的作用。我国不同级别的医院对宫颈钳夹术治疗宫缩乏力性产后出血进行了观察,其治疗产后出血的机制同前。宫颈钳夹联合卡前列素氨丁三醇肌注治疗阴道分娩后宫缩乏力导致的产后出血,大多数可迅速止血。相对于其他方法,宫颈钳夹联合卡前列素氨丁三醇肌注操作简便、易行、有效、副作用小。但部分难治性产后出血仍需要在药物加强宫缩联合宫颈钳夹的基础上使用宫腔填塞、子宫动脉介入栓塞,甚至开腹子宫切除等方式止血。

Bakri 球囊对难治性产后出血止血效果,该方法至 1991 年应用于临床以来其止血效果在国内外得到广泛认可。它不仅可填塞宫腔,用于治疗产后出血,也可用于剖宫产过程中发现的子宫后壁和盆腔后腹膜创面广泛渗血的压迫止血,以及子宫切除术中盆腔创面出血的压迫止血。其主要的优点是置入球囊方便,且球囊表面光滑与周围组织粘连少,取出后创面再次出血的可能性小。球囊注入液体量一般根据出血原因、是否行子宫捆绑缝合止血而定,产后子宫收缩乏力引起的出血注入 300~500 ml 生理盐水,子宫捆绑或缩窄缝合后注入 120~400 ml 生理盐水,取出球囊要多次、少量抽取囊中的生理盐水,以防止宫腔压力突然减小,导致已经闭合的血管创面又发生活动性出血。Bakri 球囊放置时间一般为 24 h。球囊置入有两方面的作用,一是球囊压迫子宫,出血完全停止,治疗成功;二是球囊压迫子宫后,阴道仍有活动性出血,但出血量明显减少,可将产后出血患者带球囊送入介入室行子宫动脉介入栓塞治疗,介入后成功止血为治疗有效。

子宫动脉介入栓塞止血与子宫切除术相比,UAE 只需局部麻醉,创伤小、止血快且能完整保留子宫,不仅能及时止血挽救产妇生命,且不影响患者的生育和月经,更容易被患者接受,其止血有效率达 90%~100%。子宫动脉介入栓塞止血的原理是采用中长期固体微颗粒栓塞剂栓塞子宫动脉末梢和主干,栓塞颗粒可降低相应动脉管腔血流灌注压并与血液成分形成共同栓塞物,从而达到止血的目的。肖承江等研究发现 126 例产后出血病例中,除休克病例外,子宫动脉介入时的数字显影均显示子宫轮廓增大,子宫动脉及其分支均增粗,粗细不均匀,边缘模糊,提示管壁结构不完整。而休克病例的数字显影显示子宫动脉主干和分支并非粗大而是细小,并且粗细不均匀,轮廓不规则,边缘模糊,类似肿瘤血管,这是休克引起血管应急性收缩的表现,并可能有分支自发闭塞。在休克纠正后上述血管扩张,自发闭塞分支复通,这些改变也可能导致子宫动脉栓塞不彻底而无法止血,所以在 DIC 产妇中使用子宫动脉介入栓塞止血,我们一般在介入室留管观察 1 h,根据阴道出血情况决定是否补充填塞的造影剂。对于引产产后胎盘植入导致的产后出血,清宫术最佳的时机是在子宫动脉栓塞后 24~72 h。但仍需要根据胎盘植入类型不同,超声监测血供情况而定,一般选择血供明显减少或阻断,且在 3~10 d 内未见胎盘娩出时,尝试清宫术。须做到清宫方案个体化。

参考文献

[1] 肖承江,韦文姜,李立恒,等.子宫动脉栓塞治疗难治性产后大出血的疗效及影响因素[J].实用放射学杂志,2018,34(4):589-591.

[2] 汤斐,赵云,孙国强,等.Bakri球囊宫腔填塞治疗难治性产后出血的效果[J].中华围产医学杂志,2017,20(12):891-894.

[3] 中华医学会妇产科分会产科学组.产后出血预防与处理指南[J].中华妇产科杂志,2014,49(9):641-646.

[4] 张国福,尚鸣异,韩志刚,等.子宫动脉化疗栓塞联合清宫术在胎盘植入保守治疗中的应用[J].介入放射学杂志,2010,19(12):947-950.

[5] 熊英,陈锰,刘兴会.2015年美国妇产科医师学会"产后出血孕产妇安全管理共识"解读[J].中华围产医学杂志,2016,19(4):247-251.

[6] 高羽,王子莲,张建平,等.Bakri止血球囊治疗产后出血的有效性和安全性[J].中华妇产科杂志,2014,49(9):670-675.

[7] 胡晓燕,李琴芬.子宫动脉栓塞术在中央型前置胎盘中晚期妊娠引产中的应用观察[J].山东医药,2011,51(18):86-87.

胎儿畸形引产并发产后子痫、产后出血

一、孕妇病史及入院后处理

患者，33岁，已婚，因"停经31 w+3 d，B超提示胎儿全身皮肤水肿5 d"于2017年9月12日17：40入院引产。现病史：平素月经规则，末次月经在2017年11月11日，预产期在2018年8月18日。停经40 d查尿HCG阳性，提示妊娠，孕早期有轻微恶心、呕吐等早孕反应，孕4月余感胎动至今。2017年8月14日B超提示胎儿室间隔缺损可能，建议定期复查。未定期监测血糖，血糖控制不详。孕期无头昏、乏力、心慌、胸闷、下腹胀痛、皮肤瘙痒等不适。既往史：无特殊。手术史：2007年1月因"巨大胎儿"剖宫产一活男婴，体重4 200 g，体健。生育史：既往人流2次，剖宫产1次。体检：血压135/89 mmHg，呼吸20次/min，水肿（＋＋＋），宫高35 cm，腹围102 cm，骨盆内外测量无异常。辅检：2017年9月7日B超提示胎儿全身皮肤水肿，双侧胸腔大量积液、腹腔积液、双肺小、室间隔缺损可能，大脑中动脉流速偏高，S/D比值增高，羊水过多，胎盘增厚。OGTT 4.13 mmol、9.47 mmol、9.19 mmol，门诊血压107/65 mmHg。入院诊断：①胎儿畸形（胎儿全身皮肤水肿）；②晚期妊娠（孕4产1，孕31 w+3 d）；③前次剖宫产；④妊娠期糖尿病。

诊疗经过：入院后完善引产签字手续及相关检查。因羊水过多，孕妇自诉呼吸困难，无法平卧，查体水肿较前加重，延至下腹壁会阴，心肺听诊未见明显异常，化验单回报：血型RH（＋）；血红蛋白88 g/L，总胆汁酸（TBA）14.9 μmol/L，白蛋白25 g/L，总蛋白45.8 g/L，尿糖（＋），尿蛋白（＋），胆红素（＋），尿胆原（＋）。完善心脏彩超，胸腹B超；产科及ICU医生行疑难危重讨论：①限制液体入量；②可予以呋塞米减轻容量负荷；③术后补充白蛋白；④引产后转ICU治疗。与患者及家属交代病情后及引产风险后，行口服米非司酮（50 mg，2次/d×3 d）配伍羊膜腔注射依沙吖啶（100 mg）引产。2017年9月5日羊膜腔注射依沙吖啶，30 h后，会阴侧切手术产一死男婴（毁胎术），胎盘自然娩出，粗糙，因产时出血较多未行清宫。宫颈3点方向5 cm裂伤。子宫收缩乏力，给予按摩子宫、卡前列素氨丁三醇肌注、宫腔球囊填塞、宫颈钳夹无齿卵圆钳4把等操作后出血好转，产时出血量1 000 ml。因产前贫血、产后出血，产后立即输同型红细胞4 U，血浆200 ml，冷沉淀2 U。无输血反应，产后血压最高达157/89 mmHg，产后转成人ICU。

2017年9月16日00：20（引产后4 h），产妇突发肢体抽搐，双眼向上凝视，口吐白沫伴意识丧失。患者在抽搐过程中 SPO$_2$ 下降，（最低 60%），心律增快至 150～160 次/min，持续 1 分钟。给予安定 10 mg 静推，简易呼吸机气囊辅助通气，心律、呼吸缓慢恢复，随后意识逐渐恢复。立即给予 5% 葡萄糖溶液 100 ml＋25% 硫酸镁 20 ml 快速静脉滴注，随后 5% 葡萄糖溶液 500 ml＋25% 硫酸镁 60 ml 静脉滴注，继而 1～2 g/h 静脉滴注维持滴注。发作时血压 145/92 mmHg，尿蛋白（＋）。术后的诊断：①胎儿畸形（胎儿全身皮肤水肿）；②孕 4 产 2，孕 31 w＋6 d 手术产一死男婴（毁胎术）；③前次剖宫产；④妊娠期糖尿病；⑤子痫。复查床旁心脏彩超未见明显异常，尿液分析：尿蛋白阴性；脑电图未见明显异常。电解质：镁 0.65 mmol/L，钾 3.56 mmol/L，尿酸 633.2 μmol/L，白蛋白 17.3 g/L；心肌酶谱：B-型脑尿肽 760 pg/ml。腹部超声提示：脾肾间隙少量积液。考虑腹水、白蛋白偏低，给与输注白蛋白 20 g、利尿等对症处理。引产后第 4 天，因血糖控制不佳，转成人内科控制血糖 3 d，后出院。

二、临床处理所面临的难题及解决办法

1. 产后子痫的处理

产后子痫的处理同产前子痫。子痫发作时的紧急处理包括一般急诊处理、控制抽搐、控制血压、预防再发抽搐等。子痫诊治过程中，要注意与其他抽搐性疾病（如癔症、癫痫、颅脑病变等）进行鉴别。同时，应监测心、肝、肾、中枢神经系统等的功能，凝血功能，水、电解质及酸碱平衡。

（1）一般急诊处理：子痫发作时应预防患者坠地外伤、唇舌咬伤，须保持气道通畅，维持呼吸、循环功能稳定，密切观察生命体征、尿量（留置导尿管监测）等。避免声、光等一切不良刺激。

（2）控制抽搐：硫酸镁是治疗子痫及预防复发的首选药物。当孕妇存在硫酸镁应用禁忌证或硫酸镁治疗无效时，可考虑应用地西泮、苯巴比妥或冬眠合剂控制抽搐，子痫患者产后须继续应用硫酸镁 24～48 h。

（3）控制血压和监控并发症：脑血管意外是子痫患者死亡的最常见原因。当收缩压持续≥160 mmHg、舒张压≥110 mmHg 时要积极降压以预防心脑血管。

2. 该例患者是否诊断为子痫

该例患者发生子痫容易被临床忽视，入院时血压接近 140/90 mmHg，即使是入院后尿蛋白（＋），临床上未做进一步的诊断。患者入院后口服米非司酮配伍羊膜腔注射依沙吖啶引产，胎儿娩出过程中孕妇极度疲劳、产后出血等诱因刺激发生子痫，尽早做好准备预防子痫的发生。

三、子痫处理流程

如图 39 所示。

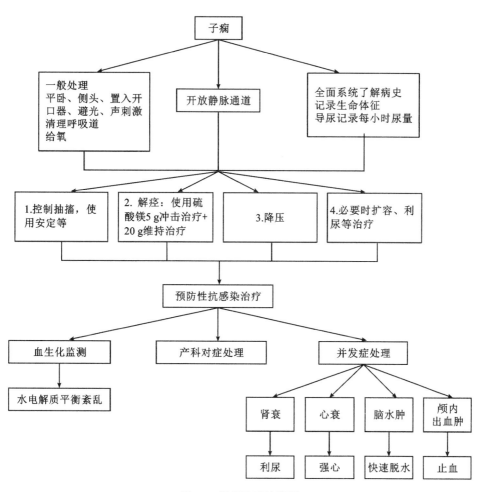

图 39 子痫处理流程图

四、产后子痫

产后子痫在妊娠期高血压疾病中,已经成为一种严重特殊的临床表现。诱发子痫的因素有多种,包含:孕期患者未进行全面的产前检查,未能及时的发现妊娠期高血压疾病,对轻度血压升高妇女未能重视,对产后孕妇,24 h 硫酸镁用量不足,未达到有效的治疗量;术后的切口疼痛、宫缩及产妇的过度兴奋,也未引起医护人员的足够重视,疼痛未能及时得到治疗,睡眠休息不足,诱发子痫,建议建立完整治疗体系,早期识别、及时诊断及规范治疗。

子痫的发病原因目前尚不清楚,一般临床上认为与患者免疫功能、神经内分泌有关。而产后疼痛是诱发产后子痫的重要原因之一。术后切口疼痛可激活交感神经末梢和肾上腺髓质释放儿茶酚胺,肾上腺皮质释放醛固酮,下丘脑释放抗利尿激素——血管紧张素增多。这些激素能促进水钠潴留,增加全身血管阻力,导致血压上升,加重心脏负荷,随之颅内压上升,继而发生产后子痫。子痫多发生在妊娠晚期,产后发生的情况较少见。抽搐一般持续0.5~2 min,严重的患者全身肌肉强直,甚至出现昏迷。

子痫抢救措施:患者发生子痫时,应采取有效且及时的抢救措施,主要治疗原则为纠正缺氧和酸中毒,控制血压和抽搐。

保持呼吸道通畅:接到子痫患者,首先确保患者呼吸通畅,如松开领口、腰带,患者抽搐时保持低头侧卧位,以免呕吐物流入气管,发生窒息或者吸入性肺炎。

建立静脉通道:烦躁不安的患者,可适当给予地西泮。

控制抽搐:遵医嘱给予解痉药,如无糖尿病用25%硫酸镁20 ml加5%葡萄糖100 ml,15~20 min滴注完,然后将25%硫酸镁60 ml加入到5%葡萄糖注射液500 ml中静脉滴注,滴速控制在1~2 g/h,产后患者可以使用安定镇静。对于抽搐频繁的患者,给予山莨菪碱静脉缓慢推注。同时选择20%甘露醇250 ml静脉滴注,降低颅压。

纠正缺氧、酸中毒:间断面罩吸氧,根据血气分析调整吸氧量,流量控制在3~5 L/min。

控制血压:血压过高时降压速度不宜过快,否则会影响患者重要脏器的灌注。

参考文献

[1] 郑乾,秦利霞,谭利明,等.产后子痫性脑病误诊分析[J].临床误诊误治,2015,28(05):42-46.

[2] 王咸英,陈萍,叶凤卿,等.产后子痫的防治[J].中国妇幼保健,2005,20(01):44-46.

[3] 姑丽娜·艾麦提.妇产科产后子痫的临床分析[J].中国医药指南,2013,11(27):63-64.

[4] 赵莉.85例子痫的临床分析[J].国外医学妇幼保健分册,2002,13(2):278.

[5] 郭小艳,钟桥秀,欧阳有华.镇痛泵防治产后子痫临床效果观察[J].中国妇幼保健,2011,26(32):5095-5096.

引产产前出血子宫动脉介入栓塞

一、孕妇病史及入院后处理

1. 病例 1

患者因"孕 19 w+2 d，羊水穿刺提示染色体异常 21 d"入院。平素月经规则，2016 年 5 月 20 日行胚胎移植术，移植新鲜胚胎 2 个，末次月经在 2016 年 5 月 2 日，预产期在 2016 年 2 月 9 日。移植术后 14 d 查血 HCG 性，HCG 89 IU/L，在行黄体酮、地屈孕酮、中药和肝素保胎治疗 3 个半月，6 月 11 日 B 超提示单胎妊娠，子宫小肌瘤可能。孕早期有轻微恶心、呕吐等早孕反应，孕 16 w 余感胎动至今，伴双下肢水肿。孕期定期产检，产检 15 次，7 月 28 日 B 超：NT 3.1 mm，8 月 18 日无创 DNA 提示 21-三体高风险，8 月 28 日羊水穿刺提示胎儿 21-三体综合征，核型 47，××，+21。孕期经过顺利，无特殊不适，自觉胎动减少。孕期精神、饮食、睡眠正常，大小便无异常，体重随孕周逐渐增加。既往体健，否认有特殊病史。2005 年因羊水过少行子宫下段剖宫产娩一活女婴，2011 年行开腹双侧卵巢巧克力囊肿剥除术。孕 4 产 1。查体：体温 37.0℃，脉搏 92 次/min，呼吸 20 次/min，血压 113/63 mmHg，双肺呼吸音清晰，未闻及干湿啰音，心率 92 次/min，律齐，无病理性杂音，腹隆，无压痛及反跳痛，双下肢无水肿。宫缩无，先露不清，胎膜存，宫口未开，骨盆正常，宫高 15 cm，腹围 104 cm。辅助检查：2016 年 9 月 17 日 B 超提示单活胎，头位，BPD 4.4 cm、AFV 5.3 cm，胎儿双侧侧脑室增宽，分别为左侧 1.22 cm，右侧 1.28 cm，右侧附件区小囊肿，内可见密光点回声。其他孕期检查均正常。入院诊断：①胎儿畸形（21-三体综合征）；②中期妊娠；③妊娠合并子宫肌瘤；④前次剖宫产。

诊治经过：入院后完善检查，拟行口服米非司酮（50 mg×3 d）配伍依沙吖啶（100 mg）羊膜腔注射引产，依沙吖啶注射第 2 天，孕妇有不规则宫缩，突然阴道大量出血鲜红色，量多于月经量，伴凝血块，出血量约 100 ml，行双侧子宫动脉介入栓塞治疗，经过顺利。子宫动脉栓塞术后 2 h 顺产一死男婴，体重 250 g，羊水棕黄，胎盘自然娩出完整，产时出血约 300 ml。

2. 病例 2

患者 35 岁，因"孕 22 w+6 d，发现胎儿畸形 1 w"于 2014 年 11 月 4 日 11：00 入院。现病史：平素月经规则，末次月经在 2014 年 5 月 28 日，预产期在 2014 年 3 月 5 日。停经 30 d 查尿 HCG 阳性，提示妊娠，孕早期有轻微恶心、呕吐等早孕反应，孕 4 月余感胎动至今。孕期未定期产检，产检 2 次。孕期经过无头昏、乏力、心慌、胸闷、下腹胀痛、皮肤瘙痒等不适。现孕 22 w+6 d，无下腹胀痛、阴道流血，自诉 2 d 前有阴道流液，色黄，自觉胎动减少,入院。孕期以来,精神、饮食、睡眠正常,大小便无异常,体重随孕周逐渐增加。查体:体温36.3℃,脉搏72次/min,呼吸20次/min,血压101/66 mmHg。宫高18 cm,腹围81 cm,胎心率142次/min,宫缩无,胎膜存,宫口未开,骨盆外测量:髂前上棘间径26 cm,髂嵴间径28 cm,骶耻外径19 cm,坐骨结节间径9 cm。辅检:2014年10月29日B超提示单活胎,头位,BPD 4.0 cm,AFV 1.3 cm,AFI 1.3 cm,脐动脉S/D 4.03,胎儿估重245 g。胎儿右侧侧脑室三角区内径0.52 cm,胎儿腹围明显偏小,腹壁不完整,腹壁可见1.6 cm回声连续性中断,中断处可见4.3 cm×2.3 cm肿块向外膨出,形态不规则,内可见肝脏及肠管回声,胎盘下缘覆盖宫颈内口。既往:顺产1次,药物流产1次。入院诊断:①中期妊娠;②胎儿畸形;③胎盘低置状态。

诊疗经过:入院后完善相关检查,血型O型RH阳性,凝血功能、血常规、尿常规、生化、不规则抗体检查未见明显异常。2014年11月6日进入引产流程,行米非司酮(50 mg,2次/d×3 d),2014年11月8日9:00依沙吖啶(100 mg)羊膜腔穿刺。2014年11月8日13:03不规则宫缩,阴道出血大于月经量。行双侧子宫动脉介入栓塞术。术前共出血约400 ml,输同型RBC 2 U,冷沉淀2 U,血浆200 ml。孕妇于2014年11月8日22:05分顺产一死女婴,体重320 g,身长17 cm,胎盘自然娩出,欠完整,胎膜缺损,未清宫。分娩过程顺利,产时共出血150 ml。产后抗感染及退奶治疗。产后第3天查B超提示宫腔下段可见5.3 cm×7.9 cm×3.2 cm大小不均质回声,未见明显异常血流信号。行清宫术,清出约80 g胎盘组织,术中术后出血约100 ml。产后第6天出院,出院诊断:①中期妊娠;②胎儿畸形;③双侧子宫动脉介入栓塞术后。

二、临床处理所面临的难题及解决办法

1. 子宫动脉介入栓塞术后并发症及护理

(1)感染:子宫动脉栓塞术后常出现发热症状,可因吸收和感染引起,如无继发感染,一般持续12 d可恢复正常。同时,应密切观察体温变化,超过38℃、持续时间长,就应注意是否有继发感染的可能,若有要积极给予治疗。

(2)下腹疼痛:下腹疼痛与动脉血供减少致子宫肌瘤缺血并累及部分正常组织有关,程度轻并能忍受者,可热敷按摩下腹部;不能忍受者给予肌注杜冷丁镇痛治疗。

(3)恶心、呕吐:恶心、呕吐是栓塞后常见的胃肠道反应,多由栓塞反射性引起迷走神经兴奋所致。恶心、呕吐严重时护士应予以守护,加强穿刺点及包扎局部观察,以防止敷料移位、穿刺点出血。必要时给予止吐药物治疗,静脉输液稀释体内毒素。

(4)穿刺处血肿:动脉栓塞后常形成局部血肿,主要是穿刺损伤动脉壁或患者凝血机制障碍所致,术后密切观察穿刺部位有无渗血及皮下淤血,给予沙袋加压24 h,并应用止血剂。

2. 子宫动脉介入后引产的处理

本2例孕妇均伴有胎盘前置状态,采用的是常规口服米非司酮配伍羊膜腔注射依沙吖啶引产的方式引产。2例产前出血均发生在羊膜腔注射依沙吖啶有规律宫缩后,紧急行子宫动脉介入栓塞后,子宫收缩在原有依沙吖啶的作用下还伴有子宫动脉介入后子宫缺血缺

氧引起的宫缩，随之胎儿胎盘自行娩出。但第 2 例产后复查发现仍有残留，在介入止血最高效时期（7 d 内）行清宫术，术中出血较少。这 2 例病例给我们的启示：子宫动脉介入栓塞对胎盘前置状态产前出血的止血是有效的。是否对所有胎盘前置状态病例均先行子宫动脉介入后再行米非司酮配伍依沙吖啶引产临床上有争议，常规是胎盘前置状态引产过程中出现大出血及时介入。

三、胎盘前置状态产前出血的流程

如图 40 所示。

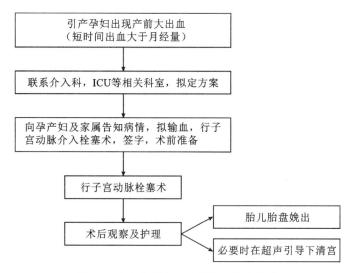

图 40　胎盘前置状态产前出血的流程图

四、子宫动脉栓塞术

子宫动脉栓塞治疗开始于 1920 年，最初用于产后止血，后又用于妇科恶性肿瘤的盆腔灌注化疗。1994 年曾用于子宫肌瘤手术前准备。1995 年英国 Ravina 等首次用于临床代替子宫肌瘤的手术治疗，取得成功经验。之后，子宫动脉栓塞术（UAE）治疗子宫肌瘤技术有了长足的发展。

1995 年法国首次报道应用 UAE 对子宫肌瘤进行治疗，作为保守治疗的微创技术，UAE 现已广泛用于治疗产后出血、前置胎盘、子宫肌瘤、子宫腺肌症、瘢痕妊娠、宫颈癌等妇产科疾病，为妇产科疾病的微创和保守治疗开创了一个新领域。

UAE 治疗难治性产后出血：UAE 治疗难治性产后出血有很高的临床应用价值，对于短时间内出血多且无法止血，患者有生育要求的应及早行介入治疗国外有学者报道，在严重的产后出血治疗中子宫动脉栓塞术成功率可达 95%。若不能在短时间内行子宫动脉栓塞术或栓塞术后难以短时间内止血者应及时行子宫切除术，以挽救患者生命。

UAE 治疗子宫肌瘤：子宫肌瘤是女性生殖器最常见的良性肿瘤，由平滑肌和结缔组织组成。传统的治疗方法以手术治疗为主，辅以药物治疗，手术主要是子宫切除或肌瘤挖除，前者创面较大且不适于有生育要求的患者,而后者术后复发率较高。子宫动脉栓塞可阻断子宫肌瘤的血液供给,使其发生缺血改变而逐渐萎缩,甚至完全消失,从而达到治疗目的。

UAE 治疗子宫腺肌病:子宫腺肌病是指子宫内膜向基层良性浸润并在其中弥散性生长,临床表现为痛经、月经过多等症状。传统的药物治疗效果欠佳,用药时间长,副作用大。对于有生育要求的患者且不愿接受手术治疗者,可尝试使用 UAE 治疗。其主要机制是子宫动脉栓塞促使异位的内膜发生缺血坏死,子宫体积和宫腔面积缩小,有效缓解痛经,减少月经量。

UAE 治疗子宫瘢痕妊娠:剖宫产术后子宫瘢痕部妊娠也称剖宫产瘢痕部妊娠(cesarean scar sregnancys, CSP),是指胚胎着床于子宫下段既往切口瘢痕上,是剖宫产术后的一种并发症,是一种罕见的异位妊娠。因其临床表现缺少特异性,与宫内早孕、先兆流产、滋养叶细胞肿瘤、宫颈妊娠相似,均有停经史,尿 HCG 阳性,血 β-HCG 升高,有或无阴道不规则流血等,所以早期诊断较为困难,易漏诊误诊。其妊娠囊生长于子宫峡部前壁,膀胱和妊娠之间肌壁薄弱。一旦将 CSP 误诊为宫内妊娠而行负压吸引术、药物流产及中期妊娠引产时,往往发生大出血,有时甚至需要切除子宫来挽救患者生命。CSP 以往的治疗措施包括负压吸刮、经腹及腹腔镜切除子宫、经腹及腹腔镜瘢痕妊娠病灶切除术加子宫修补术、宫腔镜下瘢痕处妊娠病灶切除术和保守治疗、全身性或局部药物杀胚治疗后再行清宫术等。但上述治疗手段不良反应较大,且可导致患者生育能力受损。为减少清宫时出血及避免切除子宫,清宫前行子宫动脉栓塞术是目前首选的、行之有效的治疗方法。在行子宫动脉栓塞术后,再行手术,可减少出血,降低了手术难度和风险。

UAE 治疗前置胎盘及胎盘前置状态:对于妊娠中期胎盘前置状态或妊娠晚期前置胎盘致反复阴道出血需引产者,易发生大出血,羊水栓塞,危及产妇生命。以往直接剖宫取胎对产妇损伤很大,若术中出血过多,止血困难,甚至可能切除子宫。介入技术为产科出血提供了快捷、有效、微创的治疗方法,结束了产妇因产后出血只能切除子宫的历史。UAE 治疗妊娠中晚期前置胎盘出血的临床意义:止血确切,损伤小,无开腹等损伤;保留生育功能。吸收性明胶海绵栓塞子宫动脉后 2 w 左右内可再通,恢复子宫生育功能。

UAE+化疗治疗宫颈癌:随着新辅助化疗研究深入和放射介入医学的发展,动脉灌注栓塞化疗逐步应用于宫颈癌的新辅助化疗中,使更多进展期患者获得手术根治并提高生存率。

子宫动脉栓塞术能完好地保留子宫功能,如正常月经、妊娠及分娩,并且不影响受孕。它避免了手术的创伤打击及术后的一系列并发症。综上所述,子宫动脉栓塞术是一种创伤性小,技术操纵简单,术后并发症发生率低,安全,不良反应少的治疗方法。UAE 可保存子宫功能,提高患者术后生活质量,具有广阔前景。

参考文献

[1] 胡晓燕,李琴芬.子宫动脉栓塞术在中央型前置胎盘中晚期妊娠引产中的应用观察[J].山东医药,2011(18):86-87.

[2] Liu Z,Wang Y,Yan J,et al.Uterine artery embolization versus hysterectomy in the treatment of refractory postpartumhemorrhage:a systematic review and meta-analysis[J].J Matern Fetal Neonatal Med,2018,24:1-13.

子痫前期重度引产

一、孕妇病史及入院后处理

1. 病例 1

患者，27 岁，因"孕 28 w+3 d，不规律下腹胀痛半天"于 2016 年 9 月 13 日 18：37 入院。现病史：平素月经规则，末次月经在 2015 年 2 月 27 日，预产期在 2016 年 12 月 4 日。停经 40 d 查尿 HCG 阳性，提示妊娠，孕早期有明显恶心、呕吐等早孕反应后逐渐缓解，孕 5 月余感胎动至今。孕期未定期产检，产检 3 次。孕期经过顺利，无特殊不适。入院时停经 28 w+3 d，有不规律下腹胀痛，伴阴道流血，自觉胎动正常。孕期以来，精神、食欲、饮食、睡眠正常，大小便无异常，体重随孕周逐渐增加。既往史：既往体健，否认重大疾病史，否认手术外伤史，否认药物过敏史。生育史：孕 1 产 0，流产 0 次。生命体征：体温 36.5℃，脉搏 86 次/min，呼吸 20 次/min，血压 141/87 mmHg。产科检查：宫高 30 cm，腹围 110 cm，胎位 LOA，规律宫缩，先露头，先露定，宫口已开 1.5 cm，胎心音 90～120 次/min，骨盆无异常。辅检：2016 年 8 月 13 日 B 超提示单活胎，头位，BPD 5.9 cm，AFV 6.9 cm，胎儿估重 562 g，胎盘下缘距宫颈内口 5.9 cm，子宫前壁 3.4 cm×3.9 cm×2.0 cm 低回声。入院诊断：①早产临产；②胎儿窘迫；③孕 1 产 0，孕 28 w+3 d 头位临产；④妊娠期高血压疾病；⑤妊娠合并子宫肌瘤；⑥边缘性前置胎盘。

诊疗经过：入院后完善相关检查的同时，交代胎儿因为"胎儿窘迫"无论是剖宫产还是阴道分娩均有可能发生早产儿出生后死亡及其他近远期并发症，孕妇及家属要求顺其自然、阴道分娩，理解早产儿死胎死产及出生后**死**亡。分娩过程中追问病史，孕妇自诉近 1 w 自解小便困难，少尿。孕妇于 2016 年 9 月 13 日 20：40 以 LOA 顺产一活女婴，新生儿存在畸形，全身水肿、硬肿明显、腹胀明显，胸廓小，全身发绀，四肢松软，有抽泣样呼吸，心率 50 次/min，立即给予器官插管、人工正压通气，Apgar 评分 2 分-1 分钟、0 分-5 分钟。家长要求放弃，拒绝进一步抢救，产时产后出血 700 ml。产后诊断：①产后出血；②孕 1 产 1，孕 28 w+3 d 顺产一活女婴，LOA；③早产；④子痫前期重度；⑤妊娠合并子宫肌瘤；⑥边缘性前置胎盘；⑦新生儿畸形；⑧新生儿重度窒息；⑨新生儿死亡。顺产后第 1 天，一般情况尚可，血压 128/65 mmHg，产妇 24 h 入液量：3 757 ml，出液量 460 ml，尿蛋白（+++），白蛋白：21.5 g/L，总蛋白：43.1 g/L，钙 1.91 mmol/L，心肌酶谱 CKMB 32.40 U/L，余结果未见明显异常。立即告病重，给予呋塞米利尿、加强抗炎、补充白蛋白，给予营养心肌等对症治疗。产后第 2 天，血压 133/87 mmHg，血红蛋白 73 g/L，白蛋白 24.2 g/L，总蛋白 40.5 g/L，血钙 1.94 mmol/L，24 h 入液量 3 252 ml，出液量 4 435 ml；产后第 3 天，24 h 出入液量基本平衡，产后第 4

天，孕妇一般情况好转，大小便正常，复查白蛋白 27.5 g/L，尿蛋白（+），血红蛋白 78 g/L。给予口服多糖铁复合物补血对症治疗，产后复查超声未见明显异常，产后第 6 天出院。

2. 病例 2

患者，23 岁，因"停经 33 w+2 d，发现血压升高、胎儿发育异常 4 d"于 2017 年 1 月 13 日 16：01 入院。现病史：平素月经规则，末次月经在 2016 年 5 月 22 日，预产期在 2017 年 3 月 29 日。停经 30 d 查尿 HCG 阳性，提示妊娠，孕早期有轻微恶心、呕吐等早孕反应，孕 5 月感胎动。孕期未定期产检。入院前 4 d 前产检发现血压升高 156/110 mmHg，入院前 1 d 尿常规提示尿蛋白（+）。2017 年 1 月 2 日复查，B 超提示：单活胎，头位，胎儿小于孕周相当于 27.6 w，胎儿大脑中动脉最高流速 59.2 cm/s，RI 0.64，胎儿腹部大血管脐动脉未见舒张期血流信号，胎盘局限于宫腔右侧前壁，增厚约 5.9 cm，范围约 11.8 cm×5.7 cm×4.7 cm。孕期无特殊不适。孕期以来，精神、饮食、睡眠正常，大小便无异常，体重随孕周逐渐增加。既往史：体健，无特殊。生育史：孕 1 产 0。辅检：2018 年 1 月 13 日 B 超提示单活胎，BPD 7.2 cm、AFV 3.0 cm，胎儿估重 1 136 g，胎儿颈部可见 U 型压迹，胎儿小于孕周相当于 27.6 w，BDP、HC、AC、FL 均位于正常值第五个百分位以下，胎儿腹部大血管脐动脉未见舒张期血流缺失，胎儿大脑中动脉最高流速 59.2 cm/s，RI 0.64，胎盘局限于宫腔右侧前壁，增厚约 5.9 cm，范围约 11.8 cm×5.7 cm×4.7 cm。入院诊断：①子痫前期重度；②晚期妊娠（孕 1 产 0，孕 33 w+2 d 待产）；③宫内生长受限；④胎儿舒张期血流缺失。

诊疗经过：入院后完善相关检查。孕期检查发现血压高，血压最高达 156/110 mmHg，入院导尿查尿蛋白阴性，肝肾功能未见异常。24 h 尿蛋白 193 mg/L。予以硫酸镁预防子痫抽搐治疗，孕期 B 超提示胎儿舒张期血流缺失、生长受限，胎儿已出现缺氧表现，孕妇及家属均拒绝剖宫产，要求放弃胎儿，要求引产，经本科讨论后，考虑孕妇子痫前期重度，病情较重，胎儿发育小，继续妊娠随时可能发生胎死宫内，目前终止妊娠新生儿需转 NICU，终止妊娠方式以剖宫产为宜。但孕妇家庭困难，考虑胎儿近远期并发症多，坚决放弃胎儿强烈要求引产。全科医生讨论结合孕妇及家属意见可给予引产，拟行口服米非司酮（50 mg，2 次/d×3 d）配伍依沙吖啶（100 mg）引产。患者羊膜腔穿刺注射依沙吖啶 24 h 后顺利娩出一死女婴，出血约 280 ml。产前产时血压 130～150/80～95 mmHg，产后血压基本正常。产后 3 d 出院。出院诊断：①子痫前期重度；②孕 1 产 1，孕 33 w+5 d 顺产一死婴；③宫内生长受限；④胎儿舒张期血流缺失。

3. 病例 3

患者，33 岁；因"孕 33 w+1 d，血压升高 2 月余，胎心监护反应欠佳 2 h"于 2018 年 3 月 2 日 11：35 入院，入院。现病史：平素月经规律，末次月经在 2017 年 7 月 12 日，预产期在 2018 年 4 月 19 日。2018 年 1 月 26 日（孕 28 w）行产检发现血压升高，最高达 160/101 mmHg，尿蛋白（++），于内科住院治疗，住院期间尿蛋白定量最高 2 158.2 mg/24 h，内科血压控制稳定后出院。出院后口服拜欣酮 60 mg，1 次/d；拉贝洛尔 0.3，3 次/d 口服至今。孕期无头晕、乏力、心慌胸闷、下浮胀痛、皮肤瘙痒等不适。孕 8 月双足踝部无水肿,压之凹陷,休息后不缓解。现孕 33 w+1 d,门诊测血压 135/89 mmHg,胎心监护反应欠佳,头昏、眼花、心慌、胸闷、下腹胀痛、阴道流血、阴道流水,自觉胎动减少,收入院。既往史:孕 2 产 1,2013 年 10 月顺产 1 次,无妊娠期高血压疾病;人工流产 1 胎。辅助检查:2018 年 2 月 11 日 B 超提示单活胎,臀位,BPD 7.1 cm,羊水深度 5.8 cm,脐动脉 S/D 3.24,估计体重 1 108 g。入院诊断:①子痫前期重度(早发型);②孕 2 产 1,孕 33 w+1 d 臀位待产;③胎儿胎盘功能不良;④胎儿宫内生长受限。

诊疗经过:入院查体体温 36.4℃,脉搏 84 次/min,呼吸 20 次/min,血压 105/76 mmHg,双下肢水肿,压之凹陷。完善相关检查,反复 NST 为Ⅲ类图形。2018 年 3 月 2 日 B 超提示单活胎,臀位,BPD 7.5 cm,羊水深度 5.0 cm,估计体重 1 194 g,胎儿孕周相当于 28.2 w,胎儿腹部大血管脐动脉舒张期血流缺失,胎儿双顶径、头围、腹围、股骨、肱骨位于正常值-2SD 以下。肝胆脾胰泌尿系 B 超未见明显异常,查尿常规提示尿蛋白(+++),向患者及家属详细交代病情并积极行术前准备,拟急诊行剖产终止妊娠,补充诊断:脐动脉舒张期血流缺失(2018 年 3 月 2 日 12∶02)详细向患者及家属交代胎儿预后(孕周 33 w+1 d,FGR,脐动脉舒张期血流消失等,随时发生胎死宫内),患者及家属慎重考虑后要求暂不行剖宫产,要求顺其自然,能接受期待过程中胎死宫内。入院第 2 天,血压 150/100 mmHg,胎心音监护直线。孕妇及家属再三考虑后坚决要求放弃胎儿,告知引产风险,签字要求引产,遂完善相关手续,进入引产流程(2018 年 3 月 2 日 15∶02)。2018 年 3 月 3 日行口服米非司酮(50 mg,2 次/d×3 d)配伍依沙吖啶(100 mg)引产,2018 年 3 月 6 日行羊膜腔穿刺术。产妇于 2018 年 3 月 6 日 15∶35 顺产一死男婴,体重 1 140 g,身长 35 cm,产时共出血 320 ml。产后诊断:①子痫前期重度(早发型);②孕 2 产 2,孕 33 w+5 d 臀助产一死男婴;③胎儿胎盘功能不良;④胎儿宫内生长受限。

二、临床处理所面临难题及解决办法

1. 重度子痫前期终止妊娠指征

妊娠期高血压疾病的治疗目的是控制病情,延长孕周,尽可能保障母儿安全。治疗须综合考虑孕周,疾病严重程度及治疗效果。终止妊娠是最有效的治疗措施,其余治疗手段只是尽可能延缓病情,为胎儿成熟赢得时间。对于子痫前期,应有指征地降压,硫酸镁预防子痫,镇静,利尿,密切监测母胎情况,适时终止妊娠,对以下情况者可选择终止妊娠。①对于未足月的小孕周者主张期待,孕龄越长,新生儿生存的希望越大,但病程越长,孕产妇并发症越多,应当机立断。妊娠 34 w 后如果疾病发展,选择终止妊娠。②重度子痫前期患者经过积极治疗 24~48 h 仍无明显好转者或病情急剧变化,出现下列情景:血压持续升高、多器官功能衰竭、上腹剧痛、眼底出血、视网膜剥脱、HELLP 综合征、子痫后昏迷等,应当及时终止妊娠。③发生子痫时,在子痫控制后 2 h 可考虑终止妊娠。④妊娠已经超过 34 w,胎儿成熟后,母亲病情重,可考虑终止妊娠。⑤孕龄不足 34 w,但胎盘功能减退(羊水量减少,胎盘生乳素、雌三醇值下降),胎儿已成熟(羊水泡沫试验阳性),胎儿电子监护异常,脐血流 S/D 比值增高,可以考虑终止妊娠。⑥孕龄不足 34 w,胎盘功能减退,胎儿尚未成熟者,可用地塞米松,促胎肺成熟后终止妊娠。本组 2

例子痫前期重度患者,孕期均出现胎儿缺血缺氧,一例胎心音 90~120 次/min,一例脐动脉舒张末期血流消失,重度 FGR,两例患者均从优生的角度放弃胎儿。

2. 早发子痫前期早产儿预后

妊娠 20 w 以后出现的妊娠期高血压疾病定义已经明确。20 世纪 80 年代已经开始关注到中期妊娠的重度子痫前期对母婴威胁最大,目前已成为产科领域重视的话题之一。多数学者赞同将发病于 32 孕周前或发病于 34 w 前的称为早发型重度子痫前期,在此之后的称为晚发型重度子痫前期。把 34 w 作为早发与晚发的界定线。晚发型子痫前期母儿结局相对乐观。早发型子痫前期在 26 w 前,母亲病情重,胎儿存活率低,应当及时终止妊娠。及时终止妊娠是对母亲最适宜的治疗手段,但却带来"治疗性早产"及新生儿病死率升高。文献报道 24 孕周前及 28 孕周前分娩者围生儿死亡率分别为 100% 和 62%,而 28 孕周及 30 孕周前分娩者围生儿死亡率分别为 33% 和 20.5%,34 孕周前分娩者围生儿死亡率为 14.1%。小孕周早产儿死亡率是正常足月产儿的 75 倍,没有强大的 NICU 和高昂的费用支持,生存更有难度。极低和超低体重儿的死亡率更有上升趋势。终止妊娠时孕龄小,是直接导致早发型重度子痫前期患者较高的新生儿病死率的重要原因。

三、重度子痫前期产后治疗流程

如图 41 所示。

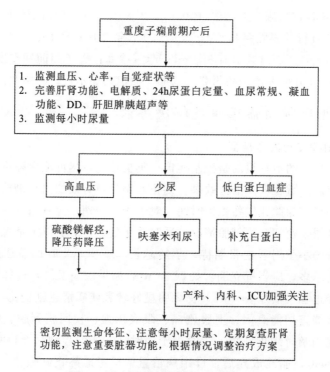

图 41 重度子痫前期产后治疗流程图

四、新进展

子痫前期患者出现下述任一不良情况可诊断为重度子痫前期。①血压持续升高：收缩压≥160 mmHg 和（或）舒张压≥110 mmHg；②血清肌酐≥1.2 mg/dL 除非已知之前就已升高；③血小板＜100 000/ml（＜100×10^9/L）；④微血管病性溶血——LDH 升高；⑤血清转氨酶水平升高——ALT 或 AS；⑥持续头痛或其他大脑或视觉障碍；⑦持续上腹部疼痛。普遍认为＜34 w 发病者为早发型子痫前期，尿蛋白多少于妊娠结局之间的关系不大，大量尿蛋白不作为严重表现子痫前期的指标。

子痫前期患者产后 3～6 d 是产褥期血压高峰期，高血压、蛋白尿等症状仍可能反复出现甚至加重。因此，此期间仍应每天监测血压及尿蛋白。如产后血压≥150/100 mmHg，应继续给予降压治疗。哺乳期可继续应用产前使用的降压药物，禁用血管紧张素转化酶抑制剂和血管紧张素 II 受体拮抗剂（卡托普利、依那普利除外）。当在重要脏器功能恢复正常后方可出院。

参考文献

[1] 丰有吉.妇产科学[M].3 版.北京：人民卫生出版社，2015.
[2] 李力,韩磊.子痫前期终止妊娠时机[J].实用妇科与产科杂志，2013，29(11)：803-805.

侏儒症合并妊娠引产

一、孕妇病史及入院后处理

患者，24岁，因"停经24 w+5 d，发现胎儿畸形11 d"于2018年8月2日20：02入院。患者平素月经规则，末次月经在2018年1月23日，预产期在2018年10月30日。停经30 d查尿HCG阳性，提示妊娠，孕早期无轻微恶心、呕吐等早孕反应后逐渐缓解，孕4月余感胎动至今。孕期未定期产检，2018年7月14日孕妇行基因检查结果提示孕妇为携带FGFR3杂合变异先天性软骨发育不全的短肢侏儒症；2018年7月21日羊水穿刺提示胎儿为携带FGFR3杂合变异先天性软骨发育不全的短肢侏儒症（胎儿与母亲基因检测一致），2018年8月2日彩超提示胎儿股骨，肱骨长位于正常至−4SD以下（短肢，侏儒症），孕妇孕期无不适。既往无特殊；查体：身高120 cm，体重46 kg，体温36.5℃，脉搏90次/min，呼吸20次/min，血压105/65 mmHg，营养中等，神志清楚，头颅较大，前额略突，鼻梁偏低，眼距较宽，上齿突出。颈部正常。胸廓畸形，对称。肋软骨增粗呈串珠样伴轻度肋缘外翻。双肺呼吸音清晰，未闻及干湿啰音，心率90次/min，律齐，无病理性杂音，腹隆，无压痛及反跳痛。腰椎前凸，骶骨后翘。四肢粗短，近端长度比例失调，手指粗短，弓形腿。双下肢无水肿。神经反射正常。产检：宫高脐耻之间。内诊：宫口未开，骨盆入口呈扁平骨盆，入口前后径7 cm。辅助检查：2018年8月2日B超提示单活胎，头位，BPD 6.7 cm，AFV 5.8 cm，脐动脉S/D 2.89，胎儿估重696 g，孕妇及胎儿基因检查同前，生化结果检查（血常规、尿常规、肝肾功能、凝血功能等无异常）。入院诊断：①胎儿畸形（先天性软骨发育不全）；②中期妊娠（孕1产0，孕24 w+5 d）；③侏儒症；④胎盘低置状态。

诊疗经过：入院检查血型AB型RH阳性，尿常规、凝血功能、肝肾功能检查未见明显异常。血红蛋白99 g/L；红细胞压积0.30，提示轻度贫血，孕妇自备有生血宁胶囊，嘱继续口服，饮食加强营养，胸部+骨盆正位片（2018年8月6日）：双肺未见实质性病变，心影大小、形态、位置未见明显异常，双侧膈面光整。骨盆偏小，骶尾椎形态稍小；双侧股骨颈稍短，股骨大小粗隆形态异常。提示：①心肺未见明显X线异常。②骨盆及股骨上段改变，软骨发育不全不除外。心脏彩超未见明显异常；肝胆胰脾泌尿系B超提示：胆囊结石（0.9 cm×0.9 cm的无回声）。肺功能监测提示小气道受阻。请麻醉科医师会诊，孕妇ASA评分2级，暂无麻醉与镇痛禁忌。成人ICU科医生会诊，患者未诉活动后呼吸困难，心功能Ⅰ级，目前引产无禁忌证，可以耐受引产。给予口服米非司酮（50 mg，2次/d×3 d）配伍羊膜腔注射依沙吖啶（100 mg）引产。患者于2018年8月9日03：15

分臀位助产一死女婴，体重935 g，身长30 cm。无脐带缠绕，羊水色棕黄，胎盘自然娩出，表面少许粗糙，行清宫术，清出蜕膜组织10 g，产时共出血400 ml。产后予以会阴常规护理，因清宫术给予抗生素预防感染治疗及退奶处理。产后复查血液分析：血红蛋白95 g/L；红细胞$3.26×10^{12}/L$；白细胞$14.29×10^9/L$；嘱加强营养，继续口服补铁药。产后复查B超提示宫腔宽1.7 cm，内回声不均，未见明显异常血流信号。因宫腔较宽，给予产复康口服，产后第3天出院。产后10 d复查B超提示：子宫及附件未见异常。

二、临床处理所面临的难题及解决办法

1. 引产方式的选择

孕妇孕24 w+5 d入院引产，可供引产方式为剖宫取胎及阴道分娩（米非司酮配伍依沙吖啶引产）。软骨发育不全骨盆为均小骨盆，但区别于真性侏儒，不呈婴儿型，骨盆大多为扁型，闭孔大，骶骨短而弯曲。影像学骨盆表现：骨盆变扁且狭窄，髂骨呈较圆的方形，髂骨下部小，骶髂关节切迹较短，髋臼上缘近水平方向，部分患者有髋内翻改变。经骨盆临床测量，此例孕妇主要考虑是否存在入口狭窄。根据一般临床经验，入口前后径以8.5 cm为最小径线，如小于8.5 cm，大多正常胎头不能完整通过，需行剖宫产终止妊娠。如入口前后径为5.5 cm，虽行穿颅术胎头也难以通过骨盆入口。此孕妇骨盆入口前后径约为7 cm。可给予试产机会。且此次妊娠为引产，须放弃胎儿，剖宫取胎对母体损伤大。充分与孕妇及家属知情同意后选择经阴道分娩。

2. 麻醉方式的选择及围分娩期管理

此类患者麻醉管理有其特殊性，主要表现在气道管理方面和患者本身的并发症。软骨发育不全存在潜在的颅颈交界处狭窄、椎管狭窄、限制性肺病等。术前行MRI检查有无颅颈交界处狭窄、椎管狭窄。完善呼吸功能检查，评估分娩过程呼吸及心肺功能的耐受性。一般无明显的椎间隙狭窄可腰麻行剖宫产或分娩镇痛。全麻前的准备，因国内外都有此类患者插管困难及声门下狭窄的报道。因此对于此类患者都应该将其当作困难气道来评估和处理，如果条件允许最好能做咽喉部影像学检查，或者请耳鼻喉科进行纤维支气管镜检查。气管导管的选择不仅要根据患者身高，还应该准备好更小直径的气管导管多根，以及各种型号的喉罩。必要时可行清醒气管插管。

3. 先天性软骨发育不全的产前诊断及下次妊娠的建议

本病为常染色体显性遗传，父母一方为软骨发育不良者，则每次生育患儿的风险为50%，基因外显率为100%，这意味着任何一个携带该基因的后代都会发病，如果父母双方均为患者，则后代有50%的可能性为杂合子软骨发育不良，25%的可能性为纯合子软骨发育不良，还有25%生育正常身材后代的机会。对于高危妊娠群体孕妇（双亲或一方父母为先天性软骨发育不全患者），可行无创基因检测，也可行移植前诊断。但由于80%的病例为来源于父系的新生突变，诊断该病具有挑战性。若超声提示起初胎儿长骨长度都在正常范围内，至孕晚期长度降至同龄长度的第10百分位数一下，必须排除软骨发育不良。

三、先天性软骨发育不全引产流程

如图 42 所示。

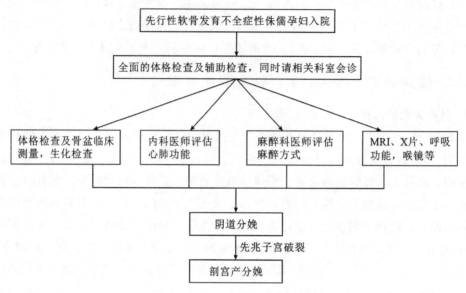

图 42 先天性软骨发育不全引产流程图

四、先天性软骨发育不全的历史及新进展

软骨发育不全的临床症状及放射学特征在 1967 年被 Langer 等很好的描述。主要的进展在于先天性软骨发育不全症的产前诊断、发病机制及干预治疗的研究。Shiang 等将先天性软骨发育不全症的致病基因定位于 4 号染色体短臂 t 末端，Rousseau 几乎同时发现成纤维细胞生长因子受体 3（FGFR3）跨膜区基因第 1138 位核苷酸的突变是该病发病的原因。FGFR3 是酪氨酸激酶受体家族中的一种，具有多种活性。其在骨骼发育初期的软骨中表达水平最高，与配体成纤维细胞生长因子结合后，引发偶联和自磷酸化作用，通过干扰软骨细胞的增生和分化抑制软骨的化骨过程，FGFR3 跨膜区基因 1 138 位核苷酸突变后，引发 FGFR3 功能持续地、不依赖配体地激活，突变的受体拒绝配体介导的调控，导致 FGFR3 对骨骼生长的负向调节作用失控。可通过绒毛膜穿刺、母血中游离胎儿 DNA、羊水细胞培养等方法收集胎儿遗传物质，采取的基因诊断的方法包括 PCR-SSCP 技术、基因测序技术及基因芯片技术来诊断。

1994 年，软骨发育不良研究领域取得了重大进展。在过去的 10 年中，治疗这些病症的潜在治疗方法已经出现。为了有效，Ach 的治疗需要在从出生到青春期的时间窗内进行。目前正在评估的 Ach 治疗方法的示意图如图 43 所示。①可溶性 FGFR3 结合并隔离 FGF 配体。②抗 FGFR3 抗体阻断配体与受体的结合以及随后的下游信号传导途径。③酪氨酸激酶抑制剂阻断底物的受体磷酸化，鸟苷酸环化酶。cGMP 激活环 GMP 依赖性蛋白激酶Ⅱ（cGKⅡ）和 p38MAPK。④Meclozine，一种抗催吐药物，抑制高 ERK1/2 磷酸化。⑤PTH（1～34）处理导致软骨细胞增殖增加和Fgfr3表达抑制。⑥r-hGH对骨生长的间接作用。⑦他汀类药物促进FGFR3的降解。

在过去20年中，在理解FGFR3相关病症及开发治疗FGFR3相关骨生长缺陷的有效治疗策略的基本原理方面已经取得了相当大的进展。尽管在开发治疗方面取得了一些成功，但未来的明显挑战将是进一步改善Ach儿童和成人的护理和治疗。

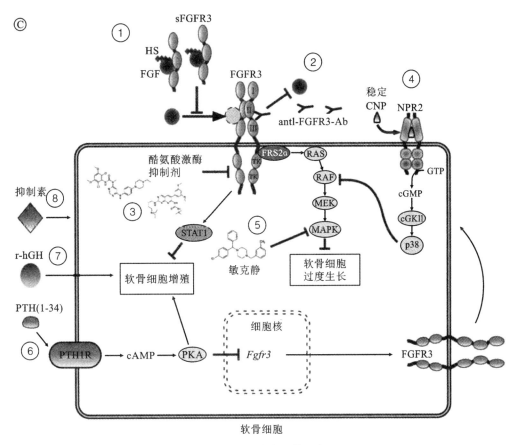

图43 Ach治疗方法的示意图

参考文献

[1] 曹泽毅.中华妇产科学[M].3版.北京:人民卫生出版社,380,399.
[2] Pauli RM,Legare JM,editors.GeneReviews©[Internet].Seattle(WA):University of Washington,Seattle;1993-2018. 1998 Oct 12 (update 2018 May 10) 1998 Oct 12 (updated 2018 May 10). Achondroplasia.PMID:20301331.
[3] 谢敏,黄建新.软骨发育不全性侏儒患者麻醉管理一例[J].临床麻醉学杂志,2012.28(9):931.
[4] Diana W Bianchi,卞迟,Crombleholme,等.胎儿学:诊断与治疗[M].北京:人民卫生出版社,572.
[5] 胡章雪,李力.先天性软骨发育不全的产前诊断[J].现代妇产科进展,2004,13(5):377-379.
[6] Ornitz DM,Lequeai-Mallet L. Achondroplasia:Development,pathogenesis,and therapy[J].Dev Dyn,2017,246(4):291-309.